原发性中枢神经系统淋巴瘤
基础与临床精要

主　审　付　蓉　俞　凯
主　编　王　婷　尉辉杰　关　晶

U0339486

天津出版传媒集团

天津科技翻译出版有限公司

图书在版编目（CIP）数据

原发性中枢神经系统淋巴瘤基础与临床精要 / 王婷，尉辉杰，关晶主编 . — 天津 : 天津科技翻译出版有限公司 , 2023.12

ISBN 978-7-5433-4405-1

Ⅰ.①原… Ⅱ.①王… ②尉… ③关… Ⅲ.①中枢神经系统疾病－淋巴瘤－诊疗 Ⅳ.① R739.4

中国国家版本馆 CIP 数据核字 (2023) 第 192439 号

原发性中枢神经系统淋巴瘤基础与临床精要

YUANFAXING ZHONGSHU SHENJING XITONG LINBALIU JICHU YU LINCHUANG JINGYAO

出　　　版:天津科技翻译出版有限公司
出 版 人:刘子媛
地　　　址:天津市南开区白堤路 244 号
邮政编码:300192
电　　　话:022-87894896
传　　　真:022-87893237
网　　　址:www.tsttpc.com
印　　　刷:北京建宏印刷有限公司
发　　　行:全国新华书店
版本记录:787mm×1092mm　16 开本　15.5 印张　400 千字
　　　　　2023 年 12 月第 1 版　2023 年 12 月第 1 次印刷
　　　　　定价:128.00 元

（如发现印装问题，可与出版社调换）

编者名单

主　　审　付　蓉　俞　凯
主　　编　王　婷　尉辉杰　关　晶
副 主 编　刘秀云　刘　洁　江　波
编　　者　（按姓氏笔画排序）

马旭东　天津医科大学总医院
王　东　天津医科大学总医院
王　亮　首都医科大学附属北京同仁医院
王　婷　天津医科大学总医院
王世充　上海交通大学医学院附属第九人民医院
王博仪　天津医科大学总医院
付　蓉　天津医科大学总医院
刘　洁　天津医科大学总医院
刘冬兰　天津医科大学总医院
刘秀云　天津大学
关　晶　天津医科大学总医院
江　波　首都医科大学附属北京天坛医院
孙翠云　天津医科大学总医院
李念滨　天津医科大学总医院
吴怡梦　华北理工大学冀唐学院
佟　静　河北医科大学第四医院
汪俊萍　天津医科大学总医院
张　阔　天津大学
张文学　天津医科大学总医院
张学斌　天津市环湖医院
张建军　天津市天津医院
陈邱林　天津医科大学总医院
易树华　中国医学科学院血液病医院
罗　军　赣南医学院第一附属医院
周子伟　天津医科大学总医院
赵硕涵　锦州医科大学医疗学院

　　　　　俞　凯　天津医科大学总医院

　　　　　姜焰凌　昆明医科大学公共卫生学院

　　　　　高　闯　天津医科大学总医院

　　　　　郭晨旭　天津医科大学南开临床学院

　　　　　郭嘉禾　天津医科大学总医院

　　　　　尉辉杰　天津医科大学总医院

　　　　　蔡　莉　天津医科大学总医院

　　　　　樊学海　天津医科大学宝坻临床学院

秘　书　李念滨　天津医科大学总医院

　　　　　陈邱林　天津医科大学总医院

　　　　　刘冬兰　天津医科大学总医院

　　　　　郭嘉禾　天津医科大学总医院

　　　　　王博仪　天津医科大学总医院

绘　图　李　涛　天津北方人才港股份有限公司

主审简介

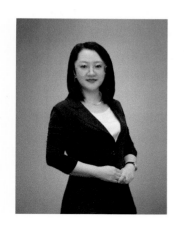

付　蓉　主任医师、教授、博士生导师，现任天津医科大学总医院副院长，血液病中心主任，国家血液系统疾病临床医学研究中心分中心主任，天津市骨髓衰竭及癌性造血克隆防治重点实验室主任，天津市血液系统疾病临床研究中心主任。兼任中华医学会血液学分会常委、中华医学会血液学分会红细胞疾病学组副组长、中华医学会血液学分会罕见病学组中国PNH协作组组长、中国医院学会血液学机构分会第一届委员会副主任委员、中国医师协会血液科医师分会常委、海峡两岸卫生交流协会血液病专家委员会常务委员、中国女医师协会第一届血液专业委员会常务委员、北京癌症防治协会血液病工作委员会红细胞疾病专业委员会主任委员、天津市医学会血液病学分会主任委员、天津市医师协会血液内科医师分会第一届会长、天津市抗癌协会淋巴瘤专业委员会候任主任委员、天津市抗癌协会血液肿瘤分会常委、天津市抗癌协会老年肿瘤专业委员会常务委员、中国医师协会多发性骨髓瘤专业委员会委员、中国女医师协会临床肿瘤学专业委员会委员、中国抗癌协会血液肿瘤专业委员会委员、中国抗癌协会血液肿瘤专业委员会中国MDS/MPN工作组副组长、中国抗癌协会血液肿瘤专业委员会中国慢性淋巴细胞白血病工作组委员、中国医疗保健国际交流促进会血液学分会委员、教育部临床实践教学指导分委员会委员、天津市健康促进学会医学专家，天津医科大学总医院干细胞临床研究学术委员会副主任委员、天津医科大学总医院临床伦理委员会副主任、天津医科大学总医院动物伦理委员会主任。*Journal of clinical laboratory analysis*（SCI）杂志主编，《中华血液学杂志》副主编，《临床血液学杂志》《中国实用内科杂志》及《中国肿瘤临床杂志》杂志编委，《中华内科杂志》及《中华医学杂志》审稿专家，国家自然科学基金评审专家、中华医学科技奖评审专家，中华医学会医疗事故鉴定专家。

天津市"131人才工程"第二层次人选，天津市首批卫生计生行业高层次人才选拔培养工程"津门医学英才"，天津市高校"学科领军人才"，天津市"教学名师"，首届"天津名医"。

长期致力于血液内科的临床医疗、教学和科研工作，尤其对骨髓衰竭性疾病、恶性血液病的诊治有深入研究，在重型再生障碍性贫血的诊断和免疫抑制治疗、阵发性睡眠性血红蛋白尿症的化疗、免疫相关性全血细胞减少症的诊断和免疫抑制治疗、老年白血病治疗、骨髓增生异常综合征的诊断和治疗、浆细胞疾病的诊疗等方面，经验丰富，执笔《再生障碍性贫血诊断与治疗中国指南（2022年版）》《阵发性睡眠性血红蛋白尿诊断与治疗中国专家共识》《获得性纯红细胞再生障碍诊断与治疗中国专家共识（2015年版）》，参与制定《多发性骨髓瘤中西医结合诊疗专家共识（2019）》《骨髓增生异常综合征中国诊断与治疗指南（2019）》《原发性骨髓纤维化诊断与治疗中国指南（2019）》《红细胞寿命测定在血液系统疾病中的临床应用中国专家共识》《自身免疫性溶血性贫血诊断与治疗中国专家共识》；参与成立全国重型再生障碍性贫血协作组，牵头成立阵发性睡眠性血红蛋白尿症中国协作网，并建立重型再生障碍性贫血、阵发性睡眠性血红蛋白尿症及多发性骨髓瘤病例登记数据库。

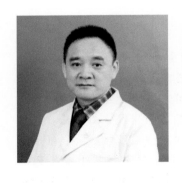

俞 凯 主任医师，日本久留米大学医学部神经外科高级访问学者，天津医科大学总医院神经外科脑肿瘤与脑功能病区胶质瘤专业组组长。主攻中枢神经系统恶性肿瘤的手术治疗及综合治疗，擅长功能区脑胶质瘤的手术治疗。学术任职：中国医师协会脑胶质瘤专业委员会第一届、第二届老年脑胶质瘤专业委员会委员；中国抗癌协会神经肿瘤专业委员会第一届脑转移学组委员；中国微循环学会神经变性病专业委员会脑积水学组委员会委员；中国老年医学学会神经外科分会委员会常委；京津冀晋蒙脑胶质瘤诊疗联盟委员；天津市医学会神经外科学分会委员；天津抗癌协会神经肿瘤专业委员会常委等。

30余年来一直从事神经外科的临床、教学工作，完成各类神经外科手术5000余例。近年来积极倡导精准医疗理念，构建了总医院完善的精准神经外科体系及技术平台，注重医工融合技术创新，逐步开展了基于脑脊液动力学检测精准助力正常压力脑积水的诊疗，电磁导航联合腹腔镜下的VP分流术，机器人辅助脑内病变精准活检，应用虚拟-混合现实技术对脑肿瘤实施精准切除等，开展颅内恶性肿瘤的分子检测，并结合国内外最新指南积极探索脑胶质瘤的个性化治疗，作为总医院项目负责人参与全国脑胶质瘤及脑转移瘤多中心临床试验5项。在国内核心期刊发表专业学术论文及综述40余篇，参与编写专业书籍2部。参与国家自然科学基金面上项目2项，参与天津市课题1项目，主持引进天津市卫生系统应用新技术填补空白项目2项，主持院级医疗技术提升计划"扬帆项目"1项。

主编简介

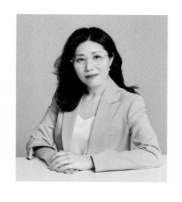

王 婷 医学博士,副主任医师,硕士研究生导师,现就职于天津医科大学总医院血液内科。擅长各种良恶性血液病的诊断和治疗。美国耶鲁大学访问学者,天津医科大学总医院"新世纪人才"和"青年技术骨干"。兼任天津市中西医结合学会青年委员,北京癌症防治学会红细胞疾病专业委员会委员,神经肿瘤专业委员会青年委员。

长期致力于血液系统良恶性疾病的基础研究和临床工作。对淋巴瘤、多发性骨髓瘤、白血病、先天性及后天获得性骨髓衰竭症等具有丰富的临床诊疗经验,组织和参加血液病疑难病例讨论和危重症诊治。参编《再生障碍性贫血诊断与治疗中国指南(2022年版)》。近5年发表SCI论文20余篇,主持并参与完成国家自然科学基金4项、天津市科技支撑项目等省部级科研项目多项。荣获2015年天津市科学技术进步奖二等奖1项。

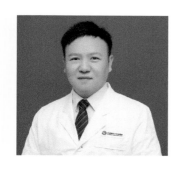

尉辉杰 医学博士,副主任医师,硕士研究生导师,现就职于天津医科大学总医院神经外科。擅长脑肿瘤、正常压力脑积水的精准个体化诊治和脑精准活检。香港中文大学威尔斯亲王医院访问学者,天津市"131"人才第三层次人选,天津医科大学总医院"新世纪人才"和"优秀青年技术骨干"。兼任天津市抗癌协会神经肿瘤青年委员会副主任委员、中国抗癌协会脑胶质瘤专业委员会脑转移瘤学组委员、中国抗癌协会肿瘤神经病学专业委员会委员、中国老年学和老年医学会转化医学分会委员等。

长期致力于脑肿瘤和正常压力脑积水的个体化精准诊疗。近几年积极开展"医工融合"研究,参与完成多项多中心临床研究。参与起草了《中国常压脑积水临床管理指南(2022年)》《慢性硬膜下血肿药物治疗专家共识》《地震现场个体伤员伤情评估国家标准》(T/CADERM5013—2023)和《CACA技术指南——神经保护》。

近5年发表SCI论文20余篇,主持国家自然科学基金1项,主持省级课题2项,参与完成科技部、国家自然科学基金及省部级课题12项。荣获2012天津市科学技术进步奖一等奖1项,2019天津市科学技术进步特等奖1项。

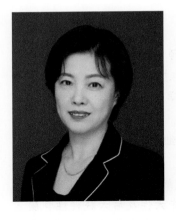

关 晶 医学博士,副主任医师,硕士研究生导师,现就职于天津医科大学总医院血液内科,擅长恶性血液病(如淋巴瘤、多发性骨髓瘤)的诊断和治疗。兼任中华医学会血液学分会中西整合医学学组委员、天津市医疗健康学会血液病防治专业委员会常务委员、天津市医师协会血液学分会委员、天津市抗癌协会老年肿瘤专业委员会委员、天津市医疗健康学会心身医学专业委员会常务委员。

长期致力于血液肿瘤专业的基础研究和临床工作。对淋巴瘤、多发性骨髓瘤、白血病等具有丰富的临床诊治经验,组织和参加血液病疑难病例讨论和危重症诊治。长期从事内科学、血液学教学工作、承担授课和临床带教任务。在《中华血液学》杂志等 SCI 核心期刊上发表多篇论著。承担国家自然科学基金面上项目、天津市科技支撑项目等多项科研项目。

前　言

　　虽然中枢神经系统淋巴瘤是一种罕见的神经系统肿瘤,但其对患者的生命和健康产生了极大的威胁。为了帮助临床医生更好地了解和诊治该病,我们组织相关专家编写了这本《原发性中枢神经系统淋巴瘤基础与临床精要》。

　　本书包括基础理论、病理学特点、鉴别诊断、临床案例等,我们希望这些内容能全方位、系统地介绍这种病,使读者对其病理特征、诊断方法、治疗方案、预后等方面有所了解。本书面向的读者是从事血液学和神经系统肿瘤的基础研究和临床工作人员,尤其是高年资主治医师和规范化培训医师。我们希望本书能为临床医生提供有益的参考,帮助他们更好地了解和诊治中枢神经系统淋巴瘤,并为患者提供更好的治疗。

　　为了确保本书的质量和内容的丰富性,我们对本书的整体架构进行了规划,并对各章节之间的逻辑关系进行梳理,使专业知识更加准确。每位主编各自独立承担的字数均不低于10万字。

　　本书内容主要来自目前国内外最新的专业文献资料、相关领域的重要研究成果,以及编者们的临床实践经验等。虽然我们努力确保本书内容的准确性和全面性,但由于知识的不断更新和领域的广度,以及编写时间和篇幅有限,书中的缺点和疏漏亦在所难免。因此,我们欢迎读者的反馈和指正,以便在未来的修订中做出改进。

　　在此,我们要对一直以来支持和帮助我们的家人、同事、学生和朋友表示感谢。他们对我们的工作及学术研究提供了不可估量的支持和鼓励。我们也要感谢出版社的编辑和出版团队,没有你们的帮助和支持,这本书的出版困难重重。

　　该书在出版过程中得到国家自然科学基金青年项目(81200907和81600093)、天津市应用基础及前沿技术研究计划-青年项目(12JCQNJC6800)、天津市自然科学基金面上项目(20JCYBJC00430)、2022年天津医科大学总医院医疗技术项目提升计划(基于多模态影像导航的机器人辅助下颅内病变穿刺活检术)、天津市医疗健康学会资助科研项目(TJSYL-JKXH0004、TJSYLJKXH013和KY2020002)的资助。

　　最后,衷心希望这本书能成为临床医生的必备工具书,为深入研究中枢神经系统淋巴瘤的临床和基础提供有益的参考。

编　者

目 录

第1篇
总 论

淋巴瘤是由淋巴样细胞形成的多种肿瘤。我们目前对淋巴瘤发病机制的理解源于对免疫系统的了解。具体来说，B淋巴细胞(简称"B细胞")和T淋巴细胞(简称"T细胞")发育和成熟的分子和遗传分析与淋巴瘤发生的概念框架直接相关。目前，人们普遍认为淋巴瘤的不同亚型源于淋巴细胞发育或成熟过程中离散点的正常淋巴细胞的亚群，并与之相关。此外，淋巴瘤常与B细胞或T细胞受体基因和癌蛋白的重叠分子遗传异常有关。鉴于免疫生物学和淋巴瘤的基本概念之间的密切关系，本篇将概述免疫系统的基本原理，讨论淋巴瘤的临床情况并对淋巴瘤的常见亚型做简要描述。

第1章
免疫系统

关　晶　王　婷　刘冬兰　高　闯

免疫系统的功能

免疫系统的本质特征是识别"自我"和"非我"。对"自我"成分进行识别,避免产生免疫应答,实现对自身的免疫耐受;对"非我"成分实施免疫攻击,保护机体不受到外源性致病物质的侵害。

免疫系统具有三大功能,分别是免疫防御、免疫监视、免疫自稳。其中免疫防御主要针对外源性细菌、病毒、真菌、寄生虫等外源性抗原,这些外源性抗原进入机体后,诱导免疫系统产生免疫应答,首先是固有免疫应答,后期产生适应性免疫应答,最终清除外源性病原微生物。免疫监视的对象主要是体内突变的肿瘤细胞,肿瘤细胞过度表达某些自身抗原或者表达肿瘤特异性抗原,被机体的免疫系统识别而清除。免疫自稳的对象主要是机体内衰老、凋亡、坏死的细胞、免疫复合物等,主要通过免疫系统中的吞噬细胞实现这一功能,从而保持机体自身内环境的稳定。

机体的免疫包括固有免疫和适应性免疫两种类型。固有免疫,又被称为先天免疫或非特异性免疫,是机体在长期种系发育与进化过程中逐渐形成的一种天然免疫防御功能。固有免疫细胞主要包括吞噬细胞、树突状细胞、自然杀伤细胞、γδT 细胞、B1 细胞等。固有免疫系统的吞噬细胞(如单核细胞、巨噬细胞、中性粒细胞)通过不需要抗原特异性的防御机制,如吞噬和释放引发炎症反应的细胞因子,迅速摧毁病原微生物。固有免疫是机体防御病原微生物入侵的第一道防线。

适应性免疫是机体获得性、抗原特异性、抗病原微生物感染的高效防御机制。具有特异性应答能力的淋巴细胞为 B 细胞和 T 细胞。适应性免疫应答可分为两种类型:体液免疫和细胞免疫。抗体介导了体液免疫应答,抗体是 B 细胞合成和分泌的免疫效应分子,存在于血液和黏膜分泌液中,可特异性识别病原微生物的抗原分子,通过各种效应机制清除携带抗原分子的病原微生物。T 细胞介导了细胞免疫。细胞内微生物,如病毒和某些细胞内感染的细菌可在吞噬细胞和其他宿主细胞内生存和繁殖,抗体不能与其结合,因此,其不能被抗体清除。针对此种情形,T 细胞可发挥促进吞噬细胞杀灭细胞内微生物的作用,或直接杀伤受感染的细胞,从而清除细胞内感染的病原体。

免疫组织与器官

免疫组织又称为淋巴组织,广泛分布于机体各处,如消化道、呼吸道、泌尿生殖道等黏膜下有大量弥散的淋巴组织和淋巴小结，构成了黏膜相关淋巴组织。皮肤免疫系统也包含大量淋巴细胞。淋巴器官，又称为免疫器官，由淋巴组织构成，如胸腺、脾脏、淋巴结均为包膜化的淋巴器官。

依据其功能，免疫器官可分为中枢免疫器官和外周免疫器官。人类和哺乳动物的中枢免疫器官由骨髓和胸腺组成，其发生较早。外周免疫器官由脾脏淋巴结组成，其发生较晚。外周免疫组织则包括脾脏、淋巴结和非包膜化弥散的淋巴组织（包括黏膜相关淋巴组织 MALT 和皮肤免疫系统）（图 1.1）。免疫细胞特别是淋巴细胞的分化发育主要在中枢免疫器官完成，之后淋巴细胞迁移到外周免疫组织内行使免疫

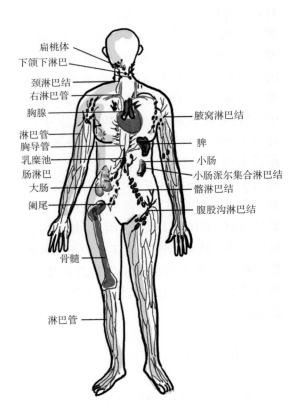

扁桃体
下颌下淋巴
颈淋巴结
右淋巴管
胸腺
淋巴管
胸导管
乳糜池
肠淋巴
大肠
阑尾

腋窝淋巴结
脾
小肠
小肠派尔集合淋巴结
髂淋巴结
腹股沟淋巴结

骨髓

淋巴管

图 1.1 人体免疫器官的组成示意图。

功能。血液和淋巴循环使中枢免疫器官与外周免疫器官发生联系，一方面，将发育成熟的淋巴细胞运送到外周免疫器官行使免疫功能，另一方面，使外周免疫器官间的免疫细胞得以循环，为免疫细胞动员、免疫细胞募集、抗原提呈细胞携带抗原致淋巴组织等特异性免疫应答的产生与发展提供了必要条件。

骨髓是造血器官，含有多能造血干细胞，产生淋巴样和髓样祖细胞，既是各种血细胞和免疫细胞的发源地（图 1.2），也是人类和哺乳动物 B 细胞发育成熟的场所。骨髓基质细胞包括网状细胞、成纤维细胞、血窦内皮细胞、巨噬细胞和脂肪细胞，骨髓基质细胞可提供血细胞存活和分化所必需的生长因子和细胞-细胞相互作用。造血干细胞具有自我更新和分化两种潜能。在骨髓造血微环境中，造血干细胞定向分化为髓样干细胞和淋巴样干细胞，髓样干细胞可最终分化为中性粒细胞、嗜酸性粒细胞、嗜碱性粒细胞、红细胞、血小板和单核-巨噬细胞；淋巴样干细胞可进一步分化为具有继续分化潜能的祖 T 细胞（pro-T）及成熟的 B 细胞和 NK 细胞。祖 T 细胞从骨髓经血流迁移到胸腺，在胸腺的外层（皮质）区域，接近胸腺上皮基质的地方发育分化成为成熟的 T 细胞。此外，骨髓内含有大量的浆细胞，它们由 B 细胞分化而来，来自外周淋巴组织，在骨髓内可存活多年，并持续地产生抗体，是机体基础抗体的主要来源。

胸腺是 T 细胞分化、发育、成熟的场所，位于胸腔纵隔上部、胸骨后方。胸腺的重量在青春期达到峰值，此后开始萎缩，在老年期为脂肪组织所取代，功能衰退。

脾脏是对血源性抗原产生免疫应答的主要场所，也是 B 细胞的主要聚集地。脾

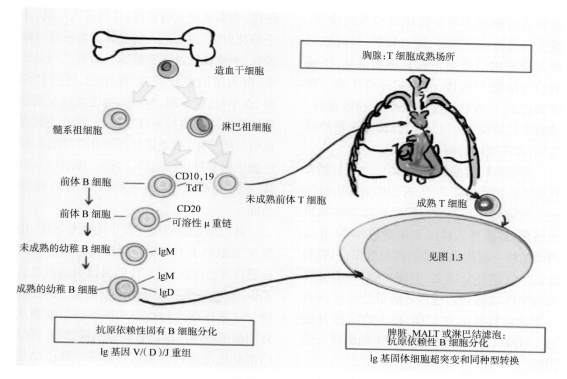

图 1.2　B 细胞及 T 细胞的成熟和分化。

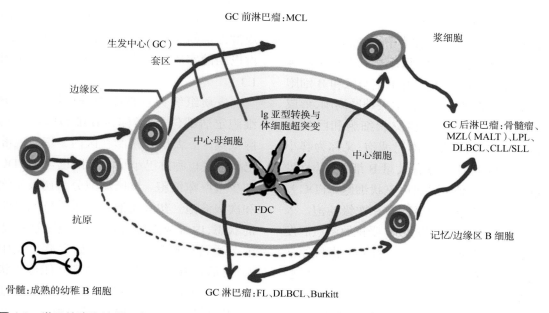

图 1.3　淋巴结滤泡结构示意图,显示 B 细胞分化及其与 B 细胞淋巴瘤起源的关系。Ag,抗原；FDC,滤泡树突状细胞；Ig,免疫球蛋白；CLL/SLL,慢性淋巴细胞白血病/小淋巴细胞淋巴瘤；DLBCL,弥漫性大 B 细胞淋巴瘤；FL,滤泡性淋巴瘤；MCL,套细胞淋巴瘤；MZL,边缘区淋巴瘤；LPL,淋巴浆细胞淋巴瘤。

脏负责对血液来源的抗原进行免疫应答。微生物进入血液循环，流经脾脏，其抗原可刺激脾脏内的T细胞和B细胞活化，生成效应T细胞和抗体，清除病原微生物。脾脏切除的个体更易出现菌血症和败血症。脾脏中的巨噬细胞可吞噬被抗体包被的微生物，发挥抗体的调节作用。

脾脏是胚胎期的造血器官，之后骨髓替代脾脏执行其造血功能，脾脏即演变为机体最大的外周免疫器官。脾脏外层为结缔组织被膜，被膜伸入脾脏实质形成小梁，并与网状结构一起构成脾脏的两类组织：白髓和红髓。红髓部分居多，围绕白髓，两者交界的狭窄区域称为边缘区。脾脏边缘区内有一类功能特殊的B细胞，称为边缘区B细胞（MZB），边缘区内也含有T细胞和巨噬细胞。

白髓由致密淋巴组织组成，包括动脉周围淋巴鞘和淋巴滤泡。脾脏由一条脾动脉维持血液供应，从脾门穿入，分为许多小分支，随小梁分布，称为小梁动脉。小梁动脉的分支进入脾实质，称为中央动脉。中央动脉周围有厚层淋巴组织围绕，称为中央动脉周围淋巴鞘（PALS），由T细胞区和B细胞区组成。T细胞围绕在中央动脉周围，形成T细胞区，内含少量树突状细胞和巨噬细胞。PALS的旁侧有淋巴滤泡，又称为脾小结，为B细胞区，含有大量B细胞，以及少量的巨噬细胞和滤泡树突状细胞（FDC）。淋巴滤泡可分为初级滤泡和次级滤泡。未受抗原刺激时为初级滤泡，受抗原刺激后发展为次级滤泡，内含有生发中心，由抗原活化处于增殖状态的B细胞、记忆性B细胞、FDC和巨噬细胞组成。

红髓分布在被膜下、小梁周围和边缘区外侧的广大区域，由脾索和脾血窦组成。某些中央动脉止于白髓，为生发中心提供血液供应；大多数进入边缘区；某些进入红髓，止于静脉血窦，血窦汇入髓静脉。血液经过髓静脉、小梁静脉进入脾静脉。血窦之间是脾索，由大量的红细胞、巨噬细胞、树突状细胞、血小板、粒细胞、少量的淋巴细胞及浆细胞构成。除了执行免疫功能外，脾脏还具有血液过滤作用，衰老的血小板和红细胞在脾红髓中得到处理与清除。此外，脾脏也具有强大的血小板、红细胞和粒细胞的储藏功能。

淋巴结是免疫应答发生的主要场所，也是T细胞的主要聚集地。淋巴结是小结状包膜化淋巴组织，是广泛的淋巴引流系统的汇聚点，也是重要的外周免疫器官。淋巴液携带可溶性微生物抗原和抗原提呈细胞从外周组织经输入淋巴管输送到淋巴结，再经门部的输出淋巴管流出淋巴结。淋巴结是淋巴系统的主要组成部分，可截获来自组织液和淋巴液中的抗原。

淋巴结表面由结缔组织被膜包被，被膜深入实质，形成小梁，并与网状纤维一起构成淋巴结的支架结构，其间容纳细胞成分。淋巴结的实质分为皮质和髓质两部分（图1.3）。

皮质组织为近被膜的外层区域，是B细胞定居部位，故又称为B细胞区或非胸腺依赖区。大量B细胞在区内集聚形成淋巴滤泡（也称淋巴小结），该区也含有FDC和少量巨噬细胞。淋巴滤泡分为初级滤泡和次级滤泡。初级滤泡处于未受抗原刺激的状态，内含成熟的、初始B细胞；次级滤泡为受抗原刺激后的状态，内含有生发中心，含活化B细胞，处于增殖和功能分化状态。那些能产生高亲和力抗体的B细胞迁移到髓质后，进一步分化为浆细胞；另一些分化为记忆性B细胞。在高度免疫反应的淋巴滤泡中心区域形成中央反应区，称为生发中心,由激活和增殖的 B 细胞组成,在那里 B 细胞经历细胞高度突变、阳性抗原选择和免疫球蛋白同型转换（图 1.3）。未受刺激的 B 细胞被推至外周。

副皮质区为 B 细胞区与髓质之间的部分,主要由 T 细胞（80% 为 CD4+T 细胞）组成,故又称为 T 细胞区或胸腺依赖区。T 细胞依赖性抗原进入机体可引起该区 T 细胞的活化增殖。该区域内还富含并指状细胞及少量巨噬细胞。髓质位于中心,由髓索和髓窦组成。髓索由 B 细胞、浆细胞、T 细胞和大量巨噬细胞组成。

副皮质区内有许多特化的毛细血管后微静脉,随血流来的 T 细胞和 B 细胞穿过高内皮小静脉或其间隙,分别进入副皮质区和皮质区,再迁移至髓窦,经输出淋巴管返回血流。

总之,淋巴结是淋巴细胞,主要是 T 细胞的定居地;是产生免疫应答的场所,通过淋巴细胞循环与机体免疫系统发生功能联系;同时淋巴结内的巨噬细胞还可吞噬、清除抗原异物,发挥过滤作用。

黏膜相关淋巴组织（MALT）是局部免疫应答发生部位,由呼吸道、消化道、泌尿生殖道的黏膜上皮中的淋巴细胞、黏膜固有层中非被膜化弥散淋巴组织,以及扁桃体、肠道的派尔集合淋巴结、阑尾等被膜化的淋巴组织所组成。该系统针对经黏膜表面入侵机体的病原微生物产生免疫应答,在局部免疫中发挥重要作用。黏膜上皮是位于机体内外环境间的屏障结构。在胃肠道黏膜中,存在大量淋巴细胞,并主要集中在以下 3 个区域:上皮层、黏膜固有层和器官化的派尔集合淋巴结。不同部位的淋巴细胞具有不同的细胞表型和功能特征。黏膜上皮细胞之间的淋巴细胞称为上皮细胞间淋巴细胞（IEL）,IEL 主要是 T 细胞。人类 IEL 中的

T 细胞主要表达 CD8 分子,90% 表达 TCRαβ,10% 表达 TCRγδ;小鼠 IEL 则有 50% 表达 TCR γδ;这些 TCR 仅表现对抗原识别的有限多样性,即有限的抗原特异性。在小肠的黏膜固有层含有大量 CD4+ T 细胞,并表达活化标志,提示在肠系膜淋巴结内活化的 T 细胞又返回了黏膜固有层。此种表现与皮肤类似。黏膜固有层还含有大量活化的 B 细胞（浆细胞）、巨噬细胞、树突状细胞、嗜酸性粒细胞和肥大细胞。小肠黏膜固有层中的派尔集合淋巴结的中心区域为 B 细胞聚集区,形成淋巴滤泡,并伴有生发中心。淋巴滤泡之间含有少量 CDF T 细胞。IEL 和固有层 T 细胞多为记忆性 T 细胞（表达 CD45RO）。黏膜相关淋巴组织中的 B 细胞多产生分泌型 IgA,经黏膜上皮细胞分泌到黏膜表面,抵御病原微生物的入侵。

皮肤免疫系统具有启动免疫应答的功能,皮肤包含了由淋巴细胞和抗原提呈细胞组成的特化的皮肤免疫系统。皮肤是机体最大的器官,也是机体与外环境之间的最重要的免疫屏障。在表皮中,有角质形成细胞、黑色素细胞、朗格汉斯细胞和表皮间淋巴细胞。

皮肤相关淋巴细胞的 2% 为表皮间淋巴细胞,其余定居在真皮。在皮肤相关淋巴细胞中,大多数为 CD8+T 细胞。皮肤相关淋巴细胞表达有限多样性的 TCR,并以 TCRγδ 居多,提示其可能直接识别常见皮肤入侵微生物抗原,但其特异性和功能目前尚不甚明了。真皮包含 CD4+ 和 CD8+T 细胞,主要分布在血管周围,真皮还可见散在分布的巨噬细胞。T 细胞通常表达活化或记忆的标志。这些 T 细胞是长期定居此部位,还是经淋巴细胞再循环从其他部位迁移到此,目前尚存在争议。

肝脏不仅是一个免疫器官，更是一个免疫耐受器官。肝脏与口服免疫耐受密切相关。肝脏通过门静脉接收来自肠道的物质，这些物质是经消化道吸收的食物蛋白质成分，虽然在正常情况下是无害的，但是机体认为这些物质是"非我"的，是外源的抗原成分，而肝内特殊的复杂的微环境实现了机体针对这些口服的无害抗原的免疫耐受，避免了不必要的免疫应答。肝脏是人体内 NK 细胞和 NKT 细胞最大的储存场所，它们在肝脏内的免疫应答和免疫耐受过程中均有重要作用。

淋巴细胞的发育与分化

B 细胞

B 细胞发育与分化的基本过程

在哺乳类动物胚胎发育过程中，B 细胞发育始于胚肝，胚胎发育晚期及出生后，发育主要场所则转移到骨髓。在骨髓中，多能造血干细胞（HSC）经多能前体细胞（MPP）分化为共同淋巴细胞前体（CLP），后者再经原 B（pro-B）和前 B（pre-B）细胞阶段，发育成未成熟 B 细胞。其中原 B 细胞又分为早期和晚期原 B 细胞，而前 B 细胞又分为活跃增殖的大前 B 细胞和静息态小前 B 细胞。未成熟 B 细胞迁出骨髓，继续在脾脏发育成成熟 B 细胞。

B 细胞的骨髓发育是抗原非依赖性的，骨髓基质细胞来源的各种信号发挥关键性作用。其表面的 FMS 酪氨酸激酶 3 配体（FLT3LG），与多能前体细胞（MPP）表达的受体酪氨酸激酶 FLT3 相互作用传导信号，促使其向共同淋巴细胞前体（CLP）分化；在 CLP 阶段，基质细胞通过 VCAM-1 与

CLP 的 VLA-4 相互紧密结合，基质细胞分泌的 IL-7 与 CLP 表面的 IL-7 受体相互作用，促使其向原 B 细胞分化；同时，基质细胞分泌趋化因子 SDF-KCXCL12，有助于潴留 CLP；在原 B 细胞阶段，基质细胞表面干细胞因子 SCF 与 B 细胞表面受体酪氨酸激酶 Kit 作用，诱导 B 细胞前体增殖并向前 B 细胞分化。从前 B 细胞到未成熟 B 细胞发育过程中可能涉及的外源信号迄今尚不清楚。

B 细胞的最终成熟一般认为是在脾脏中完成的。刚刚从骨髓迁至脾脏的未成熟 B 细胞又被称作过渡 B 细胞。该发育阶段的细胞在遭遇自身抗原后，或被诱导步入凋亡，或进入失能状态，而那些不具有自身反应性的 B 细胞最终发育为成熟 B 细胞。伴随发育与分化过程，B 细胞逐步获得具有抗原识别功能的 BCR。BCR 是一个大的复合物，除负责抗原识别的 mIg，还包括信号转导分子 Igα（CD79a）和 Igβ（CD79b）。在早期祖 B 细胞，Ig 重链可变区基因开始发生 D-J 基因重排，晚期祖 B 细胞发生 V-DJ 重排。在大前 B 细胞阶段，Ig 重链基因已完成重排，但轻链基因重排尚未进行。小前 B 细胞阶段，轻链的 VJ 基因发生重排，进而发育为膜表面表达 mIgM 的未成熟 B 细胞，Ig 重链恒定区的不同剪切连接，导致 mIgM 和 mIgD 的合成与膜表达，B 细胞发育为成熟 B 细胞。

B 细胞在外周免疫器官中的分化发育为抗原依赖性。在外周免疫器官，成熟 B 细胞接受抗原刺激后，在淋巴滤泡增殖形成生发中心，并发生广泛的 Ig 可变区体细胞高频突变。突变后的 B 细胞与滤泡树突状细胞（FDC）表面抗原以低亲和力结合或不能结合者，则发生凋亡；而能与抗原高亲和

力结合的 B 细胞则继续发育为分泌抗体的浆细胞或分化为长期记忆 B 细胞。该过程不仅促进抗体成熟,而且同时伴有 3 种类型重链类别转换。分泌的抗体可更有效地保护机体免受外来抗原的侵袭。

B 细胞所表达的抗原识别受体具有一个细胞克隆表达一种受体(或抗体)的特点。B 细胞编码和表达如此众多不同特异性抗体的机制,共分为两个方面:一方面是 B 细胞在中枢免疫器官发育过程中的基因重排;另一方面是 B 细胞在外周遭遇抗原后发生体细胞高频突变,受体修正及类别转换造成抗体分子的多样性。

B 细胞发育过程中,Ig 位点可变区基因片段进行重排以产生功能性编码基因;成熟 B 细胞受抗原刺激活化后,可变区发生体细胞高频突变以提高抗体亲和性,而恒定区则经历类别转换重组以产生具有不同效应功能的分子。这些重组和突变对 B 细胞功能正常发挥是必要的,但偶尔也可能伴发一些有害的遗传学改变,如原癌基因的突变或过度活化。原癌基因编码多种蛋白质分子,涉及细胞生理功能的不同方面,尤其是细胞的生长与死亡。正常情况下,它们的表达和功能受到严格调控,但某些遗传改变,如染色体易位可以导致其表达失调,进而引起 B 细胞异常增生和恶性转化,为淋巴瘤的发生提供生物学基础。

B 细胞表面重要分子

B 细胞抗原受体(BCR)

膜结合免疫球蛋白(mIg)和 Igα/Igβ 共同构成 B 细胞抗原受体,最早表达于未成熟 B 细胞表面的是 mIgM。至成熟 B 细胞阶段,细胞同时表达 mIgM 和 mIgD,但 mIgD 的功能尚不清楚,mIg 的穿膜区大约有 25 个氨基酸,内含较多的含羟基的氨基酸,并借此与 Igα/Igβ(即 CD79a/CD79b)形成 BCR 复合物。

B 细胞共受体

CD19、CD21 和 CD81 以非共价键相连形成的复合体称为 B 细胞共受体。其中 CD21 分子通过结合 BCR 所识别的抗原上沉积的补体成分,将共受体与 BCR 交联在一起。CD19 分子磷酸化后能够招募多种信号分子,放大 BCR 信号。

共刺激分子

抗原与 BCR 结合,所产生的信号经由 CD79a/CD79b 转导至细胞内,此为 B 细胞活化的第一信号。但多数情况下,B 细胞的有效活化还需有 Th 细胞提供的第二信号,主要由 Th 细胞表面的 D154 与 B 细胞表面的 CD40 相互作用所介导。另一方面,活化的 B 细胞向 T 细胞提呈细胞抗原,同时由 CD80 和 CD86 为 T 细胞活化提供协同刺激信号。

抑制性受体

除活化性受体外,B 细胞表面还表达有多种抑制性受体,它们所介导的负调控信号对于防止 B 细胞过度活化有重要意义,如 CD22、CD32、CD72 等。

其他分子

CD20 表达于除浆细胞外的所有不同分化阶段的 B 细胞,本质上是一种钙通道蛋白。该分子已被作为淋巴瘤免疫治疗的靶点。

B 细胞亚群

根据 B 细胞的表型、组织定位、功能及在个体发育中产生的先后,成熟 B 细胞可以分为 B1 和 B2 两大亚群:B1 细胞在人和小鼠仅占 B 细胞总数的 5%~10%,属于固有免疫细胞;B2 细胞为人和小鼠 B 细胞的主要组成部分,是主要的抗体产生细胞,主要参与适应性体液免疫应答。

T 细胞

T 细胞发育与分化的基本过程

T 细胞来源于骨髓或胚肝淋巴样干细胞分化发育的早期 T 细胞系前体（ETP）。ETP 进入胸腺后，从皮质外层进入皮质深层，通过皮髓连接处进入髓质，在由胸腺基质细胞、细胞外基质和细胞因子等组成的胸腺微环境作用下不断分化和发育，先后发生各种分化抗原的表达，各种细胞受体的表达，并通过阳性选择和阴性选择过程，最终形成 T 细胞库。ETP 从进入胸腺皮质后至离开胸腺前，均被称为胸腺细胞。成熟的 T 细胞由胸腺迁出后，进入血液和外周淋巴组织。尚未接触抗原的成熟 T 细胞被称为初始 T 细胞，它们依靠其细胞表面的归巢受体到外周淋巴器官中的胸腺依赖区定居；初始 T 细胞在外周淋巴器官中接受 APC 提呈的抗原后迅速被激活、增殖并分化成不同的效应及记忆 T 细胞。树突状细胞是目前已知抗原提呈能力最强的细胞，它提呈抗原的能力比腹腔巨噬细胞和 B 细胞至少强 10 倍以上。APC 分布于全身各处，在抗原入侵处捕获抗原并移行至次级淋巴器官将抗原呈递给相应的初始 T 细胞，而使之致敏、活化、增殖并分化为不同功能的 T 细胞。这些 T 细胞经血液、组织、淋巴、血液再循环巡视全身，以发挥免疫调节和细胞免疫功能。

T 细胞表面重要分子

TCR-CD3 复合物

它表达在所有 T 细胞表面，参与 T 细胞的抗原识别和活化信号传递，是由 T 细胞的抗原识别受体（TCR）和 CD3 分子以非共价键结合的方式形成的复合物，T 细胞依靠 TCR 识别特异性抗原，并通过 CD3 分子向细胞内传递信号。

CD4 和 CD8 分子

CD4 和 CD8 分子是跨膜糖蛋白分子，属于 Ig 超家族，都不具有多样性。成熟的 T 细胞一般只表达 CD4 或 CD8 分子。CD4 识别 MHC II 类分子，CD8 识别 MHC I 类分子，发挥辅助 TCR 识别结合抗原和参与 T 细胞活化信号转导作用。

CD2 分子

CD2 即 LFA-2，又被称为绵羊红细胞受体，在体外绵羊红细胞可以通过 CD2 分子与人 T 细胞结合。90% 以上的成熟 T 细胞、50%~70% 的胸腺细胞及部分 NK 细胞表面都表达 CD2 分子。CD2 分子属于免疫球蛋白超家族（IgSF）成员。CD2 分子与其配体 LFA-3（CD58）、CD59 或 CD48 分子结合后，能加强 T 细胞与其他细胞间的黏附，促进 T 细胞的活化。此外，CD2 分子可以直接介导 T 细胞的旁路活化，即 T 细胞在没有 TCR-CD3 信号时，某些抗 CD2 抗体与其结合，能活化 T 细胞，使其增殖并分泌细胞因子。

CD28 和 CTLA-4

CD28 和 CTLA-4 分子都属于 IgSF 成员，且两分子之间具有高度的同源性。90% CD4+T 细胞和 50% CD8 F 细胞表达 CD28 分子；而 CTLA-4 只表达在活化的 T 细胞表面。CD28 和 CTLA-4 的共同天然配体都是 B7 分子，包括 CD80（B7.1）和 CD86（B7.2）分子。B7 主要表达在 APC 表面，APC 通过抗原 MHC 分子复合物特异性识别、结合 TCR-CD3 分子，并向 T 细胞传递活化第一信号；B7 与静止 T 细胞表面的 CD28 结合，为 T 细胞活化提供第二信号，促进 T 细胞增殖和 IL-2 等细胞因子生成；

一旦 T 细胞活化即开始表达 CTLA-4 分子,该分子对 B7 的亲和力明显高于 CD28 分子,CTLA-4 与 B7 结合后,向活化的 T 细胞传导抑制信号,从而避免 T 细胞过度激活。这是机体调控免疫应答强度的一个重要反馈机制,也是免疫检查点抑制剂治疗的重要靶点。

CD45 分子

CD45 在所有白细胞上都有表达,所以又称为白细胞共同抗原(LCA),CD45 分子具有多样性,CD45RA 分子主要表达在初始 T 细胞上,而 CD45RO 分子存在于活化或记忆性 T 细胞上。

T 细胞亚群

(1)根据 T 细胞的分化状态、表达的细胞表面分子及功能的不同,T 细胞可分为初始、效应和记忆性 T 细胞。

初始 T 细胞是没有接受过抗原刺激的成熟 T 细胞。胸腺中发育成熟的 T 细胞转移到淋巴结、脾脏等外周淋巴组织,在没有接触抗原分子刺激前,处于相对静止状态。

效应性 T 细胞是执行机体免疫效应功能的细胞,由初始 T 细胞发育而来的效应性 T 细胞存活期也较短。效应性 T 细胞是执行免疫应答功能的细胞。不同的效应细胞亚群执行不同的功能,如细胞毒 T 细胞可以直接杀伤靶细胞;辅助性 T 细胞辅助 T 细胞和 B 细胞发挥功能。

记忆性 T 细胞维持机体免疫记忆功能。在对抗原物质应答的后期,绝大部分效应性 T 细胞都发生凋亡,少量存活下来的细胞分化成记忆性 T 细胞,参与再次免疫应答。记忆性 T 细胞介导再次免疫应答,再次接受抗原刺激后迅速活化,分化成效应 T 细胞和新生记忆性 T 细胞。

(2)根据 T 细胞表面 TCR 分子组成的不同,T 细胞可分为 αβT 细胞和 γδT 细胞

αβT 细胞和 γδT 细胞的免疫学特性有很多不同之处。这两类细胞都是 CD2+ CD3 +T 细胞。在外周血中,αβT 细胞占成熟 T 细胞的 95%-99% ,是机体免疫系统的主要 T 细胞群;而 γδT 细胞仅占 1%~5%,但其在黏膜上皮中分布丰富。

(3)根据 T 细胞在免疫应答中的功能的不同,可以将 T 细胞分成辅助性 T 细胞、细胞毒性 T 细胞和调节性 T 细胞。

辅助性 T 细胞是能辅助 T、B 细胞应答的功能亚群,目前发现的亚群有 Th1、Th2、Th17、Th22、Tfh、Th9 细胞等;细胞毒性 T 细胞是具有免疫杀伤效应的功能亚群,细胞毒性 T 细胞(CTL)的特征性表型为 CD3+、CD4-、CD8+、CD28+。调节性 T 细胞(Treg)具有诱导免疫无能和免疫抑制两大功能特征。

结论

淋巴瘤作为一种涉及免疫系统的肿瘤,其发展过程与免疫细胞的异常密切相关。在本章我们了解了免疫系统的结构、组织器官、免疫细胞的种类、分化及成熟的过程。这些可以帮助读者洞察淋巴瘤的起源、发生和发展,深入了解淋巴瘤的病理生理过程;对淋巴细胞表面分子标记的认识,有助于理解淋巴瘤免疫疗法的治疗新策略。

参考文献

[1] 曹雪涛,何维. 医学免疫学[M].3 版. 北京:人民卫生出版社,2015.

[2] 克晓燕,高子芬. 淋巴瘤[M]. 北京:科学技术文献出版社,2009.

[3] Yasuo Sugita, MD, Primary central nervous system lymphomas and related diseases[M]. Biology, Pathology, and Treatment, Japan, Wiley, 2019.

[4] Tracy Batchelor, Lisa M.DeAngelis, Lymphoma and Leukemia of the nervous System[M]. 2nd Edition. Springer, USA, 2012.

第2章
淋巴系统恶性肿瘤

王婷 刘洁 关晶 易树华 李念滨

淋巴瘤的流行病学变化趋势

淋巴细胞的恶变常导致不同的淋巴样恶性肿瘤,可发生于 T 细胞或 B 细胞在淋巴细胞成熟和分化的不同阶段。尽管淋巴瘤通常涉及淋巴器官(如前文所述),但它们几乎可以发生或扩散到身体任何部位。它是世界上最常见的癌症之一,自 1970 年以来发病率增加了约 80%。目前淋巴瘤是美国第五大常见的癌症。中国临床肿瘤学会(CSCO)中国抗淋巴瘤联盟和抗白血病联盟采用全球疾病负担 2016 中国地区的资料,首次报道了 2016 年中国淋巴瘤疾病负担,并分析了 2006—2016 年的变化趋势,2016 年我国新发淋巴瘤 7.54 万例(发病率为 4.75/10 万),其中新发霍奇金淋巴瘤(HL)6900 例,非霍奇金淋巴瘤(NHL)68 500 例,HL 和 NHL 的年龄标化发病率(ASIR)分别为 0.46/10 万 和 4.29/10 万。2016 年淋巴瘤患病人数共 26 万例(患病率为 16/10 万),HL 和 NHL 的年龄标化患病率(ASPR)分别为 1.75/10 万和 14.9/10 万。HL 和 NHL 的伤残调整寿命年(DALY)分别为 5.95/10 万和 70.67/10 万。2006—2016 年霍奇金淋巴瘤发病率由 0.43/10 万上升至 0.46/10 万,发病率升高了 6.98%,NHL 由 2.74/10 万上升至 4.29/10 万,发病率升高了

56.57%。人们对于发病率增加的原因知之甚少,可能归因于免疫缺陷、各种感染、家族聚集、输血、遗传易感性、饮食,以及接触杀虫剂和溶剂的化学物质。重要的是,对淋巴组织增生性疾病的病理生物学研究可以被认为是癌症研究诸多方面的典范。2000 年以后,以淋巴瘤为代表的肿瘤性疾病的诊断和治疗取得了重要进展。对霍奇金淋巴瘤和非霍奇金淋巴瘤的分子生物学和遗传学的理解呈指数增长,新的成像技术彻底改变了我们对该病的整体临床方法,从通过更精确地描述肿瘤扩散的早期诊断到更准确的评估的治疗反应。2022 年世界卫生组织将第 5 版血液淋巴肿瘤重新划分为三类,分别是 B 细胞淋巴组织增殖性疾病与淋巴瘤,T 细胞及 NK 细胞淋巴增殖性疾病和淋巴瘤,以及淋巴组织间质来源的肿瘤。在本章将分别针对每一类进行简要讨论。

淋巴瘤的分类及分期

淋巴瘤是一组异质性的恶性肿瘤,在组织学、细胞来源、免疫学分型、分子遗传异常、临床和流行病学特征、预后和治疗结果方面各不相同。鉴于淋巴样肿瘤的异质性,已经设计了分类系统来识别与不同临床实体相关的特定病理亚型。修订的欧美淋巴瘤(REAL)分类系统于 1994 年引入,不仅

包括组织学特征，还包括免疫学分型、细胞遗传学和流行病学等因素。WHO 分类最终在 2001 年取代了之前的所有分类系统。NHL、HL 和浆细胞恶性肿瘤也被列入世界卫生组织的分类，因为这些肿瘤被确认为 B 细胞起源。

2022 年，WHO 分类中首次引入瘤样病变。命名法侧重于分子遗传学改变而非细胞遗传学改变。与 WHO-HAEM4R 相比，这些实体的生物学概念和诊断策略基本保持不变。然而，出于一致性的原因，一些实体的名称已经被修改，从"弥漫大 B 细胞淋巴瘤"改为"大 B 细胞淋巴瘤"，承认在一些实体中弥漫生长模式或者不明显/不存在，或者无法评估（如纤维素相关大 B 细胞淋巴瘤或液体超载相关大 B 细胞淋巴瘤）。经典型霍奇金淋巴瘤（CHL）包括一组 B 细胞肿瘤，起源于生发中心 B 细胞，特征是少量肿瘤细胞埋陷在免疫细胞丰富的反应性微环境中（表 2.1）。最近的生物学见解使人们认识到越来越多的陷阱、灰色区域和假冒 CHL 的病变，其中包括淋巴结 T 滤泡辅助细胞淋巴瘤和可能含有 EBV 阳性 HRS 样细胞的免疫缺陷/失调环境中出现的淋巴增殖性疾病。与 WHO-HAEM4R 相比，第 5 版新增 T 细胞为主的瘤样病变型，以及重组了成熟 T 细胞和 NK 细胞肿瘤的实体和在"T 细胞和 NK 细胞淋巴增殖性疾病和淋巴瘤"下纳入更广泛的实体分组（表 2.2）。淋巴组织的间质起源性肿瘤中，新纳入了一些淋巴结或脾独有的肿瘤（表 2.3）。

淋巴瘤的分期

大多数类型淋巴瘤的分期参照 2014 年 Lugano 分期标准（表 2.4）。Lugano 分期源于 Ann-Arbor 分期（Cotswolds 会议修订），是目前通用的淋巴瘤分期系统，更适用于 HL 和原发淋巴结的 NHL，对于某些原发淋巴结外的 NHL，如慢性淋巴细胞白血病、皮肤 T 细胞淋巴瘤，以及原发胃肠道、中枢神经系统淋巴瘤等，则难以适用，这些原发于特殊结外器官和部位的 NHL，通常有其专属的分期系统。另外，基于中国和亚洲其他国家的结外鼻型 NK/T 细胞淋巴瘤患者数据，建立了结外鼻型 NK/T 细胞淋巴瘤的分期系统，命名为中国南方肿瘤临床研究协会（CSWOG）和亚洲淋巴瘤协作组（ALSG）分期系统（简称"CA 分期"）。

2014 年 Lugano 标准

根据 2014 年 Lugano 标准，不再对淋巴瘤的大包块病灶进行具体的数据限定，只需在病例中明确记载最大病灶的最大径即可；Ⅱ期伴有大肿块的患者，应根据病理类型及疾病不良预后因素酌情选择治疗方案，如伴有大包块的惰性淋巴瘤患者可选择局限期治疗模式，但是伴有大包块的侵袭性淋巴瘤患者，则应选择进展期治疗模式。

淋巴结分布区域

（1）膈上（共 12 个区域，由于不能被一个放射野涵盖，因此左右各为一个区域）；瓦尔代尔环（Waldeyer 环），鼻咽及口咽部的淋巴组织环，包括腭扁桃体、咽后壁腺样体、舌扁桃体及其他该部位淋巴组织为一个区域；颈部，单侧耳前、枕部、颌下、颏下、颈内、锁骨上为一个区域；锁骨下；腋窝（含胸部及内乳）；滑车上（含肘窝）；纵隔（含气管旁、胸腺区域）；肺门。

（2）膈下（共 9 个区域）：脾脏、上腹部（脾门、肝门、腹腔）、下腹部（腹主动脉旁、腹膜后、肠系膜周围、腹部其他非特指淋巴结为一个区域）、髂血管旁、腹股沟（含股部）、腘窝。

表 2.1　WHO 血液淋巴肿瘤分类（第 5 版）：B 细胞淋巴增殖和淋巴瘤

WHO 分类（第 5 版）	WHO 分类（第 4 版修订）
以 B 细胞为主的肿瘤样病变	
与淋巴瘤相似的反应性富含 B 细胞的淋巴样增生	以前不包括在内
IgG4 相关疾病	以前不包括在内
单中心 Castleman 病	以前不包括在内
特发性多中心 Castleman 病	以前不包括在内
KSHV/HHV8 相关的多中心 Castleman 病	多中心 Castleman 病
前体 B 细胞肿瘤	
B 细胞白血病/淋巴瘤	
B 细胞白血病/淋巴瘤，非特指型	相同
B 细胞白血病/淋巴瘤，伴高超二倍体	B 细胞白血病/淋巴瘤，超二倍体
B 细胞白血病/淋巴瘤，伴亚二倍体	相同
B 细胞白血病/淋巴瘤，伴 iAMP21	相同
B 细胞白血病/淋巴瘤，伴 BCR∷ABL1 融合	B 细胞白血病/淋巴瘤伴 t(9;22)(q34;q11.2)；BCR-ABL1
B 细胞白血病/淋巴瘤，伴 BCR∷ABL1 样特征	B 细胞白血病/淋巴瘤，BCR-ABL1 样
B 细胞白血病/淋巴瘤，伴 KMT2A 重排	B 细胞白血病/淋巴瘤，伴 t(v;11q23.3)；KMT2A-重排
B 细胞白血病/淋巴瘤，伴 ETV6∷RUNX1 融合	B 细胞白血病/淋巴瘤，伴 t(12;21)(p13.2;q22.1)；ETV6-RUNX1
B 细胞白血病/淋巴瘤，伴 ETV6∷RUNX1 样特征	以前不包括在内
B 细胞白血病/淋巴瘤，伴 TCF3∷PBX1 融合	B 细胞白血病/淋巴瘤，伴 t(1;19)(q23;p13.3)；TCF3-PBX1
B 细胞白血病/淋巴瘤，伴 IGH∷IL3 融合	B 细胞白血病/淋巴瘤，伴 t(5;14)(q31.1;q32.1)；IGH/IL3
B 细胞白血病/淋巴瘤，伴 TCF3∷HLF 融合	以前不包括在内
B 细胞白血病/淋巴瘤，伴其他明确的遗传异常	相同
成熟 B 细胞肿瘤	
肿瘤前期和肿瘤性小淋巴细胞增殖	
单克隆 B 细胞淋巴细胞增多症	相同
慢性淋巴细胞白血病/小淋巴细胞淋巴瘤	相同
（实体已删除）	B 细胞幼淋巴细胞白血病
脾 B 细胞淋巴瘤和白血病	
毛细胞白血病	相同

（待续）

表 2.1（续）

WHO 分类（第 5 版）	WHO 分类（第 4 版修订）
脾边缘区淋巴瘤	相同
脾脏弥漫性红髓小 B 细胞淋巴瘤	相同
脾 B 细胞淋巴瘤/白血病,伴显著核仁	以前不包括在内（包括毛细胞白血病变异型和一些 B 细胞幼淋巴细胞白血病）
淋巴浆细胞淋巴瘤	
淋巴浆细胞淋巴瘤	相同
边缘区淋巴瘤	
黏膜相关淋巴组织结外边缘区淋巴瘤（MALT）	相同
原发性皮肤边缘区淋巴瘤	以前不包括在内（以前归在"黏膜相关淋巴组织结外边缘区淋巴瘤")
淋巴结边缘区淋巴瘤	相同
小儿边缘区淋巴瘤	相同
滤泡淋巴瘤	
原位滤泡 B 细胞肿瘤	原位滤泡肿瘤
滤泡淋巴瘤	相同
儿童型滤泡淋巴瘤	相同
十二指肠型滤泡淋巴瘤	相同
皮肤滤泡中心淋巴瘤	
原发皮肤滤泡中心淋巴瘤	相同
套细胞淋巴瘤	
原位套细胞肿瘤	原位套细胞瘤
套细胞淋巴瘤	相同
白血病性非结节型套细胞淋巴瘤	相同
惰性 B 细胞淋巴瘤的转化	
惰性 B 细胞淋巴瘤的转化	以前不包括在内
大 B 细胞淋巴瘤	
弥漫大 B 细胞淋巴瘤,非特指型	相同
富含 T 细胞/组织细胞的大 B 细胞淋巴瘤	相同
弥漫大 B 细胞淋巴瘤/高级别 B 细胞淋巴瘤,伴 MYC 和 BCL2 重排	高级别 B 细胞淋巴瘤,伴 MYC 和 BCL2 和（或）BCL6 重排
ALK 阳性大 B 细胞淋巴瘤	相同
大 B 细胞淋巴瘤,伴 IRF4 重排	相同
高级别 B 细胞淋巴瘤,伴 11q 异常	Burkitt 样淋巴瘤,伴 11q 异常

（待续）

表 2.1（续）

WHO 分类（第 5 版）	WHO 分类（第 4 版修订）
淋巴瘤样肉芽肿病	相同
EBV 阳性弥漫大 B 细胞淋巴瘤	EBV 阳性弥漫大 B 细胞淋巴瘤，非特指型
弥漫大 B 细胞淋巴瘤相关，伴慢性炎症	相同
纤维蛋白相关大 B 细胞淋巴瘤	以前不包括在内（以前是弥漫大 B 细胞淋巴瘤相关，伴慢性炎症的一个亚型）
体液过载相关大 B 细胞淋巴瘤	以前不包括在内
浆母细胞淋巴瘤	相同
免疫特权部位原发大 B 细胞淋巴瘤	以前不包括在内，包括了第 4 版中的原发性中枢神经系统、玻璃体、视网膜、睾丸等部位的弥漫大 B 细胞淋巴瘤）
原发皮肤弥漫大 B 细胞淋巴瘤，腿型	相同
血管内大 B 细胞淋巴瘤	相同
原发纵隔大 B 细胞淋巴瘤	相同
纵隔灰区淋巴瘤	B 细胞淋巴瘤，无法分类，特征介于 DLBCL 和经典霍奇金淋巴瘤之间
高级别 B 细胞淋巴瘤，非特指型	相同
Burkitt 淋巴瘤	
Burkitt 淋巴瘤	相同
KSHV/HHV8 相关 B 细胞淋巴样增殖和淋巴瘤	
原发性渗出性淋巴瘤	相同
KSHV/HHV8 阳性弥漫大 B 细胞淋巴瘤	HHV8 阳性弥漫大 B 细胞淋巴瘤，非特指型
KSHV/HHV8 阳性嗜生发中心淋巴增殖性疾病	HHV8 阳性嗜生发中心淋巴增殖性疾病
淋巴增生和淋巴瘤相关，伴免疫缺陷和失调	
免疫缺陷/失调引起的增生	以前不包括在内，包括非破坏性移植后淋巴增生性疾病等
免疫缺陷/失调引起的多形性淋巴组织增生性疾病	以前不包括在内，包括多形性移植后淋巴组织增生性疾病、其他与医源性免疫缺陷相关的淋巴组织增生性疾病等
EBV 阳性皮肤黏膜溃疡	相同
免疫缺陷引起的淋巴瘤/失调	以前不包括在内，包括单形性移植后淋巴组织增生性疾病、经典霍奇金淋巴瘤移植后淋巴组织增生性疾病、淋巴瘤相关、伴 HIV 感染等
免疫相关淋巴样增生和淋巴瘤的先天性错误	淋巴增生性疾病相关，伴原发免疫疾病
霍奇金淋巴瘤	

（待续）

表 2.1（续）

WHO 分类（第 5 版）	WHO 分类（第 4 版修订）
经典型霍奇金淋巴瘤	相同
以结节性淋巴细胞为主的霍奇金淋巴瘤	相同
浆细胞肿瘤等疾病,伴副蛋白	
单克隆丙种球蛋白病	
冷凝集素病	以前不包括在内
意义不明的 IgM 单克隆丙种球蛋白病	相同
意义不明的非 IgM 单克隆丙种球蛋白病	相同
累及肾脏的单克隆丙种球蛋白病	以前不包括在内
疾病,伴单克隆免疫球蛋白沉积	
免疫球蛋白相关（AL）淀粉样变性	原发淀粉样变性
单克隆免疫球蛋白沉积病	轻链和重链沉积病
重链病	
μ 重链病	相同
γ 重链病	相同
α 重链病	相同
浆细胞肿瘤	
浆细胞瘤	相同
浆细胞骨髓瘤	相同
浆细胞肿瘤,伴相关副肿瘤综合征（POEMS 综合征、TEMPI 综合征、AESOP 综合征）	相同, AESOP 综合征 以前不包括在内

表 2.2　WHO 血液淋巴肿瘤分类（第 5 版）:T 细胞和 NK 细胞淋巴增殖和淋巴瘤

WHO 分类（第 5 版）	WHO 分类（第 4 版修订）
以 T 细胞为主的肿瘤样病变	
菊池病（Kikuchi-Fujimoto 病,也被称为组织细胞性坏死性淋巴结炎）	以前不包括在内
惰性 T 细胞增殖	以前不包括在内
自身免疫性淋巴增生综合征	以前不包括在内
前体 T 细胞肿瘤	
T 淋巴母细胞白血病/淋巴瘤	
T 淋巴母细胞白血病/淋巴瘤,非特指型	T 淋巴母细胞白血病/淋巴瘤
早期 T 前体淋巴细胞白血病/淋巴瘤	早期 T 前体淋巴细胞白血病

（待续）

表 2.2(续)

WHO 分类(第 5 版)	WHO 分类(第 4 版修订)
NK 细胞淋巴细胞白血病/淋巴瘤	NK 淋巴母细胞白血病/淋巴瘤
成熟 T 细胞和 NK 细胞肿瘤	
成熟 T 细胞和 NK 细胞白血病	
T 幼淋巴细胞白血病	相同
T 大颗粒淋巴细胞白血病	T 细胞大颗粒淋巴细胞白血病
NK 大颗粒淋巴细胞白血病	NK 细胞慢性淋巴增生性疾病
成人 T 细胞白血病/淋巴瘤	相同
Sezary 综合征	相同
侵袭性 NK 细胞白血病	相同
原发性皮肤 T 细胞淋巴瘤	
原发性皮肤 CD4 阳性中小 T 细胞淋巴增生性疾病	相同
原发性皮肤肢端 CD8 阳性淋巴组织增生性疾病	原发性皮肤肢端 CD8 阳性 T 细胞淋巴瘤
蕈样肉芽肿	相同
原发性皮肤 CD30 阳性 T 细胞淋巴增生性疾病：淋巴瘤样丘疹病	相同
原发性皮肤 CD30 阳性 T 细胞淋巴增生性疾病:原发性皮肤间变性大细胞淋巴瘤	相同
皮下脂膜炎样 T 细胞淋巴瘤	相同
原发性皮肤 γ/δ T 细胞淋巴瘤	相同
原发性皮肤 CD8 阳性侵袭性嗜表皮细胞毒性 T 细胞淋巴瘤	相同
原发性皮肤外周 T 细胞淋巴瘤,NOS	以前不包括在内
小肠 T 细胞和 NK 细胞淋巴样增生和淋巴瘤	
胃肠道惰性 T 细胞淋巴瘤	胃肠道惰性 T 细胞淋巴增生性疾病
胃肠道惰性 NK 细胞淋巴增殖性疾病	以前不包括在内
肠病相关 T 细胞淋巴瘤	相同
单形性上皮性肠 T 细胞淋巴瘤	相同
肠 T 细胞淋巴瘤,NOS	相同
肝脾 T 细胞淋巴瘤	相同
间变大细胞淋巴瘤	
ALK-阳性间变大细胞淋巴瘤	间变大细胞淋巴瘤, ALK-阳性
ALK-阴性间变大细胞淋巴瘤	间变大细胞淋巴瘤, ALK-阴性
乳房植入物相关间变大细胞淋巴瘤	相同

（待续）

表 2.2（续）

WHO 分类（第 5 版）	WHO 分类（第 4 版修订）
结性滤泡辅助 T（TFH）细胞淋巴瘤	
结性滤泡 TFH 细胞淋巴瘤，血管免疫母细胞型	血管免疫母细胞型 T 细胞淋巴瘤
结性滤泡 TFH 细胞淋巴瘤，滤泡型	滤泡型 T 细胞淋巴瘤
结性滤泡 TFH 细胞淋巴瘤，非特指型	具有 TFH 表型的结性外周 T 细胞淋巴瘤
其他外周 T 细胞淋巴瘤	
外周 T 细胞淋巴瘤，非特指型	相同
EBV-阳性 NK/T 细胞淋巴瘤	
EBV-阳性结性 T 细胞和 NK 细胞淋巴瘤	以前不包括在内
结外 NK/T 细胞淋巴瘤	结外 NK/T 细胞淋巴瘤，鼻型
EBV-阳性 T 细胞和 NK 细胞淋巴样增生和儿童淋巴瘤	
严重蚊虫叮咬过敏	相同
种痘样水疱病样 T 细胞增生性疾病	水痘样淋巴增生性疾病
系统性慢性活动性 EBV 疾病	T 细胞和 NK 细胞类型的慢性活动性 EBV 感染，系统性
系统性 EBV 阳性儿童 T 细胞淋巴瘤	相同

表 2.3　WHO 血液淋巴肿瘤分类（第 5 版）：淋巴组织间质来源的肿瘤

WHO 分类（第 5 版）	WHO 分类（第 4 版修订）
间充质树突状细胞肿瘤	
滤泡树突细胞肉瘤	相同
EBV-阳性炎性滤泡树突状细胞肉瘤	炎性假瘤样滤泡/成纤维树突状细胞肉瘤
成纤维细胞网状细胞瘤	相同
肌纤维母细胞瘤	
结内栅栏肌纤维母细胞瘤	以前不包括在内
脾特异性血管间质瘤	
脾血管间质瘤	
窦岸细胞血管瘤	以前不包括在内
脾错构瘤	以前不包括在内
脾脏硬化性血管瘤样结节性转化	以前不包括在内

表 2.4　Lugano 分期标准（2014 版）

局限期	
Ⅰ期	仅侵及单一淋巴结区域（Ⅰ），或侵及单一结外器官不伴有淋巴结受累（ⅠE）
Ⅱ期	侵及≥2 个淋巴结区域，但均在膈肌同侧（Ⅱ），可伴有同侧淋巴结引流区域的局限性结外器官受累（ⅡE）（例如：甲状腺受累伴颈部淋巴结受累，或纵隔淋巴结受累直接延伸至肺脏受累）
Ⅱ期大包块	Ⅱ期伴有大包块者
进展期	
Ⅲ期	侵及膈肌上下淋巴结区域，或侵及膈上淋巴结+脾受累（ⅢS）
Ⅳ期	侵及淋巴结引流区域之外的结外器官（Ⅳ）

注：CT、MRI 或 PET/CT 作为分期检查方法。

B 症状

　　B 症状指不明原因体重下降 10%（诊断前 6 个月内），发热>38℃并排除其他原因发热、盗汗（夜间大量出汗，需要更换衣服及被褥）。建议在病例中记录 B 症状。

其他

　　扁桃体、瓦尔代尔环、脾脏视为淋巴结组织。

B 细胞淋巴组织增殖性疾病与淋巴瘤

病因学

　　B 细胞淋巴组织增殖性疾病是一类以 B 细胞异常增殖为特征的疾病群，其中包括淋巴瘤和其他一些少见的疾病。B 细胞淋巴组织增殖性疾病和淋巴瘤的病因学是一个复杂的领域，尚未完全清楚。然而，已经确定了一些与这些疾病相关的重要因素。以下是与 B 细胞淋巴组织增殖性疾病和淋巴瘤相关的一些病因学因素。

遗传因素

　　某些家族性遗传病变与 B 细胞淋巴组织增殖性疾病和淋巴瘤的发生有关。例如，Burkitt 淋巴瘤与 c-Myc 基因的染色体易位相关[9]。

免疫缺陷

　　免疫系统的异常功能或缺陷可能增加患 B 细胞淋巴组织增殖性疾病和淋巴瘤的风险。免疫缺陷可以是先天性的，如先天性免疫缺陷综合征，也可以是后天性的，如 HIV 感染导致的免疫抑制。

慢性炎症和自身免疫疾病

　　长期存在的慢性炎症和自身免疫疾病可能增加患 B 细胞淋巴组织增殖性疾病和淋巴瘤的风险。这些炎症和自身免疫疾病可能导致细胞损伤、DNA 损伤和免疫系统紊乱，从而增加癌变的风险。

感染

　　某些感染与 B 细胞淋巴组织增殖性疾病和淋巴瘤有关。例如，EB 病毒感染与 Burkitt 淋巴瘤和霍奇金淋巴瘤的发生有关。

化学物质和环境因素

　　某些化学物质和环境因素可能增加患 B 细胞淋巴组织增殖性疾病和淋巴瘤的风险。这些化学物质包括有机溶剂、农药和其他化学物质。

临床中大多数 NHL 患者没有明确的病因，但是遗传、环境和流行病学因素与某些类型的 NHL 有因果关系。NHL 的发病机制通常涉及将免疫球蛋白或 TCR 位点与癌基因并列的致病染色体易位；但是目前这些异常染色体重排的原因尚不清楚。先天性免疫缺陷综合征、自身免疫性疾病或获得性免疫缺陷状态（HIV 感染、医源性免疫抑制）导致免疫失调的患者发生 NHL 的风险增加。致癌性人类病毒对一些不常见的 NHL 变异起作用，如 EB 病毒与 HIV 相关的侵袭性淋巴瘤、移植后淋巴增生性疾病（PTLD）和地方性 Burkitt 淋巴瘤相关；人类 T 细胞白血病病毒 I 型（HTLV-1）与日本南部和加勒比盆地流行的成人 T 细胞白血病/淋巴瘤相关；卡波西肉瘤疱疹病毒（HHV-8）与发生在浆膜腔（原发性积液性淋巴瘤）的侵袭性 NHL 的一种变体有关，其几乎只在艾滋病病毒感染患者中遇到；丙型肝炎病毒（HCV）感染与惰性 NHL 亚型相关，包括滤泡型、淋巴浆细胞型和边缘区亚型。细菌感染与一些边缘区淋巴瘤有关：幽门螺杆菌感染与胃 MALT 淋巴瘤有关，鹦鹉衣原体感染与眼附件边缘区淋巴瘤有关。

以 B 细胞为主的肿瘤样病变

淋巴瘤世界卫生组织 HAEM5 首次引入瘤样病变：B 细胞肿瘤样病变。"以 B 细胞为主的瘤样病变"，包括 5 个实体。Castleman 病不是单一病种，而是 3 种临床病理上不同的疾病：单中心 Castleman 病、特发性多中心 Castleman 病和 KSHV/HHV8 相关多中心 Castleman 病。Castleman 病分类的诊断流程需要综合多学科数据，包括组织学、血液学、免疫学和临床参数。本部分还包括 IgG4 相关疾病；IgG4 相关淋巴结病具有与 Castleman 病重叠的特征。

前体 B 细胞肿瘤

前体淋巴细胞肿瘤是前体淋巴细胞异常增生引起的恶性克隆性肿瘤，大部分患者可检测出克隆性染色体异常，部分异常对于指导该类疾病的治疗和判断患者的预后有非常重要的意义。第 5 版 WHO 分型将 B-ALL/LBL 放在 B 淋巴增殖性肿瘤，缩写更改为 B-ALL。

第 5 版 WHO 分型将 B-ALL 分为非特定类型（NOS）和 12 种伴重现性遗传学异常，后者主要根据染色体数目改变、染色体重排及其他遗传驱动因素分类，包括高超二倍体、亚二倍体、21 号染色体内部扩增（iAMP21）、BCR∶∶ABL1 融合、KMT2A 重排、ETV6∶∶RUNX1 融合、TCF3∶∶PBX1 融合、IGH∶∶IL3 融合、BCR∶∶ABL1 样 B-ALL、ETV6∶∶RUNX1 样 B-ALL、TCF3∶∶HLF 融合，以及 B-ALL 伴其他遗传学异常。前面 8 个分类的诊断标准与 2017 年第 4 版 WHO 分型修订版相比，基本保持不变，其中第 5 版 WHO 分型强调高超二倍体（51~65 条染色体），不包括 47~50 条的超二倍体。命名规则更侧重于分子学事件而不是细胞遗传学改变，便于应用不同技术检测进行分类。BCR∶∶ABL1 样 B-ALL 具有与 BCR∶∶ABL1 融合类似的基因表达谱特征，并从靶向治疗中显著获益，在新的 WHO 分型中成为正式实体。最后 3 个分类是新增加的类型，ETV6∶∶RUNX1 样 B-ALL 表达谱与 ETV6∶∶RUNX1 阳性 B-ALL 类似，作为 B-ALL 一种新的类型；罕见的伴有 TCF3∶∶HLF 融合的 B-ALL 患者具有高度侵袭性，不同于 TCF3∶∶PBX1 融合；B-ALL 伴其他遗传学异常将一些可能作为驱动因素的遗传学异常纳入进来。综合检测后仍不能进行分类的患者归入

B-ALL NOS。

随着转录组测序及基因组测序技术的快速发展和广泛应用,目前已经鉴别出一些新的遗传学致病因素,第 5 版 WHO 分型纳入这些致病基因,促进了我们对 ALL 发病机制的理解。

成熟 B 细胞肿瘤

瘤前和肿瘤性小淋巴细胞增生分为以下 3 个亚型。

(1)低计数 MBL 或单克隆 B 细胞扩增:单克隆 CLL/SLL 表型 B 细胞计数 $<0.5 \times 10^9/L$,无其他诊断 B 细胞增殖性疾病的特征。这个主观的阈值基于与临床队列相比的人群研究中克隆性 B 细胞计数的分布。

(2)CLL/SLL 型 MBL:单克隆 CLL/SLL 表型 B 细胞计数 $<0.5 \times 10^9/L$,总 B 细胞计数 $<5 \times 10^9/L$,无其他诊断 CLL/SLL 的特征。小于 $5 \times 10^9/L$ 的阈值是主观的,但与 B 细胞计数在 $(5~10) \times 10^9/L$ 之间的个体相比,这个阈值能识别需要治疗的可能性非常低的群体。

(3)非 CLL/SLL 型 MBL:任何单克隆非 CLL/SLL 表型 B 细胞扩增,无其他成熟 B 细胞肿瘤的症状或诊断特征。大多数病例的特征符合边缘区(MZ)。

CLL/SLL 属于惰性 B 细胞淋巴瘤,CLL 和 SLL 是同一种疾病的不同表现,治疗方法相同。两者的主要区别在于 CLL 表现为外周血中存在大量、异常的淋巴细胞;而 SLL 的肿瘤负荷主要位于淋巴结。国际慢性淋巴细胞白血病工作组对 SLL 的定义为:有淋巴结肿大和(或)脾大、无因骨髓受侵导致的血细胞减少、外周血克隆性 B 细胞数 $<5 \times 10^9/L$。SLL 需由淋巴结活检的组织病理学确诊,而流式细胞学通常足以诊断 CLL,诊断困难时需淋巴结活检及骨髓活检。诊断 CLL 需达到以下标准:外周血克隆性 B 细胞计数 $<5 \times 10^9/L$;克隆性 B 细胞表型需经流式细胞术确认;典型的免疫表型为 CD19(+)、CD5(+)、CD23(+)、CD200(+)、CD20(+/-)、CD79b(+/-)、FMC-7(-)、CD10(-)、CyclinD1(-)。若外周血克隆性 B 细胞计数未达 $5 \times 10^9/L$,但存在因骨髓受侵导致的血细胞减少,仍诊断 CLL。CLL/SLL 在欧美国家占 NHL 的 7%~10%,是欧美国家最常见的成人白血病类型。中国及亚洲其他国家 CLL/SLL 的发病率较低,占 NHL 的 1%~3%。中位发病年龄为 65 岁,男女比例 1.5:1~2:1。

病变通常累及外周血、骨髓、淋巴结和肝脾。临床表现多样,大部分患者可无症状,部分可出现乏力、自身免疫性贫血、感染、肝脾和淋巴结肿大。病理可见典型的 CLL/SLL 细胞为单一性、弥漫性浸润,有假滤泡形成(增殖灶),细胞核染色质颗粒状是其特点,可见增殖中心。IHC 表型:CD5(+)、CD23(+)、CD43(+)或(-)、CD10(-)、CD19(+)、CD20(+/-)、LEF1(+)。需要鉴别 MCL 时,可以增加其他标志物,如 Cyclin D1、SOX11。增殖灶的出现易误诊为反应性增生。前期都有单克隆 B 细胞增生症。

脾脏 B 细胞淋巴瘤/白血病

脾脏中的恶性淋巴组织增生性疾病可能是原发性的(通常称为脾淋巴瘤)或继发性的(由于淋巴结或结外淋巴瘤的进展)。淋巴瘤累及脾脏代表了广泛的异质性临床病理学类别,从惰性(最常见的继发性疾病)到高度侵袭性疾病(通常是原发性淋巴瘤),这仍然是一个治疗挑战。WHO-HAEM5 中的脾 B 细胞淋巴瘤和白血病家族包括毛细胞白血病(HCL)、脾 B 细胞淋巴瘤/白血病伴显著核仁(SBLPN)、脾弥漫红髓小 B 细胞淋巴瘤（SDRPL）和脾边缘区淋巴瘤（SMZL）。与 WHO-HAEM4R 不同，SBLPN 和 SDRPL 现在被单独分类，前者的命名发生了变化。

毛细胞白血病是一种成熟 B 细胞肿瘤，具有独特的临床病理特征，超过 95% 的病例有 BRAF p.V600E（NP_004324.2）体细胞突变。其他脾小 B 细胞淋巴瘤通常缺乏 BRAF 突变。

脾 B 细胞淋巴瘤/白血病伴显著核仁（SBLPN）取代了之前的"毛细胞白血病变异型"，因为认识到这种增殖性疾病在生物学上不同于 HCL，尽管白血病细胞可能部分类似于 HCL 的"毛细胞"。此外，根据 WHO-HAEM4R，该实体还吸收所有以前称为 CD5 阴性 B-幼淋巴细胞白血病（B-PLL）的病例。虽然文献中的数据不能直接推断出新的分类，但可以说 SBLPN 很罕见，约占慢性淋巴恶性肿瘤的 0.4%，主要影响老年患者。

流式细胞术检查，CD200 平均荧光强度（MFI）与 CD180 MFI 比值<0.5 倾向于诊断脾弥漫红髓小 B 细胞淋巴瘤（SDRPL），而非 HCL、SMZL 和 SBLPN。

脾的病理检查可以有效鉴别这些实体肿瘤；在没有脾切除术标本的情况下，骨髓检查显示 SDRPL 具有特征性，主要为窦内模式，而 SMZL 和 SBLPN 在骨髓中的生长模式更为多样，HCL 显示典型的弥漫模式，伴有网状蛋白纤维化。

淋巴浆细胞性淋巴瘤

淋巴浆细胞性淋巴瘤（LPL）是一种不常见的成熟 B 细胞淋巴瘤，通常累及骨髓，较少情况下可累及脾脏和（或）淋巴结。华氏巨球蛋白血症（WM）是一种具有独特临床病理特征的疾病，其骨髓表现为 LPL，且血液表现为 IgM 型单克隆丙种球蛋白病。

LPL 的临床表现各不相同，包括与肿瘤浸润有关的症状（淋巴结肿大、脏器肿大及血细胞减少）或与单克隆蛋白生成有关的症状（高黏滞血症、神经病变）。大约 1/3 的患者无症状。大多数患者都证实存在单克隆丙种球蛋白病，但丙种球蛋白病并不是诊断 LPL 所必需的。最常见的亚型为单克隆 IgM，据此可诊断 WM。少见情况下，肿瘤可产生其他 Ig、Ig 组合、混合性冷球蛋白或 Y 重链。

LPL 的诊断依据为受累组织的病理评估，通常为骨髓或淋巴结。联合组织学和免疫表型检查结果，可排除其他伴浆细胞性分化的小 B 细胞淋巴组织肿瘤。

（1）必须有超过 10% 的活检样本证实存在小淋巴细胞、浆细胞样淋巴细胞和浆细胞的浸润，且混合有数量不定的免疫母细胞。在骨髓中，肥大细胞存在特征性（但不具有诊断意义）增生，并伴肿瘤性浸润。增殖中心[慢性淋巴细胞白血病/小淋巴细胞淋巴瘤（CLL/SLL）的诊断特征]及显示边缘区分化的富含淡染细胞质的细胞[所谓的单核细胞样 B 细胞，见于边缘区淋巴瘤（MZL）]在 LPL 中都不存在。

（2）这种浸润应表达一种典型的免疫表型（如表面 IgM+、CD5-/+、CD10-、CD19+、CD20+、CD22+、CD23-、CD25+、CD27+、FMC7+、CD103-、CD138-）。浆细胞性成分应该是 CD138+、CD38+ 和 CD45-/dim。

可能存在典型组织学和免疫表型的变化，但这种考虑的目的是合理排除其他淋巴细胞增生性疾病。检测 MYD88 L265P 突变对于疑难病例有诊断价值。淋巴浆细胞性淋巴瘤（LPL）患者的进一步评估包括血清蛋白电泳（SPEP），以评估是否存在与 WM 有关的单克隆 Ig"峰"。LPL 的临床病程进展缓慢，类似于典型的慢性淋巴细胞白血病/小淋巴细胞白血病（CLL/SLL）。

边缘区淋巴瘤

边缘区淋巴瘤（MZL）是起源于边缘区的 B 细胞淋巴瘤，属于惰性淋巴瘤。按照起源部位的不同，其分为 3 种亚型，即结外边缘区淋巴瘤[也称为黏膜相关淋巴组织（MALT）淋巴瘤]、淋巴结边缘区淋巴瘤和脾边缘区淋巴瘤，其中 MALT 淋巴瘤最常见。边缘区淋巴瘤的病因与慢性感染或炎症所致的持续免疫刺激有关。例如，胃 MALT 淋巴瘤与 Hp 的慢性感染有关，甲状腺 MALT 淋巴瘤与桥本甲状腺炎有关，腮腺 MALT 淋巴瘤与干燥综合征有关，丙型肝炎病毒感染与淋巴结边缘区淋巴瘤和脾边缘区淋巴瘤有关。边缘区淋巴瘤的病理诊断更多的是一种排除法，免疫标记物无特异性，需在除外其他类型的小 B 细胞淋巴瘤后方可诊断，CD21 和 CD23 常显示扩大的 FDC 网。病理学形态上常表现为小的淋巴细胞克隆性增生，引起边缘区增宽，生发中心萎缩，可见滤泡"植入"现象和淋巴上皮病变。

（1）MALT 淋巴瘤。MALT 淋巴瘤最常见的原发部位是肠道，其中胃原发者占 80%~85%。局限期患者占 2/3，广泛期患者占 1/3，骨髓受侵的比例为 10%~15%。①胃原发 MALT 淋巴瘤的临床特点：症状包括消化不良、返酸、腹痛和体重减轻等，B 症状不常见，胃出血比例为 20%~30%，穿孔比例为 5%~10%。Ⅰ 期和 Ⅱ 期患者占 80%~90%，90%的患者 Hp 阳性。胃镜下可表现为胃黏膜红斑、糜烂和溃疡等。病理诊断：胃 MALT 淋巴瘤需要胃镜活检病理诊断，常规进行 Hp 染色。MALT 淋巴瘤的典型形态是小的淋巴细胞密集增生，多数情况下浸润并破坏黏膜上皮，形成淋巴上皮病变。

IHC 标志物包括 CD3、CD5、CD10、BCL-2、CD19、CD20、CD21、CD23、CD43、PAX5。在除外 FL、CLL/SLL 和 MCL 后，结合形态及 B 细胞表型方可诊断为 MALT 淋巴瘤。少数病例需要 PCR-Ig 检测以获得单克隆依据方可确诊。为了判定胃 MALT 淋巴瘤是否具有 Hp 依赖性，可以通过 FISH 或 PCR 法检测 t（11；18）易位，t（11；18）易位者预示抗 Hp 治疗效果不佳。当体积大的转化淋巴细胞呈实性或片状增生时，应诊断为 DLBCL 伴有 MALT 淋巴瘤。治疗原则：Ⅰ/Ⅱ 期 Hp 阳性，t（11；18）阴性或未知患者推荐首选抗 Hp 治疗；Hp 阳性，t（11；18）阳性患者首选抗 Hp 治疗联合 ISRT；若存在放疗禁忌，也可选择抗 Hp 联合利妥昔单抗治疗。对于抗 Hp 治疗无效或 Hp 阴性患者，推荐首选 ISRT，不适合接受放疗的患者，可选择利妥昔单抗药治疗。抗 Hp 治疗后，首次胃镜复查可在 3 个月后，如胃镜提示病变缓解，以后可每 3~6 个月进行 1 次胃镜检查。Ⅱ E、Ⅲ/Ⅳ 期：无治疗指征者可选择观察随诊，有治疗指征的患者参考Ⅲ/Ⅳ期 FL 的治疗原则，手术治疗仅限于发生大出血和穿孔等特殊情况。②非胃原发 MALT 淋巴瘤：临床特点为惰性进程，预后与胃原发 MALT 淋巴瘤近似。常见的非胃原发 MALT 淋巴瘤发病部位包括唾液腺、肺、头颈部、眼附属器、皮肤、甲状腺和乳腺等。治疗原则：Ⅰ/Ⅱ 期首选 ISRT 或手术。因治疗可能产生严重并发症者也可观察随诊或采用利妥昔单抗单药治疗。Ⅲ/Ⅳ 期参考Ⅲ/Ⅳ期 FL 的治疗策略。

（2）淋巴结边缘区淋巴瘤。临床特点：占所有淋巴瘤的 1.5%~1.8%，中位发病年龄 60 岁，男女比例相仿，晚期病变多见。主要累及淋巴结，偶可累及骨髓和外周血。大部分患者表现为无痛性多发淋巴结肿大，需注意除外 MALT 淋巴瘤或脾边缘区淋巴瘤合并淋巴结受累的患者。病理诊断：结构特点与脾边缘区淋巴瘤相近，免疫表型无特异性，与其他边缘区淋巴瘤亚型近似。治疗原则：参考 FL 的治疗原则。预后：5 年总生存率为 60%~80%，预后判断可参考 FLIPI。

（3）脾边缘区淋巴瘤。临床特点：占淋巴瘤的 2%，中位发病年龄 50 岁，男女比例相当。常累及脾、脾门淋巴结，也常累及骨髓、外周血和肝脏。主要表现为脾大，可伴有自身免疫性血小板减少、贫血，外周血中可见毛细胞。实验室检查须包括丙型肝炎病毒的检测。病理诊断：组织结构与淋巴结边缘区淋巴瘤相似，免疫表型无特异性。可依据骨髓或外周血中出现的异常小淋巴细胞，且同时伴有脾大的临床表现，在排除了 FL、CLL/SLL、MCL 等之后方可诊断。治疗原则：对于无症状、无进行性血细胞减少、无脾大的患者可先观察随诊。对伴有脾肿大且丙型肝炎病毒阳性的患者，如无治疗禁忌，可给予抗丙型肝炎病毒治疗。对伴有脾肿大、丙型肝炎病毒阴性的患者，如无症状也可先观察随诊；对有症状的患者，首选利妥昔单抗单药治疗，利妥昔单抗治疗无效的患者，推荐脾切除。对于以上治疗后进展的患者，可参考 Ⅲ/Ⅳ 期 FL 的治疗策略。

MZL 肿瘤细胞是成熟的小 B 细胞，通常 CD5 和 CD10 阴性。常见浆细胞分化，并且通常伴随反应性淋巴滤泡。NMZL 常见染色体 2p 和 6p 的获得，以及 1p 和 6q 的缺失。KMT2D、PTPRD、NOTCH2、KLF2 及其他基因的体细胞变异在 NMZL 中很常见，但在 EMZL 中不常见。6p 获得和 6q 缺失仅在眼附属器 EMZL 中反复出现。涉及 MALT1 的易位，如 t（11；18）（q21；q21），导致 BIRC3：：MALT1 融合，在胃和肺 EMZL 中常见，但在其他部位罕见。在 PCMZL 或

NMZL 中未描述重现性基因融合或重排。细胞遗传学和突变因解剖部位而异。不同解剖部位的 EMZL 之间存在显著的遗传学差异，眼附属器 EMZL 通常显示 TNFAIP3 突变或缺失；涎腺 EMZL 显示重现性 GPR34 突变；大多数甲状腺 EMZL 携带 CD274、TNFRSF14 和（或）TET2 的有害突变；PCMZL 经常显示 FAS 突变。

滤泡性淋巴瘤

滤泡性淋巴瘤（FL）是欧美地区最常见的惰性淋巴瘤，占 NHL 的 20%~30%，包括中国在内的亚洲地区发病率较低，不足 NHL 的 10%。中位发病年龄约为 60 岁。绝大多数 FL（85%）至少部分具有滤泡生长模式，由中心细胞和中心母细胞组成，携带与 IGH：：BCL2 融合相关的 t（14；18）（q32；q21）易位；FL 伴罕见特征（uFL），例如具有"母细胞样"或"大中心细胞"变异型细胞学特征，常表现为腹股沟区的一个大肿瘤，伴有 CD23 表达、IGH：：BCL2 融合缺失和频繁的 STAT6 突变，以及 1p36 缺失或 TNFRSF14 突变。其更频繁地表现出变异型免疫表型和基因型特征，生存情况可能较差。2022 年 WHO 淋巴瘤分类方法表明，不再强制要求 FL 分级。不再强制分级原因：①可重复性差可能由多种原因造成，包括取样（完全淋巴结切除与粗针活检）、中心母细胞的定义和识别，以及计数方法。②由于 FL 的分级是基于每个高倍视野（HPF）的中心母细胞计数，因此挑战之一是使用 40 倍显微镜物镜（放大 400 倍）对 HPF 缺乏一致的定义，即使在相同的放大率下，显微视野的大小多年来也发生了变化。③对于中心母细胞的形态谱缺乏共识，使用传统的计数方法会对重复性产生进一步的负面影响。④1 级、2 级和 3 A 级 FL 患者的临床结果似乎没有显著差异，可

采用类似的方案进行治疗。

（1）临床表现：主要表现为多发淋巴结肿大，亦可累及骨髓、外周血、脾脏、咽淋巴环、胃肠道和软组织等，原发结外者少见。晚期患者多见，约占 70%。

（2）病理诊断：形态学上表现为滤泡中心细胞和中心母细胞增生，多为滤泡样结状生长。根据中心母细胞的数量，将 FL 分为 3 级：每个高倍镜视野 0~5 个中心母细胞为 1 级、6~15 个为 2 级、15 个以上为 3 级，FL 3 级可以进一步分为 3a 级和 3b 级，其中 3b 级表现为中心母细胞呈片状分布且缺乏中心细胞。诊断 FL 应常规检测的 IHC 标志物包括 CD19、CD20、PAX5、CD3、CD10、BCL2、BCL6、LMO2、CD21 和 Ki-67，也包括鉴别诊断所需的标志物，如鉴别慢性淋巴细胞白血病/小淋巴细胞淋巴瘤（CLL/SLL）和 MCL 的 CD23、CD5、cyclin D1。FL 常存在 t（14；18）易位及所致的 Bcl2 蛋白过表达，但随着级别升高有不同程度的丢失，为确诊带来困难，必要时可以进行 FISH BCL2 检测。儿童型滤泡性淋巴瘤（PTFL）是一种主要发生于儿童和年轻人，淋巴起源的滤泡性淋巴瘤。PTFL 多见累及头颈部的淋巴结，分期早。肿瘤细胞表型为 CD10+/CD20+/CD79a+/PAX5+/BCL6+，多数 BCL2 阴性。此类型 FL 预后很好，多数患者可通过单纯手术切除获得治愈，无须放疗或化疗。2017 年版《WHO 造血与淋巴组织肿瘤分类》提出"十二指肠型滤泡性淋巴瘤"，其预后很好，需要与其他胃肠道解剖部位的 FL 区分开；新提出的"伴 IRF4 基因重排的大 B 细胞淋巴瘤"，常发生在咽淋巴环和颈部淋巴结，儿童及年轻人多见，组织学表现与经典高级别 FL 一致，IHC 显示IRF4+/CD10+/BCL6+，FISH 显示有 IRF4 重排，该类型预后相对

较好。另外，该分类将之前原位滤泡性淋巴瘤改为原位滤泡性肿瘤。骨髓细胞学：当瘤细胞累及骨髓时，有核细胞增生可明显活跃，以 FL 细胞增多为主，FL 细胞较正常淋巴细胞大，胞核圆形或不规则形，核染色质较细，核仁隐约可见，胞质丰富，呈淡蓝色，部分 FL 细胞可见空泡变性。FL 的诊断主要依据病理组织学，当出现 FL 白血病时，骨髓或外周血可见一定数量的 FL 细胞。

（3）治疗：1~2 级 FL 属于惰性淋巴瘤，根据不同分期，治疗策略如下。3 级 FL 的治疗等同于 DLBCL。

1）Ⅰ/Ⅱ期 FL：Ⅰ/Ⅱ期患者通过放疗具有潜在治愈可能。Ⅰ期和病变范围局限、无大肿块的Ⅱ期患者，以放疗为主。治疗首选 ISRT，或 ISRT+CD20 单抗±化疗；在无法放疗的特殊情况下，可以选择 CD20 单抗±化疗。Ⅰ期伴有大肿块病变范围广泛的Ⅱ期患者，参考Ⅲ/Ⅳ期的治疗策略，以内科治疗为主，推荐 CD20 单抗±化疗±姑息性 ISRT，没有治疗指征者可选择观察随诊。

2）Ⅲ/Ⅳ期 FL：Ⅲ/Ⅳ期 FL 被认为是一种不可治愈的疾病。Ⅲ/Ⅳ期且低肿瘤负荷的 FL，诊断后即刻治疗与先观察随诊、待有治疗指征时再治疗比较，患者 OS 并无差异。无治疗指征患者观察随诊期间，5 年内可每 3~6 个月进行 1 次查体或实验室检查，5 年后每年 1 次；2 年内每 6 个月进行 1 次 CT 检查，2 年后每年进行 1 次 CT 检查。具有治疗指征的患者，需进行治疗。治疗指征包括：可以参加合适的临床试验、高肿瘤负荷、有症状、威胁器官功能、继发血细胞减少、大肿块和病变持续进展等。FL 推荐的一线治疗方案包括：R-B（利妥昔单抗、苯达莫司汀），R-CHOP 或 G-CHOP（奥妥珠单抗、环磷酰胺、阿霉素、长春新碱、泼尼松），R-CVP（利妥昔单抗、

环磷酰胺、长春新碱、泼尼松）或 G-CVP（奥妥珠单抗、环磷酰胺、长春新碱、泼尼松），以及 R-R（利妥昔单抗、来那度胺）等。部分低肿瘤负荷的患者，可以选择利妥昔单抗单药。老年和体弱患者，推荐单药利妥昔单抗或单药烷化剂（如苯丁酸氮芥、环磷酰胺）± 利妥昔单抗等。初治、高肿瘤负荷的患者，在诱导化疗达到 CR 或 PR 后，利妥昔单抗维持治疗可以延长 PFS。

3）复发难治 FL 的治疗：复发 FL 仍可首选观察随诊，出现治疗指征时再开始解救治疗。对于进展较快的病变，应再次活检，明确是否有组织学转化，特别是伴有 LDH 增高、某部位肿瘤异常快速增大、新出现的结外受侵或全身症状等。PET-CT 检查标准摄取值明显增高时，应高度怀疑组织学转化。如果复发进展的时间距离末次应用利妥昔单抗 6 个月以上，还可以继续选择利妥昔单抗治疗。根据一线治疗方案，推荐选择的二线方案包括 R-B、R-CHOP、R-CVP 或 R-R 等。一线应用 R-CHOP 或 R-CVP 方案治疗开始在 24 个月内出现疾病进展（POD）的患者，推荐来那度胺为主的治疗方案、参加临床试验或 HDT/ASCT 作为巩固治疗。二线诱导化疗获得缓解后，也可以选择利妥昔单抗维持治疗。二线及以上治疗失败的患者，可选择抗 CD19 CAR-T 治疗。约 15% 的 FL 可发生向 DLBCL 的组织学转化，年转化率为 2%~3%。与组织学转化相关的危险因素包括分期晚、高滤泡性淋巴瘤国际预后指数（FLIPI）、LDH 增高和 B 症状等。积极治疗与观察随诊对转化率无明显影响。转化的 FL 通常预后不良，转化时的分期、转化前是否接受过化疗或利妥昔单抗治疗、是否转化为双打击或三打击 DLBCL 等因素与预后相关。转化

型 FL 的治疗参考 DLBCL。

4）预后：FLIPI 有 FLIPI1 和 FLIPI2 两个评分系统，分别包含 5 个独立的预后不良因素，均将患者分为 3 个风险组 FLIPI1 评分系统 0~1 分为低危组，2 分为中危组，≥3 分为高危组；FLIPI2 评分系统 0 分为低危组，1~2 分为中危组，3~5 分为高危组。POD24 或一线免疫化疗后的无事件生存时间少于 12 个月均提示预后不良。一项研究结果显示，一线应用 R-CHOP 方案治疗后，POD24 和非 POD24 患者的 5 年总生存率分别为 50% 和 90%。

皮肤滤泡中心淋巴瘤

原发皮肤 B 细胞淋巴瘤（PCBCL）是一种异质性的非霍奇金淋巴瘤，世界卫生组织（WHO）和欧洲癌症研究与治疗组织（EORTC）共同确定的皮肤淋巴瘤分类《WHO-EORTC 皮肤淋巴瘤分类》将其分为 3 种类型：PCFCL、原发皮肤边缘区淋巴瘤和原发皮肤弥漫大 B 细胞淋巴瘤。PCFCL 定义为来源于滤泡中心细胞的一种恶性肿瘤，镜下 PCFCL 病变常绕血管或腺体分布，表皮常缺如，主要由滤泡中心细胞和数目不定的中心母细胞组成，呈滤泡、滤泡弥漫混合或弥漫性生长模式，滤泡界限不明确，套区变窄或消失。

套细胞淋巴瘤（MCL）

MCL 占 NHL 的 3%~10%，男女比例为 2∶1~3∶1，中位发病年龄在 65 岁左右。自然病程可以表现为侵袭性和惰性，但大部分具有侵袭性生长特点。对治疗的反应类似惰性淋巴瘤，传统化疗不可治愈。既往多药联合化疗的生存期为 3~5 年，近年来随着 HDT/ASCT、阿糖胞苷及靶向药物的引入，生存期得到明显延长。少部分惰性 MCL，称为白血病样非淋巴结性 MCL，分子遗传学变异较少，无 del（17p）/TP53 突

变,不表达或低表达 SOX11,其病程类似于惰性淋巴瘤,预后较好。

（1）临床特点:最常累及淋巴结、骨髓、消化道、脾脏和咽淋巴环,诊断时 70%的患者为Ⅳ期。骨髓受侵率可达 50%~100%,下消化道受侵率高,内镜下常表现为多发性息肉样病变。

（2）病理诊断:MCL 的肿瘤细胞为形态一致的小至中-大的淋巴细胞,细胞核表面略不规则,生长方式多样,包括 套区性、结节性和弥漫性。由于预后差,所以以鉴别诊断非常 重要,需要与 CLL/SLL、FL 和边缘区淋巴瘤相鉴别。IHC 标志物选择包括 CD20、PAX5、CD3、Cyclin D1、CD10、CD23、MUM-1、CyclinD1、SOX11 和 CD138。典型的免疫表型为 CD19（＋）、CD5（＋）、CD23（－）、CD200（＋－）、CD20（＋）、CD79b（＋）、FMC-7（＋）、CD10（－）、CyclinD1（＋）。大多数患者 有 CD5（＋）、Cyclin D1（＋）的表达,而在 Cyclin D1（－）时,可以加做 FISH 检测 CCND2 和 CCND3,以及 IHC 检测 SOX11 综合诊断。若确诊困难,需要寻找其他证据, FISH 检测 t（11；14）对诊断 MCL 的敏感性和特异性都很高。此外,2017 年版《WHO 造血与淋巴组织肿瘤分类》将 MCL 分为两种类型:一种为经典 MCL,表现为 SOX11 阳性,IGHV 无突变,临床侵袭性强,预后差,还可以出现更具侵袭性的母细胞变异型和多形性型,常伴 TP53 突变;另一种为白血病性结外 MCL,常累及外周血、骨髓及脾,表现为 SOX11 阴性,伴 IGHV 突变,临床呈惰性,预后较好。 骨髓细胞学:肿瘤细胞累及骨髓时,骨髓涂片中可见数量不等的异常淋巴细胞增多,肿瘤细胞胞体大小不一,胞核 多为圆形或轻度不规则,多见一个大而畸形的核仁,染色质 细致弥散,胞质较丰富,呈淡蓝色。

（3）治疗:对 MCL 患者应进行全面检查,准确分期,以指导治疗方案选择。发生母细胞变异或有中枢神经系统症状 者应进行脑脊液和脑 MRI 检查,对于拟诊为Ⅰ期或Ⅱ期的患者,应进行内镜检查除外胃肠道侵犯。 ① 治疗策略:Ⅰ期或局限Ⅱ期不伴有大肿块者,推荐单纯 ISRT 或常规剂量强度的免疫化疗。广泛Ⅱ期不伴有大肿块者,推荐常规剂量强度免疫化疗。 某些具有惰性临床特征者,如白血病样非淋巴结性 MCL 伴脾 大、SOX11 阴性（IGHV 突变型）,无 TP53 突变或缺失,以及肿瘤负荷低、Ki-67 增殖指数<10%等,可以观察随诊。 Ⅱ期伴有大肿块和Ⅲ/Ⅳ期具有侵袭性临床特征的患者, 若适合 HDT/ASCT,推荐高剂量强度诱导化疗后序贯 HDT/ASCT;不适合 HDT/ASCT 的患者,推荐参加临床试验或常规剂量强 度的治疗。属于惰性特征的患者,如无症状或治疗指征,可 以观察随诊。有症状或治疗指征者,需根据是否存在 TP53 突变,选择相应的治疗。 ② 一线治疗方案:高剂量强度方案首选 R-DHA（利妥昔单抗、地塞米松、阿糖胞苷)+铂类（卡铂、顺铂或奥沙利铂）, R-CHOP/R-DHAP 交替 方案 , NORDIC [强 化 剂 量 的 R-CHOP（ maxi-CHOP）与利妥昔单抗+高剂量阿糖胞苷交替]方案,HyperCVAD、利妥昔单抗、苯达莫司汀序贯利妥昔单抗和高剂量阿糖胞苷。其他推荐方案为苯达莫司汀+利妥昔单抗。 常规剂量强度方案为推荐苯达莫司汀+利妥昔单抗,VR-CAP（硼替佐米、利妥昔单抗、环磷酰胺、阿霉素和泼尼松）,R-CHOP,来那度胺+利妥昔单抗。其他推荐方案:改良的 R-HyperCVAD 方案（用于小于 60 岁患者）,RBAC500（利妥昔单抗、苯达莫司汀、阿糖胞苷）。 巩固治疗可以考虑 HDT/ASCT。维持治疗为利妥昔单抗。

③二线治疗方案:可以选择一线方案未应用的方案或药物。推荐的首选方案包括:BTK抑制剂(伊布替尼、泽布替尼、奥布替尼);来那度胺+利妥昔单抗。其他推荐方案包括:苯达莫司汀+利妥昔单抗,苯达莫司汀+利妥昔单抗+阿糖胞苷,硼替佐米±利妥昔单抗;R-DHAP,R-DHAX(地塞米松、阿糖胞苷、奥沙利铂),R-GemOx,BTK抑制剂+来那度胺+利妥昔单抗,BTK抑制剂+维奈克拉,维奈克拉±利妥昔单抗等。二线治疗后的巩固治疗:异基因造血干细胞移植。

(4)预后:IPI源于侵袭性淋巴瘤的生存数据,也可以作为MCL的预后指标,但预后判断效能较差。简易套细胞淋巴瘤国际预后评分系统(MIPI)对MCL的预后分层效果较好,被广泛采用。其他不良预后因素还包括Ki-67、TP53突变和母细胞转化等。其中Ki-67>30%是独立于MIPI的最重要的生物学预后指标,联合Ki-67的套细胞国际预后指数(MIPI)能够更好地区分预后。TP53突变患者应用传统方案和HDT/ASCT等治疗的疗效欠佳,TP53突变与Ki-67>30%和母细胞样细胞形态相关。

原位套细胞肿瘤(ISMCN)罕见,携带IG::CCND1融合并导致cyclin D1过度表达的B细胞在淋巴滤泡套区的定殖(克隆化)。95%为套细胞淋巴瘤(MCL),遗传标志物t(11;14)(q13;q32)相关的IGH::CCND1融合cyclin D1阳性。

IGK或IGL偶尔与CCND1易位。在少数cyclin D1阴性和CCND1重排阴性的MCL病例中(即cyclin D1阴性MCL亚型),确定了CCND2、CCND3或CCNE作为细胞周期失调的替代机制。由于治疗方法的改进,MCL患者的中位总生存期显著提高。非淋巴结MCL(nnMCL)主要累及血液、骨髓和脾,很少或没有淋巴结病变,主要表现为无症状,与MCL相比,临床结局更好。相较于MCL,①缺乏SOX11表达,低Ki67指数,CD5失表达频繁;②IGHV基因片段的使用差异与IGHV1-8基因的偏差使用,加上较高的体细胞超突变负荷;③基因改变更少,基因组复杂性更少见[42-47]。

惰性B细胞淋巴瘤的转化

大多数惰性B细胞淋巴瘤被认为是慢性疾病,虽然无法治愈,但可以通过观察和等待的方法,以及偶尔的治疗得到很好的控制。约1/5的惰性淋巴瘤患者根本不需要治疗,而其他人可能只需要治疗一次,或终身需要间歇性治疗。在极少数情况下,惰性淋巴瘤会开始变得更具侵略性,甚至转变为侵袭性淋巴瘤亚型。组织学转化是惰性淋巴瘤在病情进展中较常出现的特殊组织学改变,常伴随发生侵袭性的临床过程,常规治疗效果差,生存时间短,预后较差,给临床治疗带来了很大的挑战[48]。

大B细胞淋巴瘤

大B细胞淋巴瘤家族包括多种肿瘤。虽然这些细胞通常由中等大小到大细胞组成,具有圆形到卵圆形核和空泡状染色质,但中等大小和母细胞样细胞的病例也可能符合该家族的标准。这些需要从形态学相似的实体中进行描述,如套细胞淋巴瘤和淋巴母细胞白血病/淋巴瘤的母细胞样变异型。与WHO-HAEM4R相比,大多数实体的生物学概念和诊断策略基本保持不变。然而,出于一致性的原因,一些实体的名称已经被修改,从"弥漫大B细胞淋巴瘤"改为"大B细胞淋巴瘤",承认在一些实体中弥漫生长模式或者不明显/不存在,或者无法评估(如纤维素相关大B细胞淋巴瘤,或液体超载相关大B细胞淋巴瘤)。根据MYC、BCL2和BCL6重排,以及复杂的

11q 获得/缺失模式对 WHO-HAEM5 中侵袭性 B 细胞淋巴瘤进行分类。DLBCL/HG-BL-MYC/BCL2 包含由大细胞或中间细胞或母细胞样细胞组成的、由 MYC 和 BCL2 双重排定义的肿瘤,与 Burkitt 淋巴瘤(BL)显著重叠。具有 MYC 和 BCL6 双重排的淋巴肿瘤表现出更为多样的谱系,具有可变的基因表达谱和突变谱,与 DLBCL/HG-BL-MYC/BCL2 明显不同。因此,这些病例被排除在 DLBCL/HGBL-MYC/BCL2 实体之外,现在根据其细胞形态学特征被分类为 DLBCL-NOS 或 HGBL-NOS 亚型。高级别 B 细胞淋巴瘤伴 11q 畸变(HGBL-11q)是一种侵袭性 MYC 重排阴性成熟 B 细胞淋巴瘤,其形态类似于 BL 或具有中心母细胞样外观、免疫表型(CD10+、BCL6+、BCL2-),基因表达谱(GEP)类似于 BL,以及特征染色体 11q 获得/缺失模式。具有 BL 样外观且缺乏 MYC 重排的 B 细胞淋巴瘤病例应测试 11q 获得/缺失模式。

免疫特权部位的大 B 细胞淋巴瘤(LBCL),是 WHO-HAEM5 新引入的一个总括术语,用于确认一组侵袭性 B 细胞淋巴瘤的共同生物学特征,这些淋巴瘤是作为中枢神经系统(CNS)、视网膜和免疫功能正常患者睾丸的原发肿瘤而出现的。将以前的 CNS 原发性 DLBCL 实体与以前包含在 DLBCL、NOS 中的视网膜和睾丸的 DLBCL 结合起来。它们出现在由各自的解剖结构(如血脑屏障、血视网膜屏障和血睾丸屏障)及各自原发部位内的免疫调节系统创建的"免疫避难所"中,并共享免疫表型和分子特征。

弥漫大 B 细胞淋巴瘤(DLBCL)是 NHL 中最常见的类型,在欧美地区占成人 NHL 的 30%~40%在中国占 35%~50%。DLBCL 中位发病年龄为 50~70 岁,男性略

多于女性。

(1)临床表现:DLBCL 临床表现多样,因累及的组织、器官和肿瘤负荷等而不同。发病初期多表现为无痛性淋巴结肿大,但 DLBCL 可以累及任何组织和器官,淋巴结外病变比例可达 40%~60%。临床病程呈侵袭性,表现为迅速增大的肿物。约 1/3 的患者伴有 B 症状,半数以上患者 LDH 升高。

(2)病理诊断及分类:DLBCL 的主要病理特征是体积较大的异常淋巴样细胞弥漫性生长,破坏正常淋巴结结构。 DLBCL 包括多种变异型、亚组和亚型。 诊断 DLBCL 的常规 IHC 标记物包括 CD19、CD20、PAX5、CD3、CD5、CyclinD1、Ki-67;通常表现为 CD19(+)、CD20(+)、PAX5(+)、CD3(-)。DLBCL 诊断后,为进一步探讨肿瘤细胞起源(生发中心或非生发中心),可以选择 Hans 模型(CD10、BCL6、MUM-1)或 Choi 模型(GCET1、FOXP1、CD10、BCL6、MUM-1),也可以增加 CD30、CD138、ALK 等进行鉴别 诊断;建议所有 DLBCL 患者常规检测 EBER,以鉴别 EB 病毒阳性大 B 细胞淋巴瘤(非特指型)。建议所有 DLBCL 患者常 规进行 IHC 检测 C-MYC、BCL2,如果 C-MYC 阳性率≥40%、BCL2 阳性率≥50%、Ki-67 指数>80%,尤其是生发中心细胞型,应增加相应的 FISH 检测,以鉴别伴有 MYC、BCL2 或 BCL6 重排的高级别 B 细胞淋巴瘤,即"双打击"淋巴瘤或"三打击"淋巴瘤,提示预后不良。如果没有条件做 FISH 检测,无 法 评 价 MYC、BCL2、BCL6 基因易位的情况,应通过 IHC 评价 MYC 蛋白(界值≥40%),BCL2(界值≥50%),称为"双表达"淋巴瘤,提示预后不良。 骨髓细胞学:当 DLBCL 骨髓浸润时,可见瘤细胞胞体 较大,染色质粗糙,核仁多个但不明显,胞质灰蓝色、有少量空泡。

伯基特淋巴瘤

　　伯基特淋巴瘤属于高度侵袭性 NHL。其可分为地方流行性、散发性和免疫缺陷相关性 3 个变异型。伯基特淋巴瘤占 NHL 的 3%~5%，占儿童 NHL 的 40%。

　　（1）临床特点：流行性伯基特淋巴瘤主要发生于非洲赤道地区和巴西东北部，高峰发病年龄在 4~7 岁，男女之 比为 2：1，多累及颌骨，EB 病毒阳性率>95%。散发性伯基特淋巴瘤散布于世界各地，主要发生在儿童和青年，男女之 比为 2：1~3：1，腹部受累多见，EB 病毒阳性率<30%。免疫缺陷相关性多发生于艾滋病患者，常累及淋巴结和骨髓。伯基特淋巴瘤是细胞倍增周期最短的肿瘤，生长迅速。伯基特淋巴瘤结外受侵常见，头颈、腹部、骨髓和中枢神经系统 等是其最常受累及的部位。

　　（2）病理诊断：经典型伯基特淋巴瘤形态学表现为较 均一的中等大小肿瘤性 B 细胞弥漫增生，核分裂象及凋亡很明显，常见星空现象。肿瘤细胞起源于生发中心，IHC 免疫 表型常表现为 sIgM（+）、单一轻链（+）、CD19（+）、CD20 （+）、CD22（+）、c-Myc（+）、CD10（+）、Bcl6（+）、Bcl2（-或弱+）、CD5（-）、CD23（-）、MUM-1（-）和 TdT（-）。增殖指数非常高，Ki-67 近 100%。即使形态学、免疫表型都 是典型的伯基特淋巴瘤，也要进行 FISH MYC 检测，其中 t（8；14）约占 80%，t（2；8）和 t（8；22）占 15%；鉴别诊断包括形态学、免疫表型都是典型的伯基特淋巴瘤，但无 MYC 异常者，归入高级别 B 细胞淋巴瘤，非特指型。EBER 检测对 伯基特淋巴瘤是必需的，但我国更多的是散发性患者，EBER（-）多见。骨髓细胞学：骨髓增生明显活跃或极度活跃。典型的伯基特淋巴瘤细胞为中到大的淋巴细胞，大小不一并易见成堆 分布；白血病细胞胞核较大，多为圆形或不规则形，核染色 质呈粗颗粒状，有 1 个至多个大小不等的明显核仁；胞质量 多少不定，强嗜碱性并含有大小不一、数量较多的脂质空泡 呈穿凿样，细胞核上也可见空泡。涂片中退化细胞多见，粒细胞系、红细胞系增生受抑制。

KSHV/HHV8 相关 B 细胞淋巴增生和淋巴瘤

　　其包括 KSHV/HHV8 相关多中心 Castleman 病（KSHV/HHV8-MCD）（属于在"B 细胞占优势的瘤样病变"类别下）、KSHV/HHV8 阳性嗜生发中心淋巴增殖性疾病（KSHV/HHV8-GLPD）、原发性渗液性淋巴瘤（PEL）、体腔外 PEL（EC-PEL）和 KSHV/HHV8 阳性弥漫大 B 细胞淋巴瘤（KSHV/HHV8-DLBCL）。PEL/EC-PEL 和 KSHV/HHV8-DLBCL 是 HIV 患者特征性发现，但也可见于其他免疫缺陷环境。

与免疫缺陷和调节失调相关的淋巴样增生和淋巴瘤

　　与免疫缺陷和调节失调相关的淋巴样增生和淋巴瘤相关的疾病包括原发性免疫缺陷、HIV 感染、移植后和其他医源性免疫缺陷。许多实体的形态特征和生物学存在一定程度的重叠，免疫缺陷的范围比以前所认识的更广。该框架旨在关注共同的组织学和致病特征，并适应特定病变和特定临床和（或）治疗后果的不同因果关系，包括既往未纳入的免疫功能/调节失调引起的增生，免疫缺陷/失调引起的多态性淋巴增殖性疾病，免疫缺陷/失调引起的淋巴瘤，免疫相关淋巴增生和淋巴瘤的先天错误。

霍奇金淋巴瘤

　　霍奇金淋巴瘤（HL）是一种独特的淋巴系统恶性疾病，男性多于女性，男女之比为 1.3：1~1.4：1。发病年龄在欧美发达国家呈较典型的双峰分布，分别在 15~39 岁和

50 岁以后；而包括中国在内的东亚地区，发病年龄多在 30~40 岁，呈单峰分布。90%的 HL 以淋巴结肿大为首发症状，多起始于一组受累的淋巴结，以颈部和纵隔淋巴结最常见，随着病情进展可逐渐扩散到其他淋巴结区域，晚期可累及脾、肝、骨髓等。患者初诊时多无明显全身症状，20%~30%的患者可伴有 B 症状，包括不明原因的发热、盗汗和体重减轻，还可以有皮疹、皮肤瘙痒、乏力等症状。HL 是起源于生发中心的 B 淋巴细胞肿瘤，形态学特征表现为正常组织结构破坏，在炎症细胞背景中散在异型大细胞，如里-施（R-S）细胞及变异型 R-S 细胞。典型 R-S 细胞为双核或多核巨细胞，核仁嗜酸性，大而明显，细胞质丰富；若细胞表现为对称的双核时则称为镜影细胞。NLPHL 中的肿瘤细胞以淋巴细胞为主型（LP）细胞，过去称为淋巴细胞和组织细胞，细胞核大、折叠，似爆米花样，故又称为爆米花细胞，其核仁小、多个、嗜碱性。LP 肿瘤细胞被程序性死亡蛋白 1（PD-1）阳性的 T 细胞环绕。越来越多的证据提示完全呈弥漫生长的 NLPHL 和富于 T 细胞/组织细胞的大 B 细胞淋巴瘤有重叠。诊断 HL 应常规检测的 IHC 标志物包括 CD45（LCA）、CD20、CD15、CD30、PAX5、CD3、MUM1、Ki-67 指数和 EBER。cHL 表现为 CD30（＋）、CD15（＋）或（-）、PAX5（+/-）、MUM1（＋）、CD45（-）、CD20（-）或（+/-）、CD3（-），部分病例 EBER（＋）。NLPHL 为 CD20（＋）、CD79a（＋）、BCL6（＋）、CD45（＋）、CD3（-）、CD15（-）、CD30（-）、BOB1（＋）、OCT2（＋）、EBER（-）。在进行鉴别诊断时需增加相应的标志物，来鉴别如间变大细胞淋巴瘤或弥漫大 B 细胞淋巴瘤等。骨髓细胞学：骨髓有核细胞增生活跃或明显活跃，部分病例嗜酸粒细胞增多。若肿瘤细胞

骨髓浸润，可找见本病特征性的 R-S 细胞。骨髓穿刺涂片找到 R-S 细胞阳性率较低，仅有 3%左右；骨髓活检可提高到 9%~22%。

NLPHL 可以被更准确地称为"结节性淋巴细胞为主型 B 细胞淋巴瘤"，因为肿瘤细胞有功能性 B 细胞程序，因此现在认为该术语是可以接受的，以准备将来被最终采用的新命名法所采纳。NLPHL 中的一个重要问题是认识到不同的生长模式，在一种极端情况下，这些生长模式与 T 细胞/组织细胞丰富的大 B 细胞淋巴瘤（THRLBCL）相重叠。

经典型霍奇金淋巴瘤（CHL）包括一组 B 细胞肿瘤，起源于生发中心 B 细胞，特征是少量肿瘤细胞埋陷在免疫细胞丰富的反应性微环境中。经典型可分为 4 种组织学亚型，即结节硬化型、富于淋巴细胞型、混合细胞型和淋巴细胞消减型；结节性淋巴细胞为主型少见，约占 HL 的 10%。最近的生物学见解使人们认识到越来越多的陷阱、灰色区域和假冒 CHL 的病变，其中包括淋巴结 T 滤泡辅助细胞淋巴瘤和可能含有 EBV 阳性 HRS 样细胞的免疫缺陷/失调环境中出现的淋巴增殖性疾病。

浆细胞肿瘤和其他具有副蛋白的疾病

浆细胞肿瘤

单克隆浆细胞疾病或"不良体质"包括一组 B 细胞疾病，它们因产生和分泌单克隆免疫球蛋白或 M 蛋白而相互关联。浆细胞疾病包括多发性骨髓瘤（MM）、密切相关的骨或软组织孤立浆细胞瘤、华氏巨球蛋白血症、重链疾病、原发性淀粉样变、轻链和重链沉积疾病。意义未明单克隆丙种球蛋白血症（MGUS）是一种无症状的瘤前浆细胞疾病，可能先于骨髓瘤发展。

这些疾病的肿瘤细胞表现为分化的分泌免疫球蛋白的浆细胞特征。浆细胞不良

的标志是 M 蛋白的存在：一种免疫球蛋白分子（IgG、IgA、IgD、IgE 或 IgM）或其轻链（κ 或 λ），可在血清或尿液中通过蛋白质电泳（SPEP、UPEP）或更灵敏的免疫固定电泳（IFE）检测。当肿瘤细胞只产生轻链（本周蛋白）时，M 蛋白可能只能通过上述方法在患者尿液中检测到，也可能根本检测不到。高灵敏度的血清游离轻链（FLC）检测现在已成为常规检查，不仅有助于诊断，还可用于确定浆细胞性障碍的预后和反应评估。除了自身免疫或感染性疾病等浆细胞疾病外，良性和恶性疾病中均可发现 M 蛋白，也可在 NHL 的其他亚型（如 CLL）中发现 M 蛋白。

浆细胞肿瘤是一组疾病的统称，包括浆细胞骨髓瘤、浆细胞瘤、由组织免疫球蛋白沉积导致的综合征、原发性淀粉样变性、轻链和重链沉积病，其是由分泌克隆性免疫球蛋白、具有重链转换的、处于分化末端的 B 细胞增生形成的肿瘤，分泌副蛋白或 M 蛋白。M 蛋白是单一克隆性免疫球蛋白，这种蛋白的出现被称为是单克隆病。当这种蛋白含量低于诊断浆细胞骨髓瘤的一般阈值时，可在不同的时间发展为明显的骨髓瘤，即 MGUS 为浆细胞肿瘤的前驱病变。

LPL 是一种浆细胞样淋巴细胞的惰性恶性肿瘤，占所有 NHL 的 1%~2%。LPL 产生于生发后中心细胞，该细胞经历了高突变，但没有重链类转变，其特征是表达细胞质和表面 IgM，B 细胞抗原（CD19、CD20），缺乏 CD5、CD10 和 CD23。

LPL 通常影响老年人（中位年龄 63 岁）。它表现为低级别 NHL 和浆细胞不良的特征，伴有淋巴结肿大、肝脾大、骨髓浸润，并且在大多数患者中存在 IgM 单克隆副蛋白（Waldensyröm 巨球蛋白血症）。不到 5% 的 LPL 患者分泌非 IgM 单克隆蛋

白。Waldenström 巨球蛋白血症的主要临床表现是 IgM 物理特性引起的高黏度综合征。鼻出血、视网膜出血、神经症状和充血性心力衰竭是高黏度综合征的常见表现。大约 10% 的 IgM 蛋白具有低温球蛋白的特性，这些患者表现出低温球蛋白血症或冷凝集素综合征的症状。非淋巴组织可能通过恶性细胞浸润、轻链或淀粉样原纤维沉积参与 LPL。立即治疗的指征包括高黏度综合征，细胞减少，肿大的腺病或器官肿大，周围神经病变，低温球蛋白血症和淀粉样变。LPL 的治疗方法与 CLL/SLL 相似。氟达拉滨或烷基化剂单独使用或与泼尼松联合使用可有效降低肿瘤负荷和 M 峰，但不能根治。利妥昔单抗具有 LPL 活性，蛋白体抑制剂硼替佐米也具有 LPL 活性。患有高黏度综合征的患者需要血浆导入。治疗有效的 LPL 患者中位生存期为 4 年，部分患者生存期超过 10 年。此外，还有浆细胞肿瘤伴相关副肿瘤综合征（POEMS 综合征）、TEMPI 综合征和 AESOP 综合征。

重链病

重链病是一种浆细胞恶性肿瘤，单克隆的浆细胞产生大量被称为重链的异常抗体成分。

浆细胞来源于 B 细胞，后者是正常情况下产生抗体（免疫球蛋白）的一类白细胞。抗体是有助于身体抗击感染的蛋白质。如果单个浆细胞过度增殖，由此产生的一组基因相同的细胞（称为克隆）会产生大量的单一类型的抗体。由于这种抗体由单一克隆生成，因此称为单克隆抗体，也叫作 M 蛋白。体内有大量 M 蛋白的人通常会出现其他抗体水平降低。在有些病例中，其产生的抗体是不完整的，仅有轻链或仅有重链（正常情况下，有功能的抗体由两对不同的链构成，这两对链分别被称为轻链和重

链）。抗体分为 5 大类：IgM、IgG、IgA、IgE 和 IgD。每类抗体都有自己的重链类型。重链病根据产生的重链类型分类：α（来自 IgA）、γ（来自 IgG）和 μ（来自 IgM）。

T 细胞和 NK 细胞淋巴增殖性疾病和淋巴瘤

NK/T 细胞淋巴瘤（表 2.5）是侵袭性恶性肿瘤，淋巴瘤细胞中的爱泼斯坦-巴尔病毒（EBV）感染是普遍存在的。主要是结外的 NK/T 细胞淋巴瘤在临床上分为鼻型（累及鼻子和上呼吸消化道）、非鼻型（累及皮肤、胃肠道、睾丸和其他器官）和侵袭性白血病/淋巴瘤（累及骨髓和多个器官）亚型，呈高度侵袭性，临床缺乏高效、特异的治疗手段，预后差。最近的一项研究显示，NKTCL 鼻型的 5 年生存率为 54%，非鼻型为 34%。Epstein-Barr 病毒（EBV）是 NKTCL 的主要致病因素，但是 NKTCL 的发病机制仍不清楚。NKTCL 的分子异质性强，分子分型和危险分层对于认识疾病和提高疗效具有重要意义。

初始评估应包括正电子发射断层扫描计算机断层扫描（PET/CT）成像、血浆 EBV DNA 定量作为淋巴瘤负荷的替代标志物，以及 EBV 编码小 RNA 原位杂交骨髓检查。预后可以基于表现参数（年龄、分期、淋巴结受累、临床亚型和 EBV DNA），这些参数代表患者因素和淋巴瘤负荷；以及治疗期间的动态参数（连续血浆 EBV DNA 和中期/治疗结束 PET/CT），它们反映了对治疗的反应。治疗目标是实现血浆 EBV DNA 检测不到和 PET/CT 正常（Deauville 评分 ≤ 3）。NK/T 细胞淋巴瘤表现出多药耐药表型，使含蒽环类药物的治疗方案无效。I/Ⅱ 期鼻部病例采用基于非蒽环类天冬酰胺酶的方案加序贯/同步放疗进行治疗。Ⅲ/Ⅳ 期鼻部、非鼻部和侵袭性白血病/淋巴瘤病例采用含天冬酰胺酶的方案治疗，并在合适的患者中通过同种异体造血干细胞移植（HSCT）进行巩固治疗。自体 HSCT 不会改善结果。在复发/难治性病例中，新方法包括 PD1/PD-L1 的免疫检查点阻断、EBV 特异性细胞毒性 T 细胞、单克隆抗体和组蛋白脱乙酰酶抑制剂。未来的策略可能包括抑制信号通路和驱动突变，以及针对淋巴瘤及其微环境的免疫疗法。第 5 版 WHO 分型 T-ALL/LBL 放在 T 淋巴增殖性肿瘤，缩写改为 T-ALL，并剔除了 NK 淋巴母细胞白血病/淋巴瘤这个临时实体。

以 T 细胞为主的肿瘤样病变

Kikuchi-Fujimoto 病（KFD）通常表现为大团的和成片的 T 免疫母细胞和组织细胞，伴有淋巴结中显著的凋亡，貌似外周 T 细胞淋巴瘤 NOS 诊断依据：典型临床场景（年轻女性颈部淋巴结病），淋巴结浸润的局限性和非扩张性，出现浆细胞样树突状细胞（CD123+），出现许多表达髓过氧化物酶（MPO）的组织细胞。

惰性 T 淋巴母细胞增殖（ITLP）单独发生或与良性和肿瘤性滤泡树突细胞增殖及其他恶性肿瘤同时发生显示成簇的或融合成片的淋巴样细胞，从小淋巴细胞到染色质更透亮的稍大细胞（形态学符合胸腺细胞）TdT 表达，可被误认为 T 淋巴母细胞白血病/淋巴瘤，通常不会破坏受累组织的结构，TdT+细胞不像淋巴母细胞白血病/淋巴瘤中遇到的细胞那样异型，也不会显示单克隆 TCR 基因重排。

自身免疫性淋巴细胞增殖综合征（ALPS）与自身免疫和 FAS 介导的凋亡相关基因的种系或体细胞致病性改变有关，具

表 2.5　不同类型的 T 细胞和 NK 细胞淋巴增殖性疾病,以及累及胃肠道的淋巴瘤(GIT)的比较

	胃肠道惰性T 细胞淋巴瘤	胃肠道惰性 NK细胞 LPD	肠病相关 T 细胞淋巴瘤	单形态嗜上皮性肠 T细胞淋巴瘤	结外 NK/T 细胞淋巴瘤
主要临床表现	腹部症状	无症状或非特异性胃肠道症状	腹部症状;肠穿孔或肠梗阻常见。	腹部症状;肠穿孔或肠梗阻常见	腹部症状;肠穿孔常见
与腹腔疾病的关系	–	–	+	–	–
临床过程	慢性持续性或复发	通常自发消退,但可能持续或形成新的病变	侵袭性	侵袭性	侵袭性
GIT 中最常见的部位	小肠或结肠	胃,小肠和大肠	小肠	小肠	小肠和大肠
累及深度	表浅	表浅	深	深	深
细胞形态学	小淋巴细胞,轻微核异型	异型性中等大小细胞,胞质淡染,有嗜酸性颗粒	多形性大或中等大小细胞,常有明显的炎症背景	单形态小到中等大小细胞	细胞形态多样,小、中、大细胞
嗜上皮性	-/局灶	-/轻微	+	+	–
坏死	–	–	+/-	通常–	+
EBV 相关性	–	–	–	–	+
细胞系	T 细胞,CD4+ > CD8 +	NK 细胞	T 细 胞,通 常 CD4-、CD8-	T 细胞,通常 CD8 +	NK 细胞（更常见）或 T细胞
分子遗传学	J A K 2：STAT3 融合；JAK-STAT 通路基因和表观遗传修饰基因突变	JAK3 突变	9q34 的 获 得；16q12 的 缺失；J A K -STAT 通路基因（通常 JAK1,STAT3）突变	9q34 获得；16q12 缺失；SETD2 突变,JAK-STAT 通路基因（通常为 JAK3、STAT5B)突变	6q21-25 缺失；JAK -STAT通路基因,表观遗传调控因子,肿瘤抑制基因（T P 5 3,MGA）和RNA 螺旋酶（DDX3X）突变

有 CD4-CD8-T 细胞的淋巴结或结外浸润，表现为非典型中等大小细胞，胞质透明，貌似淋巴瘤。诊断依据：临床环境（年轻患者）和缺乏破坏性浸润。

前体 T 细胞肿瘤

　　NK 淋巴母细胞白血病/淋巴瘤，WHO-HAEM5 中删除，缺乏明确可靠的诊断标准，缺乏 NK 细胞相关抗原（如 CD94 和 CD161）表达信息，其他实体有明显的形态学和免疫表型重叠，包括母细胞性浆细胞样树突细胞肿瘤（BPDCN）、CD56+ T-ALL、CD56+急性髓系白血病和 CD56+急性未分化白血病[68]。

　　T-ALL 分别占儿童和成人 ALL 患者的 15%和 25%，多具有高白细胞计数、器官浸润和中枢神经系统侵犯等不良预后因素。最新版 WHO 分型中，T-ALL 包括 T-ALL 非特定类型和早期前体 T 细胞白血病/淋巴瘤（ETP-ALL），与第 4 版 WHO 分型修订版基本一致。ETP-ALL 具有独特的不成熟的免疫表型，其特征是至少表达一种干细胞和（或）髓系标记物（CD34、CD117、HLA-DR、CD13、CD33、CD11b 和 CD65），CD5 阴性或弱表达（<75%），不表达 CD4 和 CD8。ETP-ALL 伴有多种基因突变，包括 RAS 激酶信号通路相关基因、淋巴系统发育相关基因及表观遗传修饰基因，但在典型 T-ALL 中常见的 NOTCH1 基因突变发生率低。约 1/3 的 ETP-ALL 伴有 T 淋系转录因子 BCL11B 的重排和失调，超过 80%的患者伴有 FLT3 突变及 FLT3 高表达。尽管我们对 T-ALL 的遗传背景的理解已经取得了重大进展，但目前还没有足够的证据来建立具有临床相关性的基因定义的 T-ALL 亚型。

成熟的 T 细胞和 NK 细胞肿瘤

　　成熟的 T 细胞和 NK 细胞肿瘤主要表现为白血病的肿瘤性 T 细胞和 NK 细胞增殖性疾病，可以在相关的情况下将分子特征纳入这些疾病的诊断标准或预后标志物中。T 大颗粒淋巴细胞白血病（T-LGLL）STAT3 突变优先发现于 CD8+T-LGLL 和 T-LGLL，与中性粒细胞减少和总体生存率较低相关。突变在罕见的 CD4+T-LGLL 中过度表达（高达 30%的病例）；与 CD8+T-LGLL 预后不良相关，但对 CD4+T-LGLL 和 T-LGLL 无预后影响。成人 T 细胞白血病/淋巴瘤（ATLL）免疫逃避重要性包括 CTLA4：：CD28 和 ICOS：：CD28 融合、REL C 末端截断、HLA-A 和 HLA-B 的重现性改变，以及破坏 CD274（PD-L1）3'非翻译区的结构变异。体细胞改变的频率和模式与临床行为有关。侵袭性亚型表现出更多的基因改变，而 STAT3 突变在惰性亚型中更为常见。T 幼淋巴细胞白血病（T-PLL）是一种罕见的成熟 T 细胞白血病，临床病程不一。诊断标准包括：具有适当表型的 T 细胞增多症（>5×10⁹/L）、T 细胞单克隆性和存在遗传畸变（包括具有影响 TCL1 A 或 MTCP1 位点或 TCL1 表达的断点的结构变异型）。NK 细胞慢性淋巴组织增殖性疾病与 T-LGLL 相似的单克隆或寡克隆 NK 细胞扩增。塞扎里综合征（SS）与蕈样肉芽肿密切相关，纳入此处突出其主要临床表现部位基因组特征的综合分析，强调了在 SS 中观察到的细胞老化和紫外线照射的致病作用。侵袭性 NK 细胞白血病（ANKL）涉及 JAK/STAT 和 RAS/MAPK 通路、表观遗传修饰因子（TET2、CREBBP、KMT2D）和免疫检查点分子 CD274（PD-L1）/PDCD1LG2（PD-L2）的基因突变，并与疾病发病机制有关。

　　（1）原发性皮肤 T 细胞淋巴增殖性疾病和淋巴瘤（CTCL）：罕见亚型变为实体。WHO-HAEM4R 中，CD4+小或中等 T 细胞淋巴组织增殖性疾病、肢端 CD8 阳性 T 细胞淋巴增殖性疾病、原发性皮肤 γ/δ T 细胞淋巴瘤和原发性皮肤侵袭性嗜表皮性 CD8 阳性细胞毒性 T 细胞淋巴瘤这 4 类归为"皮肤外周 T 细胞淋巴瘤，罕见亚型"。WHO-HAEM5 中，每一个都被列为单独的实体，承认其特定的临床病理学和遗传学特征。蕈样肉芽肿描述了临床早期与晚期模式，并应加以区分，以确认不同的临床结局。原发性皮肤外周 T 细胞淋巴瘤，NOS 仍有少数病例不符合其他已知 CTCL 实体，归类为新增的实体"原发性皮肤外周 T 细胞淋巴瘤，NOS"，等待进一步研究以阐明其性质。由于各种类型的原发性 CTCL 在形态学和免疫表型上存在重叠，因此与临床病史、体征和症状的综合考虑是诊断工作的关键。皮肤科检查和临床摄影记录对于获得正确诊断是必不可少的。

（2）蕈样肉芽肿和塞扎里综合征（MF/SS）是最常见的皮肤 T 细胞淋巴瘤（CTCL），占 NHL 的 2%~3%。MF 占 CTCL 的 60%，SS 仅占 5%。MF 是一种惰性病程的原发皮肤的成熟 T 细胞淋巴瘤，患者多表现为间断、稳定或缓慢发展的皮损。皮肤外组织，主要是淋巴结及外周血受累，提示进入晚期。SS 是一种 MF 的变异型，表现为侵袭性红皮病性白血病。

1)临床特点：MF 临床表现为多发性皮肤红斑、斑块和瘤样结节。全身皮肤均可发生，常伴明显瘙痒。病程呈反复性进展，病变可局限于皮肤数月、数年，甚至几十年，在疾病晚期可发生淋巴结和内脏受侵。约 10%的皮损表现为广泛性红皮病。SS 表现为广泛性红皮病伴外周血受侵（循环血中异常细胞占淋巴细胞比例>5%），在皮损组织、淋巴结和外周血中可见到塞扎里细胞。诊断 SS 应符合以下条件：塞扎里细胞绝对

值≥10⁹/L，CD4/CD8 细胞的比值≥10，肿瘤细胞免疫表型为 CD3(+)，CD4(+)，CD5(+)，CD45RO(+)，CD7(-)，CD8(-)，以及存在 T 细胞克隆性增殖的证据。

2）病理诊断：MF 的诊断比较困难，可能需要经过几年的观察、多次活检才能确诊。小的、多形核淋巴细胞聚集在表皮或表真皮交界处，向表皮浸润，形成 Pautrier 微脓肿是其特点。SS 最主要的特征与 MF 类似。MF 免疫表型通常为成熟辅助 T 细胞的表型，为 CD3ε(+)、CD4(+)、CD45RO(+)、CD8(-)。偶见 CD4(-)、CD8(+)的成熟 T 细胞表型，存在 T 细胞克隆性增殖的证据。本病需要与滤泡辅助性 T 细胞来源的淋巴瘤相鉴别。MF 非肿块期的病理诊断困难，需要注意与非特异性皮炎鉴别，必须密切结合临床。

3）分期：见皮肤 T 细胞淋巴瘤分期标准。

4）治疗原则：MF 和 SS 目前尚无根治性治疗方法，主要依据分期选择合适的治疗。治疗主要目的是控制皮损范围，减轻症状及降低进展风险。多数情况下治疗不能获得持久缓解。初期病变的治疗，应选择低毒性和低累积毒性的方法，达到可以持久或维持治疗的目的。当需要化疗时，建议首选单药治疗，因联合治疗亦不能明显延长缓解时间。不同部位的病变，如皮肤、淋巴结或外周血对治疗的反应性并不完全一致，疗效与预后的关系亦不明确，临床症状和体征的变化可以作为疗效判断的基础。停止治疗一段时间后，当再次出现病变进展时，恢复此前的治疗方法或药物，有可能仍然有效。预防和控制皮肤感染及缓解瘙痒也是重要的治疗环节。早期皮损不宜采用强烈的治疗，以采用单一或综合应用多种局部治疗手段为主；ⅡB 期、Ⅲ期、Ⅳ期和难治

性病变可采用包括全身系统治疗在内的综合治疗或参加合适的临床试验。针对皮肤病变的治疗方法包括：放疗、光照疗法、外用皮质类固醇、氮芥软膏或维A酸等。全身性药物治疗推荐选择维布妥昔单抗、干扰素、甲氨蝶呤（少于 50 mg/周）、吉西他滨、脂质体阿霉素、维A酸等。

5）预后：MF 患者的预后较好，5 年生存率近 90%，不良预后因素包括 T3/T4 期患者、伴有皮肤外病变和年龄超过 65 岁。SS 患者预后通常不佳，中位生存期为 2~4 年。

（3）肠道 T 细胞和 NK 细胞淋巴增殖性疾病与淋巴瘤：惰性 NK 细胞淋巴增殖性疾病首次出现在 WHO 分类中。胃肠道惰性 T 细胞淋巴瘤新命名法，与肿瘤相关的显著发病率和疾病的扩散能力相关，保留了限定词"惰性"是为了表明其漫长的临床过程。累及胃的胃肠道惰性 NK 细胞淋巴增殖性疾病中，免疫表型特征支持 JAK3-STAT5 通路激活在发病机制中的作用。有良性的临床结局：个别病变几个月内自行消退，可能会持续或在数年后出现新的病变。尚无报道进展为侵袭性疾病并不完全局限于胃肠道，据报道罕见病例涉及胆囊、邻近淋巴结和阴道。不要将 iNKLPD 误认为结外 NK/T 细胞淋巴瘤，二者免疫表型相似，关键的差异是 EBV 相关性。非典型中等大小淋巴细胞的浸润相似，但病变的体积小和位置表浅、膨胀性而非高度破坏性生长，以及核旁亮红色颗粒是诊断依据。缺乏 EBV 进一步证实该诊断。

T 细胞亚群与遗传变化之间存在相关性：JAK-STAT 通路基因和表观遗传修饰基因（如 TET2、KMT2D）的突变优先发生在 CD4+、CD4+/CD8+ 和 CD4+/CD8- 亚群，CD4+ 病例有时显示 STAT3：：JAK2 融合。

一些 CD8+ 病例显示存在涉及 IL2 基因的结构改变。

WHO 第 5 版淋巴瘤分类中添加了肝脾 T 细胞淋巴瘤（HSTCL），HSTCL 不一定是年轻人的疾病；在最近的一项研究中，只有 49% 的患者年龄小于 60 岁。

（4）间变性大细胞淋巴瘤是成熟的 T 细胞淋巴瘤，特征是多形性肿瘤细胞伴一致的 CD30 强表达，以及 T 细胞系标志物的缺陷性表达原发性皮肤 ALCL 归入原发性皮肤 T 细胞淋巴增殖性疾病和淋巴瘤，以承认其与这些疾病的临床病理关系，其预后明显优于全身性 ALK-ALCL。ALK 阳性间变性大细胞淋巴瘤由于具有独特的发病机制和临床病程，ALK 阳性间变性大细胞淋巴瘤（ALK+ALCL）从 ALK 阴性 ALCL（ALK-ALCL）中分离出来。ALK 阴性间变性大细胞淋巴瘤异质性实体 ALK-ALCL 携带 TP63 重排、TP53 缺失或 IL-2Rα 过度表达，与不良预后相关与 ALK+ALCL 相比，DUSP22 重排具有更好的 5 年总生存率。一些特定分子改变证明与形态特征相关。ALCL 伴 DUSP22 重排的特征是肿瘤细胞具有"甜甜圈细胞"外观和成片生长模式，而多形性细胞较少；LEF1 表达可以作为这种分子改变的替代标记物。一小部分病例具有霍奇金样形态学，表现出异常的 ERBB4 蛋白表达，而 JAK2 重排的病例中可以看到更多的间变性细胞。乳房假体相关性间变性大细胞淋巴瘤非侵袭性肿瘤，与表面有纹理的乳房假体相关，预后良好。侵犯邻近结构者，预后变差。TH2 过敏性炎症反应发生在超过 50% 的病例中，这种炎症通过 9p24.1 的扩增和 PD-L1 的过度表达，并通过 STAT3、STAT5B、JAK1 和 JAK2 的体细胞突变，以及 SOCS1 和 SOCS3 的失功能性突变，导致 JAK-STAT 的组成性激活,从而在免疫逃逸中发挥作用。

（5）淋巴结 T 滤泡辅助细胞淋巴瘤（nTFHL）引入了"淋巴结 T 滤泡辅助细胞淋巴瘤（nTFHL）"作为一个通用的家族术语,都有 T 滤泡辅助细胞（TFH）的表型和基因表达特征。nTFHL-AI 淋巴结的正常结构消失。中等大小、轻微异型的淋巴细胞弥漫浸润,有时胞质透明。该病的特征之一是树枝状毛细血管（符合高内皮小静脉）增生。该病具有明确临床、形态学、免疫表型和特征性突变,从遗传学上讲,nTFHL-AI 的特点是在造血干细胞早期发生 TET2 和 DNMT3A 突变,逐步获得体细胞变化,而 RHOA 和 IDH2 突变也存在于肿瘤性 TFH 细胞群中。nTFHL-NOS 成片增殖的中等大小到大的肿瘤细胞。nTFHL-F 和 nTF-HL-NOS 都是研究较少的淋巴结淋巴瘤,也表达 TFH 标志物,如 PD1、ICOS、CXCL13、CD10 和 BCL6。nTFHL-NOS 具有 TFH 表型但不符合 nTFHL-AI 或 nTFHL-F 标准的 CD4+淋巴瘤。解读粗针活检时,建议使用通用术语 nTFHL 而不是 nTFHL-NOS,以防止由于采样不足而导致的错误分类。TFH 表型定义为除 CD4 外至少存在两个 TFH 标记。需进一步研究,以确定这一定义在区分 nTFHL-NOS 与 PTCL-NOS 方面是否足够可靠,因为前者的大多数病例通常表达不太特异的 TFH 标记,如 PD1 和 ICOS。诊断具有挑战性。建议采用一种综合方法,至少需要临床、形态学和免疫表型特征的相关性,困难情况下需要结合基因组学的信息,以获得克隆性和突变谱。

（6）其他外周 T 细胞和 NK 细胞淋巴瘤:淋巴结外 NK/T 细胞淋巴瘤、淋巴结 EBV+T 和 NK 细胞淋巴瘤。淋巴结 EBV 阳性 T 细胞和 NK 细胞淋巴瘤,弥漫浸润相对单一的、中等大小到大细胞,有时像中心母细胞。EBER 原位杂交识别几乎所有肿瘤细胞的 EBV 感染。类似 DLBCL,缺乏 ENKTL 的凝固性坏死和血管浸润特征。该病主要发生在东亚,既往归入 PTCL-NOS 下,通常表现为淋巴结病,伴有或不伴有结外受累、晚期疾病和 B 症状;预后很差。与 NK 细胞免疫表型相比,更常显示细胞毒性 T 细胞。EBV 为阳性,最常见的突变基因是 TET2。PTCL-NOS 有两种可能的生物学变异型:PTCL-TBX21 和 PTCL-GATA3,特征分别为 Th-1 和 Th-2 细胞的转录程序。PTCL-GATA3 具有统一的分子遗传谱,但 PTCL-TBX21 具有异质性,可能包括一个具有细胞毒性基因表达程序和攻击行为的亚组。ENKTL 在不同结外部位的表现是一致的。WHO-HAEM4R 中,血管内 NK/T 细胞淋巴瘤归为 ENKTL 的一种,通常（但并非总是）EBV 呈阳性,不伴有肿块性病变,并好发于皮肤和 CNS。其病因学性质尚不清楚,目前将其描述为侵袭性 NK 细胞白血病而非结外 NK/T 细胞淋巴瘤,有待进一步研究以确定其最适合的命名。

儿童 EBV 阳性 T 细胞和 NK 细胞淋巴增殖性疾病与淋巴瘤,罕见的 T 细胞和 NK 细胞疾病,多见于亚裔和美洲土著民族;据报道,成人也可发生[133]。CAEBVD 临床表现广泛,从局限性或惰性[严重蚊虫叮咬过敏和典型的种痘水疱样淋巴增殖性疾病（HVLPD）]到全身性疾病,包括发热、肝脾肿大和淋巴结病,有或无皮肤表现（HVLPD 全身形式和全身 CAEBVD）。HVLPD 确定了经典型和系统型。系统型 HVLPD 表现出持续的 CAEBVD 或皮肤外疾病的全身症状,应与无 HVLPD 的全身性 CAEBVD 相区别,后者的特点是更具侵袭性的临床过程。CAEBVD 在没有造血干细胞移植的情况下,通常会导致致命的后果。

淋巴组织的间质起源性肿瘤

淋巴组织的间质起源性肿瘤包括间充质树突状细胞肿瘤、炎性肌纤维母细胞瘤、脾脏特异性血管间质肿瘤，这里不再详细介绍。

参考文献

[1] Liu Weiping, Liu Jiangmei, Song Yuqin, et al. Union For China Leukemia Investigators Of The Chinese Society Of Clinical Oncology, Union For China Lymphoma Investigators Of The Chinese Society Of Clinical Oncology. Burden of lymphoma in China, 2006–2016: an analysis of the Global Burden of Disease Study 2016[J]. Journal of Hematology & Oncology, 2019, 12 (1): 115.

[2] Fajgenbaum David C, Uldrick Thomas S, Bagg Adam, et al. International, evidence-based consensus diagnostic criteria for HHV-8–negative/idiopathic multicentric Castleman disease[J]. Blood, 2017, 129(12): 1646–1657.

[3] Nishimura Midori Filiz, Nishimura Yoshito, Nishikori Asami, et al. Clinical and Pathological Characteristics of Hyaline-Vascular Type Unicentric Castleman Disease: A 20-Year Retrospective Analysis[J]. Diagnostics, 2021, 11 (11): 2008.

[4] Uldrick Thomas S, Polizzotto Mark N, Aleman Karen, et al. High-dose zidovudine plus valganciclovir for Kaposi sarcoma herpesvirus-associated multicentric Castleman disease: a pilot study of virus-activated cytotoxic therapy[J]. Blood, 2011, 117(26): 6977–6986.

[5] Gérard Laurence, Bérezné Alice, Galicier Lionel, et al. Prospective Study of Rituximab in Chemotherapy-Dependent Human Immunodeficiency Virus–Associated Multicentric Castleman's Disease: ANRS 117 CastlemaB Trial[J].

Journal of Clinical Oncology, 2007, 25(22): 3350-3356.

[6] Natkunam Yasodha, Gratzinger Dita, Chadburn Amy, et al. Immunodeficiency-associated lymphoproliferative disorders: time for reappraisal? [J]. Blood, 2018, 132(18): 1871–1878.

[7] Attygalle Ayoma D, Cabeçadas José, Gaulard Philippe, et al. Peripheral T-cell and NK-cell lymphomas and their mimics: taking a step forward – report on the lymphoma workshop of the XVIth meeting of the European Association for Haematopathology and the Society for Hematopathology[J]. Histopathology, 2014, 64(2): 171–199.

[8] Naresh K N, Menasce L P, Shenjere P, et al. 'Precursors' of classical Hodgkin lymphoma in samples of angioimmunoblastic T-cell lymphoma[J]. British Journal of Haematology, 2008, 141(1): 124–126.

[9] Tonc Elena, Takeuchi Yoshiko, Chou Chun, et al. Unexpected suppression of tumorigenesis by c-MYC via TFAP4-dependent restriction of stemness in B lymphocytes[J]. Blood, 2021, 138(24): 2526–2538.

[10] Crombie Jennifer, La Casce Ann. The treatment of Burkitt lymphoma in adults[J]. Blood, 2021, 137(6): 743–750.

[11] Zucca Emanuele, Bertoni Francesco. The spectrum of MALT lymphoma at different sites: biological and therapeutic relevance[J]. Blood, 2016, 127(17): 2082–2092.

[12] Tan Wei Jian, Wang Mona Meng, Castagnoli Paola Ricciardi, et al. Single B-Cell Genomic Analyses Differentiate Vitreoretinal Lymphoma from Chronic Inflammation[J]. Ophthalmology, 2021, 128(7): 1079-1090.

[13] Malpica Luis, Marques-Piubelli Mario L, Beltran Brady E, et al. EBV-positive diffuse large B-cell lymphoma, not otherwise specified: 2022 update on diagnosis, risk-stratification, and management[J]. American Journal of Hematology, 2022, 97(7): 951–965.

[14] Murray Paul G, Young Lawrence S. An etiologi-

cal role for the Epstein-Barr virus in the pathogenesis of classical Hodgkin lymphoma[J]. Blood, 2019, 134(7): 591–596.

[15] Schinasi Leah, Leon Maria E. Non-Hodgkin Lymphoma and Occupational Exposure to Agricultural Pesticide Chemical Groups and Active Ingredients: A Systematic Review and Meta-Analysis[J]. International Journal of Environmental Research and Public Health, 2014, 11 (4): 4449–4527.

[16] Czarnota Jenna, Gennings Chris, Colt Joanne S, et al. Analysis of Environmental Chemical Mixtures and Non-Hodgkin Lymphoma Risk in the NCI-SEER NHL Study[J]. Environmental Health Perspectives, 2015, 123(10): 965-970.

[17] Nogai Hendrik, Dörken Bernd, Lenz Georg. Pathogenesis of Non-Hodgkin's Lymphoma[J]. Journal of Clinical Oncology, 2011, 29(14): 1803-1811.

[18] Suning Chen, Qian Wang. Interpretation of updates the 5th edition of the World Health Organization classification of precursor lymphoid neoplasms[J]. J Clin Hematol, 2023, 36(3): 148-152.

[19] Rawstron Andy C, Shanafelt Tait, Lanasa Mark C, et al. Different biology and clinical outcome according to the absolute numbers of clonal B-cells in monoclonal B-cell lymphocytosis (MBL)[J]. Cytometry Part B: Clinical Cytometry, 2010, 78B(S1): S19–S23.

[20] Marti Gerald E, Rawstron Andy C, Ghia Paolo, et al. The International Familial CLL. Diagnostic criteria for monoclonal B-cell lymphocytosis[J]. British Journal of Haematology, 2005, 130 (3): 325–332.

[21] Shanafelt Tait D, Kay Neil E, Rabe Kari G, et al. Brief Report: Natural History of Individuals With Clinically Recognized Monoclonal B-Cell Lymphocytosis Compared With Patients With Rai 0 Chronic Lymphocytic Leukemia[J]. Journal of Clinical Oncology, 2009, 27(24): 3959-3963.

[22] Xochelli Aliki, Oscier David, Stamatopoulos Kostas. Clonal B-cell lymphocytosis of marginal zone origin[J]. Best Practice & Research Clinical Haematology, 2017, 30(1): 77–83.

[23] Matutes E, Wotherspoon A, Catovsky D. The variant form of hairy-cell leukaemia[J]. Best Practice & Research Clinical Haematology, 2003, 16(1): 41–56.

[24] Robak Tadeusz. Current treatment options in hairy cell leukemia and hairy cell leukemia variant[J]. Cancer Treatment Reviews, 2006, 32 (5): 365-376.

[25] Cannon Timothy, Mobarek Dalia, Wegge Julia, et al. Hairy Cell Leukemia: Current Concepts[J]. Cancer Investigation, 2008, 26(8): 860-865.

[26] Favre R, Manzoni D, Traverse-Glehen A, et al. Usefulness of CD200 in the differential diagnosis of SDRPL, SMZL, and HCL[J]. International Journal of Laboratory Hematology, 2018, 40 (4): e59–e62.

[27] Angelova Evgeniya A, Medeiros L Jeffrey, Wang Wei, et al. Clinicopathologic and molecular features in hairy cell leukemia-variant: single institutional experience[J]. Modern Pathology, 2018, 31(11): 1717-1732.

[28] Matutes Estella, Martínez-Trillos Alejandra, Campo Elias. Hairy cell leukaemia-variant: Disease features and treatment[J]. Best Practice & Research Clinical Haematology, 2015, 28(4): 253–263.

[29] Gertz Morie A. Waldenstrom Macroglobulinemia: Tailoring Therapy for the Individual[J]. Journal of Clinical Oncology, 2022, 40(23): 2600-2608.

[30] Dimopoulos Meletios A, Kastritis Efstathios. How I treat Waldenstro¨m macroglobulinemia[J]. [no date]. .

[31] Wang Wei, Lin Pei. Lymphoplasmacytic lymphoma and Waldenström macroglobulinaemia: clinicopathological features and differential diagnosis[J]. Pathology, 2020, 52(1): 6-14.

[32] Krijgsman Oscar, Gonzalez Patricia, Ponz Olga Balagué, et al. Dissecting the gray zone between follicular lymphoma and marginal zone lympho-

ma using morphological and genetic features[J]. Haematologica, 2013, 98（12）: 1921–1929.

[33] Aamot Hege Vangstein, Micci Francesca, Holte Harald, et al. G-banding and molecular cytogenetic analyses of marginal zone lymphoma[J]. British Journal of Haematology, 2005, 130（6）: 890–901.

[34] Rinaldi Andrea, Mian Michael, Chigrinova Ekaterina, et al. Genome-wide DNA profiling of marginal zone lymphomas identifies subtype-specific lesions with an impact on the clinical outcome[J]. Blood, 2011, 117（5）: 1595–1604.

[35] Brand Michiel Van Den, Krieken J Han J M Van. Recognizing nodal marginal zone lymphoma: recent advances and pitfalls. A systematic review[J]. Haematologica, 2013, 98（7）: 1003–1013.

[36] Pillonel V, Juskevicius D, Ng C K Y, et al. High-throughput sequencing of nodal marginal zone lymphomas identifies recurrent BRAF mutations[J]. Leukemia, 2018, 32（11）: 2412–2426.

[37] Callet-Bauchu E, Baseggio L, Felman P, et al. Cytogenetic analysis delineates a spectrum of chromosomal changes that can distinguish non-MALT marginal zone B-cell lymphomas among mature B-cell entities: a description of 103 cases[J]. Leukemia, 2005, 19（10）: 1818–1823.

[38] Chanudet E, Ye H, Ferry J, et al. A20 deletion is associated with copy number gain at the TNFA/B/C locus and occurs preferentially in translocation-negative MALT lymphoma of the ocular adnexa and salivary glands[J]. The Journal of Pathology, 2009, 217（3）: 420–430.

[39] Cree Ian A, Tan Puay Hoon, Travis William D, et al. Counting mitoses: SI（ze）matters! [J]. Modern Pathology, 2021, 34（9）: 1651-1657.

[40] Metter G E, Nathwani B N, Burke J S, et al. Morphological subclassification of follicular lymphoma: variability of diagnoses among hematopathologists, a collaborative study between the Repository Center and Pathology Panel for Lymphoma Clinical Studies.[J]. Journal of Clinical Oncology, 1985, 3（1）: 25-38.

[41] Willemze R. WHO-EORTC classification for cutaneous lymphomas[J]. Blood, 2005, 105（10）: 3768–3785.

[42] Royo C, Navarro A, Clot G, et al. Non-nodal type of mantle cell lymphoma is a specific biological and clinical subgroup of the disease[J]. Leukemia, 2012, 26（8）: 1895–1898.

[43] Navarro Alba, Clot Guillem, Royo Cristina, et al. Molecular Subsets of Mantle Cell Lymphoma Defined by the IGHV Mutational Status and SOX11 Expression Have Distinct Biologic and Clinical Features[J]. Cancer Research, 2012, 72（20）: 5307-5316.

[44] Pouliou Evi, Xochelli Aliki, Kanellis George, et al. Numerous Ontogenetic Roads to Mantle Cell Lymphoma: Immunogenetic and Immunohistochemical Evidence[J]. The American Journal of Pathology, 2017, 187（7）: 1454-1458.

[45] Orchard Jenny, Garand Richard, Davis Zadie, et al. A subset of t（11；14）lymphoma with mantle cell features displays mutated IgVH genes and includes patients with good prognosis, nonnodal disease[J]. Blood, 2003, 101（12）: 4975–4981.

[46] Hadzidimitriou Anastasia, Agathangelidis Andreas, Darzentas Nikos, et al. Is there a role for antigen selection in mantle cell lymphoma? Immunogenetic support from a series of 807 cases[J]. Blood, 2011, 118（11）: 3088–3095.

[47] Nadeu Ferran, Martin-Garcia David, Clot Guillem, et al. Genomic and epigenomic insights into the origin, pathogenesis, and clinical behavior of mantle cell lymphoma subtypes[J]. Blood, 2020, 136（12）: 1419–1432.

[48] Sun Cai, Sang Wei, Xu Kailin. Progress of histological transformation in indolent lymphoma[J]. Journal of Leukemia and Lymphoma, 2021, 30（11）: 698-701.

[49] Chadburn Amy, Hyjek Elizabeth, Mathew Susan, et al. KSHV-Positive Solid Lymphomas Represent an Extra-Cavitary Variant of Primary Effusion Lymphoma[J]. The American Journal of

Surgical Pathology, 2004, 28(11): 1401.

[50] Natkunam Yasodha, Gratzinger Dita, De Jong Daphne, et al. Immunodeficiency and Dysregulation: Report of the 2015 Workshop of the Society for Hematopathology/European Association for Haematopathology[J]. American Journal of Clinical Pathology, 2017, 147(2): 124-128.

[51] Fan Zhen, Natkunam Yasodha, Bair Eric, et al. Characterization of Variant Patterns of Nodular Lymphocyte Predominant Hodgkin Lymphoma with Immunohistologic and Clinical Correlation[J]. The American Journal of Surgical Pathology, 2003, 27(10): 1346.

[52] Hartmann Sylvia, Eichenauer Dennis A, Plütschow Annette, et al. The prognostic impact of variant histology in nodular lymphocyte-predominant Hodgkin lymphoma: a report from the German Hodgkin Study Group (GHSG)[J]. Blood, 2013, 122(26): 4246-4252.

[53] 佚名. IARC Publications Website - WHO Classification of Tumours of Haematopoietic and Lymphoid Tissues[EB]([日期不详]).

[54] 张之南,沈悌. 血液病诊断及疗效标准(第 3 版)[M]. 8e édition 版. 科学出版社, 2007.

[55] Xiong Jie, Zhao Wei-Li. Advances in multiple omics of natural-killer/T cell lymphoma[J]. Journal of Hematology & Oncology, 2018, 11(1): 134.

[56] Fox Christopher P, Civallero Monica, Federico Massimo, et al. Survival outcomes for extranodal natural-killer T-cell lymphoma – Authors' reply[J]. The Lancet Haematology, 2020, 7(6): e442.

[57] Somasundaram Nagavalli, Lim Jing Quan, Ong Choon Kiat, et al. Pathogenesis and biomarkers of natural killer T cell lymphoma (NKTL)[J]. Journal of Hematology & Oncology, 2019, 12(1): 28.

[58] Strauchen James A. Indolent T-Lymphoblastic Proliferation: Report of a Case With an 11-Year History and Association With Myasthenia Gravis[J]. The American Journal of Surgical Pathology, 2001, 25(3): 411.

[59] Kim Wook Youn, Kim Haeryoung, Jeon Yoon Kyung, et al. Follicular dendritic cell sarcoma with immature T-cell proliferation[J]. Human Pathology, 2010, 41(1): 129-133.

[60] Qian You-Wen, Weissmann David, Goodell Lauri, et al. Indolent T-lymphoblastic proliferation in Castleman lymphadenopathy[J]. Leukemia & Lymphoma, 2009, 50(2): 306-308.

[61] Ohgami Robert S, Zhao Shuchun, Ohgami Jane K, et al. TdT+ T-lymphoblastic Populations Are Increased in Castleman Disease, in Castleman Disease in Association With Follicular Dendritic Cell Tumors, and in Angioimmunoblastic T-cell Lymphoma[J]. The American Journal of Surgical Pathology, 2012, 36(11): 1619.

[62] Woo Chang Gok, Huh Jooryung. TdT+ T-Lymphoblastic Proliferation in Castleman Disease[J]. Journal of Pathology and Translational Medicine, 2015, 49(1): 1-4.

[63] Fromm Jonathan R, Edlefsen Kerstin L, Cherian Sindhu, et al. Flow cytometric features of incidental indolent T lymphoblastic proliferations[J]. Cytometry Part B: Clinical Cytometry, 2020, 98(3): 282-287.

[64] Walters Matthew, Pittelkow Mark R, Hasserjian Robert P, et al. Follicular Dendritic Cell Sarcoma With Indolent T-Lymphoblastic Proliferation Is Associated With Paraneoplastic Autoimmune Multiorgan Syndrome[J]. The American Journal of Surgical Pathology, 2018, 42(12): 1647.

[65] Chen Juan, Feng Junming, Xiao Hualiang, et al. Indolent T-lymphoblastic proliferation associated with Castleman disease and low grade follicular dendric cell sarcoma: report of a case and review of literature[J].

[66] Lim Megan S, Straus Stephen E, Dale Janet K, et al. Pathological Findings in Human Autoimmune Lymphoproliferative Syndrome[J]. The American Journal of Pathology, 1998, 153(5): 1541-1550.

[67] Dumas Guillaume, Prendki Virginie, Haroche Julien, et al. Kikuchi-Fujimoto Disease: Retrospective Study of 91 Cases and Review of the

Literature[J]. Medicine, 2014, 93（24）: 372.

[68] Weinberg Olga K, Chisholm Karen M, Ok Chi Young, et al. Clinical, immunophenotypic and genomic findings of NK lymphoblastic leukemia: a study from the Bone Marrow Pathology Group[J]. Modern Pathology, 2021, 34（7）: 1358-1366.

[69] Coustan-Smith Elaine, Mullighan Charles G, Onciu Mihaela, et al. Early T-cell precursor leukaemia: a subtype of very high-risk acute lymphoblastic leukaemia[J]. The Lancet Oncology, 2009, 10（2）: 147-156.

[70] Zhang Jinghui, Ding Li, Holmfeldt Linda, et al. The genetic basis of early T-cell precursor acute lymphoblastic leukaemia[J]. Nature, 2012, 481（7380）: 157–163.

[71] Giacomo Danika Di, Starza Roberta La, Gorello Paolo, et al. 14q32 rearrangements deregulating BCL11B mark a distinct subgroup of T-lymphoid and myeloid immature acute leukemia[J]. [no date]. .

[72] Sanikommu Srinivasa R, Clemente Michael J, Chomczynski Peter, et al. Clinical features and treatment outcomes in large granular lymphocytic leukemia（LGLL）[J]. Leukemia & Lymphoma, 2018, 59（2）: 416-422.

[73] Barilà Gregorio, Teramo Antonella, Calabretto Giulia, et al. Stat3 mutations impact on overall survival in large granular lymphocyte leukemia: a single-center experience of 205 patients[J]. Leukemia, 2020, 34（4）: 1116–1124.

[74] Qiu Zhi-Yuan, Fan Lei, Wang Rong, et al. Methotrexate therapy of T-cell large granular lymphocytic leukemia impact of STAT3 mutation[J]. Oncotarget, 2016, 7（38）: 61419–61425.

[75] Yoshizato Tetsuichi, Dumitriu Bogdan, Hosokawa Kohei, et al. Somatic Mutations and Clonal Hematopoiesis in Aplastic Anemia[J]. The New England Journal of Medicine, 2015, 373（1）: 35-47.

[76] Kogure Yasunori, Kameda Takuro, Koya Junji, et al. Whole-genome landscape of adult T-cell leukemia/lymphoma[J]. Blood, 2022, 139（7）: 967-982.

[77] Kataoka Keisuke, Shiraishi Yuichi, Takeda Yohei, et al. Aberrant PD-L1 expression through 3′-UTR disruption in multiple cancers[J]. Nature, 2016, 534（7607）: 402–406.

[78] Jones Christine L, Degasperi Andrea, Grandi Vieri, et al. Spectrum of mutational signatures in T-cell lymphoma reveals a key role for UV radiation in cutaneous T-cell lymphoma[J]. Scientific Reports, 2021, 11（1）: 3962.

[79] Tang Y T, Wang D, Luo H, et al. Aggressive NK-cell leukemia: clinical subtypes, molecular features, and treatment outcomes[J]. Blood Cancer Journal, 2017, 7（12）: 1–5.

[80] Dufva Olli, Kankainen Matti, Kelkka Tiina, et al. Aggressive natural killer-cell leukemia mutational landscape and drug profiling highlight JAK-STAT signaling as therapeutic target[J]. Nature Communications, 2018, 9（1）: 1567.

[81] Huang Liang, Liu Dan, Wang Na, et al. Integrated genomic analysis identifies deregulated JAK/STAT-MYC-biosynthesis axis in aggressive NK-cell leukemia[J]. Cell Research, 2018, 28（2）: 172–186.

[82] El Hussein Siba, Patel Keyur P, Fang Hong, et al. Genomic and Immunophenotypic Landscape of Aggressive NK-Cell Leukemia[J]. The American Journal of Surgical Pathology, 2020, 44（9）: 1235.

[83] Willemze Rein, Cerroni Lorenzo, Kempf Werner, et al. The 2018 update of the WHO-EORTC classification for primary cutaneous lymphomas[J]. Blood, 2019, 133（16）: 1703-1714.

[84] Kempf Werner, Mitteldorf Christina. Cutaneous T-cell lymphomas—An update 2021[J]. Hematological Oncology, 2021, 39（S1）: 46–51.

[85] Margolskee Elizabeth, Jobanputra Vaidehi, Lewis Suzanne K, et al. Indolent Small Intestinal CD4+ T-cell Lymphoma Is a Distinct Entity with Unique Biologic and Clinical Features[J]. PLoS ONE, 2013, 8（7）: e68343.

[86] Sharma Ayush, Oishi Naoki, Boddicker Rebec-

ca L, et al. Recurrent STAT3-JAK2 fusions in indolent T-cell lymphoproliferative disorder of the gastrointestinal tract[J]. Blood, 2018, 131 （20）: 2262-2266.

[87] Soderquist Craig R, Patel Nupam, Murty Vundavalli V, et al. Genetic and phenotypic characterization of indolent T-cell lymphoproliferative disorders of the gastrointestinal tract[J]. Haematologica, 2020, 105（7）: 1895-1906.

[88] Xiao Wenbin, Gupta Gaurav K, Yao Jinjuan, et al. Recurrent somatic JAK3 mutations in NK-cell enteropathy[J]. Blood, 2019, 134（12）: 986-991.

[89] Mansoor Adnan, Pittaluga Stefania, Beck Paul L, et al. NK-cell enteropathy: a benign NK-cell lymphoproliferative disease mimicking intestinal lymphoma: clinicopathologic features and follow-up in a unique case series[J]. Blood, 2011, 117（5）: 1447-1452.

[90] Takeuchi Kengo, Yokoyama Masahiro, Ishizawa Shin, et al. Lymphomatoid gastropathy: a distinct clinicopathologic entity of self-limited pseudomalignant NK-cell proliferation[J]. Blood, 2010, 116（25）: 5631-5637.

[91] Xia Daniel, Morgan Elizabeth A, Berger David, et al. NK-Cell Enteropathy and Similar Indolent Lymphoproliferative Disorders: A Case Series With Literature Review[J]. American Journal of Clinical Pathology, 2019, 151（1）: 75-85.

[92] Krishnan Rahul, Ring Kari, Williams Eli, et al. An Enteropathy-like Indolent NK-Cell Proliferation Presenting in the Female Genital Tract[J]. The American journal of surgical pathology, 2020, 44（4）: 561-565.

[93] Dargent Jean-Louis, Tinton Nicolas, Trimech Mounir, et al. Lymph node involvement by enteropathy-like indolent NK-cell proliferation[J]. Virchows Archiv: An International Journal of Pathology, 2021, 478（6）: 1197-1202.

[94] Foss Francine M, Horwitz Steven M, Civallero Monica, et al. Incidence and outcomes of rare T cell lymphomas from the T Cell Project: hepatosplenic, enteropathy associated and peripheral

gamma delta T cell lymphomas[J]. American Journal of Hematology, 2020, 95（2）: 151-155.

[95] Irshaid Lina, Xu Mina L. ALCL by any other name: the many facets of anaplastic large cell lymphoma[J]. Pathology, 2020, 52（1）: 100-110.

[96] Pedersen Martin Bjerregård, Hamilton-Dutoit Stephen Jacques, Bendix Knud, et al. DUSP22 and TP63 rearrangements predict outcome of ALK-negative anaplastic large cell lymphoma: a Danish cohort study[J]. Blood, 2017, 130（4）: 554-557.

[97] Ravindran Aishwarya, Feldman Andrew L, Ketterling Rhett P, et al. Striking Association of Lymphoid Enhancing Factor（LEF1）Overexpression and DUSP22 Rearrangements in Anaplastic Large Cell Lymphoma[J]. The American Journal of Surgical Pathology, 2021, 45（4）: 550.

[98] Scarfò Irene, Pellegrino Elisa, Mereu Elisabetta, et al. Identification of a new subclass of ALK-negative ALCL expressing aberrant levels of ERBB4 transcripts[J]. Blood, 2016, 127（2）: 221-232.

[99] Fitzpatrick Megan J, Massoth Lucas R, Marcus Chelsea, et al. JAK2 Rearrangements Are a Recurrent Alteration in CD30+ Systemic T-Cell Lymphomas With Anaplastic Morphology[J]. The American Journal of Surgical Pathology, 2021, 45（7）: 895.

[100] Miranda Roberto N, Aladily Tariq N, Prince H Miles, et al. Breast Implant–Associated Anaplastic Large-Cell Lymphoma: Long-Term Follow-Up of 60 Patients[J]. Journal of Clinical Oncology, 2014, 32（2）: 114-120.

[101] Blombery Piers, Thompson Ella R, Jones Kate, et al. Whole exome sequencing reveals activating JAK1 and STAT3 mutations in breast implant-associated anaplastic large cell lymphoma anaplastic large cell lymphoma[J]. Haematologica, 2016, 101（9）: e387-e390.

[102] Laurent Camille, Nicolae Alina, Laurent Cécile, et al. Gene alterations in epigenetic

modifiers and JAK-STAT signaling are frequent in breast implant–associated ALCL[J]. Blood, 2020, 135(5)：360-370.

[103] Letourneau Audrey, Maerevoet Marie, Milowich Dina, et al. Dual JAK1 and STAT3 mutations in a breast implant-associated anaplastic large cell lymphoma[J]. Virchows Archiv, 2018, 473(4)：505–511.

[104] Di Napoli Arianna, Jain Preti, Duranti Enrico, et al. Targeted next generation sequencing of breast implant-associated anaplastic large cell lymphoma reveals mutations in JAK/STAT signalling pathway genes, TP53 and DNMT3 A[J]. British Journal of Haematology, 2018, 180(5)：741–744.

[105] Los-De Vries G Tjitske, De Boer Mintsje, Van Dijk Erik, et al. Chromosome 20 loss is characteristic of breast implant–associated anaplastic large cell lymphoma[J]. Blood, 2020, 136 (25)：2927–2932.

[106] Kim Chang H, Lim Hyung W, Kim Jong R, et al. Unique gene expression program of human germinal center T helper cells[J]. Blood, 2004, 104(7)：1952–1960.

[107] Sakata-Yanagimoto Mamiko, Enami Terukazu, Yoshida Kenichi, et al. Somatic RHOA mutation in angioimmunoblastic T cell lymphoma[J]. Nature Genetics, 2014, 46(2)：171–175.

[108] Cairns Rob A, Iqbal Javeed, Lemonnier François, et al. IDH2 mutations are frequent in angioimmunoblastic T-cell lymphoma[J]. Blood, 2012, 119(8)：1901–1903.

[109] Odejide Oreofe, Weigert Oliver, Lane Andrew A, et al. A targeted mutational landscape of angioimmunoblastic T-cell lymphoma[J]. Blood, 2014, 123(9)：1293-1296.

[110] De Leval Laurence, Rickman David S, Thielen Caroline, et al. The gene expression profile of nodal peripheral T-cell lymphoma demonstrates a molecular link between angioimmunoblastic T-cell lymphoma（AITL）and follicular helper T（TFH）cells[J]. Blood, 2007, 109 (11)：4952–4963.

[111] Dorfman David M, Brown Julia A, Shahsafaei Aliakbar, et al. Programmed Death-1（PD-1）is a Marker of Germinal Center-associated T Cells and Angioimmunoblastic T-Cell Lymphoma[J]. The American Journal of Surgical Pathology, 2006, 30(7)：802.

[112] Marafioti Teresa, Paterson Jennifer C, Ballabio Erica, et al. The inducible T-cell co-stimulator molecule is expressed on subsets of T cells and is a new marker of lymphomas of T follicular helper cell-derivation[J]. Haematologica, 2010, 95(3)：432–439.

[113] Grogg Karen L, Attygalle Ayoma D, Macon William R, et al. Angioimmunoblastic T-cell lymphoma：a neoplasm of germinal-center T-helper cells? [J]. Blood, 2005, 106（4）：1501-1502.

[114] Attygalle Ayoma, Al-Jehani Rajai, Diss Tim C, et al. Neoplastic T cells in angioimmunoblastic T-cell lymphoma express CD10[J]. Blood, 2002, 99(2)：627–633.

[115] Roncador Giovanna, Verdes-Montenegro José-Francisco García, Tedoldi Sara, Paterson Jennifer C, et al. Expression of two markers of germinal center T cells（SAP and PD-1）in angioimmunoblastic T-cell lymphoma[J]. Haematologica, 2007, 92(8)：1059–1066.

[116] Dorfman David M, Shahsafaei Aliakbar. CD200（OX-2 Membrane Glycoprotein）is Expressed by Follicular T Helper Cells and in Angioimmunoblastic T-cell Lymphoma[J]. The American Journal of Surgical Pathology, 2011, 35(1)：76.

[117] Ree Howe J, Kadin Marshall E, Kikuchi Masahiro, et al. Bcl-6 expression in reactive follicular hyperplasia, follicular lymphoma, and angioimmunoblastic T-cell lymphoma with hyperplastic germinal centers：Heterogeneity of intrafollicular T-cells and their altered distribution in the pathogenesis of angioimmunoblastic T-cell lymphoma[J]. Human Pathology, 1999, 30(4)：403–411.

[118] Dobay Maria Pamela, Lemonnier Francois, Missiaglia Edoardo, et al. Integrative clinico-pathological and molecular analyses of angio-immunoblastic T-cell lymphoma and other nodal lymphomas of follicular helper T-cell origin[J]. Haematologica, 2017, 102（4）: e148–e151.

[119] Vallois David, Dobay Maria Pamela D, Morin Ryan D, et al. Activating mutations in genes related to TCR signaling in angioimmunoblastic and other follicular helper T-cell–derived lymphomas[J]. Blood, 2016, 128（11）: 1490–1502.

[120] Watatani Yosaku, Sato Yasuharu, Miyoshi Hiroaki, et al. Molecular heterogeneity in peripheral T-cell lymphoma, not otherwise specified revealed by comprehensive genetic profiling[J]. Leukemia, 2019, 33（12）: 2867–2883.

[121] Wai Cho Mar Myint, Chen Shangying, Phyu The, et al. Immune pathway upregulation and lower genomic instability distinguish EBV-positive nodal T/NK-cell lymphoma from ENKTL and PTCL-NOS[J]. Haematologica, 2022, 107（8）: 1864–1879.

[122] Iqbal Javeed, Wright George, Wang Chao, et al. Gene expression signatures delineate biological and prognostic subgroups in peripheral T-cell lymphoma[J]. Blood, 2014, 123（19）: 2915-2923.

[123] Heavican Tayla B, Bouska Alyssa, Yu Jiayu, et al. Genetic drivers of oncogenic pathways in molecular subgroups of peripheral T-cell lymphoma[J]. Blood, 2019, 133（15）: 1664-1676.

[124] Alegría-Landa Victoria, Manzarbeitia Félix, Salvatierra Calderón Maria G, et al. Cutaneous intravascular natural killer/T cell lymphoma with peculiar immunophenotype[J]. Histopathology, 2017, 71（6）: 994–1002.

[125] Cerroni Lorenzo, Massone Cesare, Kutzner Heinz, et al. Intravascular Large T-cell or NK-cell Lymphoma: A Rare Variant of Intravascular Large Cell Lymphoma With Frequent Cyto-toxic Phenotype and Association With Epstein-Barr Virus Infection[J]. The American Journal of Surgical Pathology, 2008, 32（6）: 891.

[126] Liu Yanli, Zhang Wen, An Jie, et al. Cutaneous Intravascular Natural Killer–Cell Lymphoma: A Case Report and Review of the Literature[J]. American Journal of Clinical Pathology, 2014, 142（2）: 243-247.

[127] Fujikura Kohei, Yamashita Daisuke, Yoshida Makoto, et al. Cytogenetic complexity and heterogeneity in intravascular lymphoma[J]. Journal of Clinical Pathology, 2021, 74（4）: 244–250.

[128] Hong Mineui, Ko Young Hyeh, Yoo Keon Hee, et al. EBV-Positive T/NK-Cell Lymphoproliferative Disease of Childhood[J]. Korean Journal of Pathology, 2013, 47（2）: 137-147.

[129] Kimura Hiroshi, Hoshino Yo, Kanegane Hirokazu, et al. Clinical and virologic characteristics of chronic active Epstein-Barr virus infection[J]. Blood, 2001, 98（2）: 280–286.

[130] Miyake T, Yamamoto T, Hirai Y, et al. Survival rates and prognostic factors of Epstein–Barr virus - associated hydroa vacciniforme and hypersensitivity to mosquito bites[J]. British Journal of Dermatology, 2015, 172（1）: 56-63.

[131] Cohen Jeffrey I, Manoli Irini, Dowdell Kennichi, et al. Hydroa vacciniforme–like lymphoproliferative disorder: an EBV disease with a low risk of systemic illness in whites[J]. Blood, 2019, 133（26）: 2753-2764.

[132] Cohen Jeffrey I, Iwatsuki Keiji, Ko Young-Hyeh, et al. Epstein-Barr virus NK and T cell lymphoproliferative disease: report of a 2018 international meeting[J]. Leukemia & Lymphoma, 2020, 61（4）: 808-819.

[133] Isobe Yasushi, Aritaka Nanae, Setoguchi Yasuhiro, et al. T/NK cell type chronic active Epstein–Barr virus disease in adults: an underlying condition for Epstein–Barr virus-associated T/NK-cell lymphoma[J]. Journal of Clinical

Pathology，2012，65（3）：278–282.

[134] Kimura Hiroshi，Ito Yoshinori，Kawabe Shin-ji，et al. EBV-associated T/NK–cell lymphoproliferative diseases in nonimmunocompromised hosts：prospective analysis of 108 cases[J]. Blood，2012，119（3）：673–686.

[135] Underbjerg Line，Sikjaer Tanja，Mosekilde Leif，et al. The Epidemiology of Nonsurgical Hypoparathyroidism in Denmark：A Nation-wide Case Finding Study[J]. Journal of Bone and Mineral Research，2015，30（9）：1738–1744.

[136] Montes-Mojarro Ivonne A，Kim Wook Youn，Fend Falko，et al. Epstein - Barr virus positive T and NK-cell lymphoproliferations：Morphological features and differential diagnosis[J]. Seminars in Diagnostic Pathology，2020，37（1）：32–46.

第2篇
原发性中枢神经系统淋巴瘤的病理学研究

中枢神经系统（CNS）淋巴瘤主要是侵袭性肿瘤，累及脑、脑膜、脊髓、眼睛等，分为两种临床亚型。原发性中枢神经系统淋巴瘤（PCNSL）被定义为原发于颅内和（或）脊髓的淋巴瘤，包括发生于脑、脊髓或软脑膜、眼睛的淋巴瘤，且没有神经系统外的既往或并发淋巴瘤的证据。继发性中枢神经系统淋巴瘤（SCNSL）最初表现为全身性、非中枢神经系统或同步全身性和中枢神经系统受累。本书重点在于描述 PCNSL。

2008 年《世界卫生组织造血和淋巴组织肿瘤分类》和 2016 年《世界卫生组织中枢神经系统肿瘤分类》将原发性中枢神经系统弥漫性大 B 细胞淋巴瘤指定为 PCNSL。近年来有更多种其他中枢神经系统淋巴瘤，如原发性 CNS Burkitt 淋巴瘤和黏膜相关淋巴组织（MALT）淋巴瘤被报道。2022 年《世界卫生组织血液淋巴系统肿瘤分类（第 5 版）》新定义了免疫豁免区域的淋巴瘤，这些区域包括：血脑屏障、血视网膜屏障、血睾丸屏障等，并提示这些免疫庇护所中的淋巴瘤可能具有相似的免疫表型及分子特征，而 PCNSL 目前隶属于该类淋巴瘤。

第**3**章
中枢神经系统的结构及特点

刘　洁　王博仪　罗　军　王　东

中枢神经系统的组成（图 3.1）

中枢神经系统是人体最为复杂的系统之一,包括大脑和脊髓。它们是人类感知、思考和行动的核心,对身体的生理和行为方面起着至关重要的作用。

首先,大脑是中枢神经系统的主要组成部分。它位于头颅内,由两个半球形结构组成,分别为左脑和右脑。这两个半球之间通过胼胝体连接。大脑的表面有许多起伏不平的脑回和沟,这些结构被称为皮质。皮质的主要功能是控制信息的处理、储存和检索。大脑的内侧是丘脑、杏仁体、基底节、海马等结构,它们对于动机、情感、记忆等方面的控制起着至关重要的作用。

其次,脊髓是中枢神经系统的另一重要组成部分。它是一根长 40~45 cm 的管状结构,贯穿整个脊柱的中央。脊髓的主要功能是传递信息,既包括从周围神经系统传递到大脑,也包括从大脑传递到周围神经系统。脊髓由许多不同类型的神经元和胶质细胞组成,这些细胞一起形成了神经网络,以快速传递信息。

除此之外,中枢神经系统中还包括了一些其他的结构,例如间脑、脑桥和延髓等组织。这些结构起着极其重要的作用,如间脑对体内内分泌功能的调节,脑桥和延髓对呼吸、睡眠等生命活动的调节等。

中枢神经系统的组成如此复杂,但它的功能却非常协调。通过神经元之间的连接和信号传递,中枢神经系统可以处理和响应来自身体各个部分的信息。在大脑中,这些信息被处理、组织和分析,以便进行复杂的行为和思考。在脊髓中,这些信息被传递到不同的身体部位,以便发出动作、产生感觉等生理反应。

总之,中枢神经系统是人体中最为重要、最为复杂的系统之一。它由大脑、脊髓和其他一些关键部位组成,对于我们的行为、感觉、思维及身体的各种活动都起着不可或缺的作用。

大脑的结构

人类大脑是一种极其复杂的生物器官,它为人类的思维、行动、感知等方面提供了高度的支持。大脑分为左右两个半球,内部有灰质和白质,不同脑区负责不同功能。

左右半球

人类大脑是由左右半球两部分组成的,这两部分之间由胼胝体的神经纤维束进行连接和沟通。左半球多与语言、数学、逻辑思维等方面的处理相关,而右半球则主要为

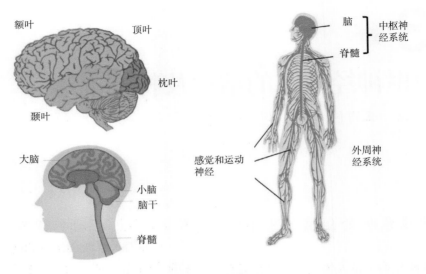

图 3.1　中枢神经系统的组成。

空间认知、艺术性思维等方面的功能。虽然这两个半球拥有不同的功能和思维方式，但它们互相关联，通过胼胝体实现沟通协调。近年来的研究显示，大脑各个区域之间的交互并不像以往想象的那样单纯，人脑中有诸多相互补充和协调的神经网络，这使得大脑能够更为高效地完成各种复杂的任务。

灰质和白质

大脑中的灰质和白质是两个不同的区域，它们的主要区别在于一个富含神经细胞和树突，而另一个则主要包括神经轴突和随之产生的胶质细胞和含脂肪的髓鞘。灰质的主要作用是处理信息，而白质则起到信息传递的作用。灰质主要存在于大脑的外层，如大脑皮质和基底神经节，而白质则分布在灰质下方，衔接着各个灰质区域。这两个区域同时也是人脑中最为重要、最为活跃的区域。

不同脑区负责不同功能

大脑的探索不仅在于了解其结构，还在于识别大脑各个区域及它们与行为、认知及感应之间的联系。近些年来的技术创新，如功能性磁共振成像（fMRI）和脑电图（EEG）的应用，让这些研究变得越来越丰富。

现代神经科学家已经确定了大量的大脑区域，这些区域主要负责控制不同的感知、认知、行为、语言、情感等。例如，额叶区域（包括眶额叶、中央额叶以及内侧额叶）与智力和决策制定有关，而颞叶区域则与语言和听力相关。

尽管这些区域的分工尚不完全清楚，但现代神经科学家们仍在努力刻画区域之间的关系。此外，研究人员还希望能够通过这些区域的活动来理解人脑的运作机制并更好地研究和治疗神经系统疾病。

总之，大脑的结构和功能是人类认知科学领域的研究重点，而理解大脑的结构和功能关系也是人类科技领域的任务之一，通过进一步研究可以深化对人脑的理解和利用，未来脑科学的发展前途无量，必将推动人类发展的更高水平。

脊髓的结构

脊髓是人体中的一条长而细的神经束，它从脑干一直延伸到脊柱的下端。脊髓在人体运动和感觉功能中起着非常重要的作用，它通常被称为连接大脑和周围神经系统的重要通道。在本节中，我们将从脊髓的结构、功能、血供及疾病等方面论述。

脊髓的结构

脊髓的长度为 45~50cm，它穿过脊柱中心，分为颈部、胸部、腰部和骶部 4 个部分。颈部包含 8 个节段，胸部包含 12 个节段，腰部包含 5 个节段，骶部包含 5 个节段。每个脊髓节段内有一组前、后角神经元及传入和传出神经纤维，前角主要负责运动功能，后角主要负责感觉功能。

脊髓的外层是白质，由许多神经纤维组成，负责连接脊髓和大脑。内层为灰质，主要由神经元组成，负责处理信息。脊髓中间有一条岛状物称为中央管，其内衬为软脑膜。中央管内充满脑脊液，是脑脊液通道的一部分。

脊髓的功能

脊髓是人体神经系统的重要组成部分，主要负责运动和感觉。脊髓内的前角神经元通过肌肉神经支配肌肉，实现人体的各种运动。与此同时，后角神经元感受运动产生的脉冲信息，并将其传递到大脑皮质，使感觉信息能够被正确地解释和回应。脊髓还包含许多自主神经纤维和感觉纤维，它们主要负责调节心血管系统、胃肠系统和呼吸系统。

脊髓的血供

脊髓和大脑一样都是高度代谢的组织，如果血液循环受到破坏，就会导致缺氧死亡。脊髓的血供主要来自前、后脊动脉和横行脊髓动脉。在脊髓运转中，如果血液循环被破坏或遭受其他损伤，就会发生脊髓缺氧、出血或血栓形成等病症。

脊髓疾病

脊髓疾病是指脊髓本身出现过度紧张、肿胀、感染或受损，从而导致神经运作异常，引发不同程度的神经疾病。多种因素都可以导致脊髓疾病的发生，如自身免疫性疾病、感染、物理损伤或遗传等。常见的脊髓疾病包括脊髓损伤、多发性硬化、颈椎病、脊髓膜炎等。这些疾病往往会对人体产生非常严重的影响，需及时诊断和治疗。

综上所述，脊髓是连接大脑和周围神经系统的重要通道，它在人体的运动和感觉功能中起着非常重要的作用。脊髓的结构、功能、血供及疾病应引起人们的重视和关注。因此，保护好自己的脊髓，注意身体健康，一旦出现问题应及时就医。

神经元的特点

神经元是神经系统中的基本单位，是信息传递和处理的关键。它们具有许多特点，其中包括极性、可兴奋性和传导神经冲动。

极性

神经元具有极性，这意味着它们有两个不同的端口：一个是树突，用于接收其他神经元的信息；另一个是轴突，将信息传递给其他神经元。这种特殊的构造使神经元能够有效地接收、处理和传递信息，因此在神经系统中起着关键作用。此外，神经元的极性还可以影响其对不同信号的反应，这对神经系统的信息处理能力具有重要影响。

可兴奋性

神经元具有可兴奋性，这意味着它们可以通过刺激产生电信号。当神经元受到足够的刺激时，它们会产生一个动作电位，这是通过神经元膜上的离子通道来实现的。这种电信号可以沿着神经元轴突传播,从而将信息传递给其他神经元或组织。神经元的这种可兴奋性是神经传递和信息处理过程中的关键因素,而许多神经系统疾病正是由于可兴奋性出现异常。

传导神经冲动

神经元还具有传导神经冲动的能力,这意味着它们可以将信息从一个神经元传递到另一个神经元或组织。这是通过轴突传播产生的电信号来实现的,进一步证实了神经元的可兴奋性和极性。此过程对于神经信号的传递和处理至关重要。如果一个神经元不能正确地传递信号,那么神经系统中的信息传递系统将受到破坏,可能会导致许多神经系统疾病,比如神经元损伤、神经元死亡和神经系统退行性疾病等。

综上所述,神经元是神经系统的基本单位,具有极性、可兴奋性、传导神经冲动等特点。这些特点对神经系统的正常功能和疾病具有重要影响。从神经外科医生的角度来看,深入了解神经元的特点和功能将有助于更好地理解和处理许多神经系统疾病,从而提高对这些疾病的治疗效果,更好地帮助患者重返健康。

中枢神经系统的功能

中枢神经系统是人体最为重要的系统之一,它由大脑和脊髓组成。它是人体的“指挥中心”之一,控制着人的运动、感觉、思维、记忆等各种生理和心理活动。

中枢神经系统的功能非常广泛,在人体中扮演着重要的角色。其中,最基本的功能是控制人的运动、感觉和思维。

运动

中枢神经系统控制人的各种运动,包括肌肉的收缩和放松,以及人的平衡和协调能力。当运动中枢神经系统受到损伤时,会导致各种运动障碍,如瘫痪、肌张力过高。

感觉

中枢神经系统接收来自身体各个部位的感觉信息,包括疼痛、温度、触觉、压力等。当感觉中枢神经系统受到损伤时,人体会出现感觉障碍,如麻木、感觉缺失。

思维

中枢神经系统控制人的认知、情感和行为。它使人在思考、分析和解决问题的同时,还能控制情绪和行为。当思维中枢神经系统受到损伤时,人体会出现各种认知和情感障碍。

总之,从中枢神经系统的结构和功能角度讲,它在人体中扮演着重要的角色。它控制着人的运动、感觉、思维和情感,使人类从低级哺乳动物进化为现代人类。虽然中枢神经系统非常复杂,但神经外科医生的工作使得损伤或疾病不再像以前那么可怕。随着科学技术的不断进步,神经外科医生有望解决更多与中枢神经系统相关的难题,并为人类健康做出更多贡献。

第4章

中枢神经系统在原发性中枢神经系统淋巴瘤病理生理学中的作用

关 晶 尉辉杰 王 亮 樊学海 佟 静

本章将围绕原发性中枢神经系统淋巴瘤的病理生理学变化展开，重点探讨中枢神经系统结构和功能在该病理生理过程中的作用。首先，将从中枢神经系统的基本结构入手，分析原发性中枢神经系统淋巴瘤的病理生理过程中神经元、胶质细胞和神经网络的变化。然后，探究神经元的激活是否与淋巴瘤的发展有关，是否存在一定的脑-淋巴瘤的通讯方式，从而确定脑部淋巴瘤的发展和扩散路径。此外，还将研究中枢神经系统免疫反应对淋巴瘤治疗的影响及其机制，比如血脑屏障对药物的限制。最后，探索中枢神经系统对恢复复杂神经资讯处理方面的意义，并讨论与神经可塑性相关的治疗方法。

原发性中枢神经系统淋巴瘤的病理生理过程中神经元、胶质细胞和神经网络的变化

原发性中枢神经系统淋巴瘤的病理生理过程涉及神经元、胶质细胞和神经网络的改变，下文将对其进行详细的讨论。

神经元和胶质细胞的变化

在中枢神经系统（CNS）淋巴瘤发展的早期阶段，神经元和胶质细胞的变化并不显著。然而，随着瘤细胞的增多，它们会逐渐占据正常脑组织的空间，同时对周围组织的功能产生破坏性影响。

神经元是 CNS 的主要功能性单位，它们通过各自的突触和传入神经元的树突建立连接。在 CNS 淋巴瘤中，神经元可以发生凋亡或形态改变，并且它们的空间分布也会发生改变。瘤细胞分泌的细胞因子和介质可以导致神经元死亡，造成局部神经功能失调。

胶质细胞包括星形胶质细胞、少突胶质细胞、髓鞘形成细胞和微胶质细胞，是 CNS 的非功能性支持细胞。它们通过各自的胶质纤维连接在一起，为脑组织提供防护、氧气、营养等。在 CNS 淋巴瘤发展中，星形胶质细胞的数量会增加，并且它们会出现活性形态，以应对瘤细胞的侵袭。除此之外，髓鞘形成细胞的数量也会增加，以应对神经元的凋亡和失去髓鞘的问题。

神经网络的变化

神经网络是由各种神经元之间的突触

连接构成的大量神经元的网络系统。在CNS淋巴瘤的病理生理过程中，神经网络的变化很大程度上取决于瘤细胞的位置和数量。

在脑室区域，CNS淋巴瘤通常发展为侵袭性的肿瘤团块，毗邻配对的丘脑。这种情况下，由于瘤细胞的侵袭性和神经官能性失调，丘脑和下丘脑功能会出现紊乱。随着病情发展，这些变化可能引起危及生命的症状。

在脑外侧区域，CNS淋巴瘤通常发展为浸润性肿瘤，对背侧中心、颞叶皮质和大脑运动皮质造成损害。这些改变导致神经元和神经传递途径的紊乱，可能导致运动和感知功能的失调。

综上所述，原发性CNS淋巴瘤的病理生理过程涉及神经元、胶质细胞和神经网络的广泛变化。尽管这种类型的淋巴瘤在临床上相对罕见，但随着医学技术的不断进步，对它的认识和治疗已经在逐步提高。未来的治疗策略，将以上述变化为依据，以攻克CNS淋巴瘤的难题。

神经元的激活在原发性CNS淋巴瘤的发展和扩散路径中的作用

神经元在人体中具有重要的功能，它们是信息传递的主要媒介。最近的研究表明，神经元可能与淋巴瘤的发展和扩散有关。本节将通过探究神经元激活与淋巴瘤的关系，以及是否存在脑-淋巴瘤的通信方式，从而确定脑部淋巴瘤的发展和扩散路径。

神经元激活与淋巴瘤的关系

神经元激活对淋巴瘤的发展和扩散路径有着重要的影响。神经元激活产生的神经递质对于淋巴瘤细胞的增殖和转移具有促进作用。典型的例子是淋巴瘤在脊柱或神经根周围扩散。在这种情况下，神经元激活的神经递质可以通过神经元末梢到达淋巴瘤组织，并导致淋巴瘤细胞增殖和扩散。

神经元的激活还可以通过调节炎症反应、癌症微环境和免疫反应来影响淋巴瘤的发展和扩散。神经元激活可以导致炎症反应，这可能会诱导淋巴瘤细胞在炎症反应的微环境中增殖和扩散。另外，神经元激活还可以影响淋巴瘤周围的免疫反应，从而增强淋巴瘤细胞对免疫反应的抵抗力，使其更容易扩散和发展。

脑-淋巴瘤的通讯方式

脑-淋巴瘤的发展和扩散路径一直是研究者关心的话题。早期的研究表明，淋巴瘤主要通过淋巴系统扩散。然而，最近的研究表明，神经元也可能是淋巴瘤扩散的主要途径之一。

在脑部，淋巴瘤细胞可以通过血脑屏障进入神经系统。一旦进入神经系统，淋巴瘤细胞可以通过神经元末梢扩散到不同的神经系统区域。更进一步的研究还表明，神经元激活可以通过神经元末梢向淋巴瘤细胞释放神经递质，从而影响淋巴瘤细胞的增殖和扩散。

除此之外，淋巴瘤细胞还可以通过脑脊液循环进入脑部。在这种情况下，淋巴瘤细胞可能会通过脑脊液通路扩散到不同的神经系统区域。最新的研究表明，脑脊液中的淋巴细胞和它们的毒性T细胞可以直接攻击淋巴瘤细胞。

脑部淋巴瘤的发展和扩散路径

神经元激活是否与淋巴瘤的发展和扩

散有关仍需更多的实验验证。一些研究表明，神经递质可以促进淋巴瘤细胞的增殖和扩散。因此，这可能是一种淋巴瘤的扩散途径。此外，脑脊液循环似乎也是一种淋巴瘤的扩散途径。

在研究脑部淋巴瘤的发展和扩散路径时，需要考虑的其他关键因素包括淋巴瘤类型、淋巴瘤细胞的分化程度及淋巴瘤细胞的遗传特征。还需考虑如血脑屏障和脑脊液的循环路径等其他因素。

总之，神经元激活与淋巴瘤扩散和发展可能存在关联，而脑-淋巴瘤的发展和扩散途径需要更多的研究。这些研究结果有助于我们深入了解淋巴瘤的发展和扩散机制，并开发更有效的治疗方法。

中枢神经系统免疫反应对原发性 CNS 淋巴瘤治疗的影响

原发性 CNS 淋巴瘤细胞通常具有不同的表面蛋白和其他分子，这为其分类提供了依据。虽然原发性 CNS 淋巴瘤的治疗取得了重大进展，然而其发展机制仍存在许多未知因素，这些因素可以影响抗癌药物在中枢神经系统中的作用。

原发性 CNS 淋巴瘤治疗往往涉及使用化疗药物（包括单药和联合疗法）、放射疗法或干细胞移植，以便清除患者体内的淋巴瘤细胞，控制疾病进展。然而，治疗本身可能与患者的免疫系统和中枢神经系统有关。这些系统在原发性 CNS 淋巴瘤治疗过程中起关键的作用。

血脑屏障对药物的限制

血脑屏障是由一层具有高度特化功能的内皮细胞围绕的微循环网络，可以防止血液中的物质进入脑组织中，从而维持中枢神经系统的生理稳定性。化疗药物和生物治疗制剂等抗癌药物一般被阻止进入脑内。因此，仅依靠这些药物对患者的原发性 CNS 淋巴瘤进行治疗有时可能难以奏效，因为它们无法穿过血脑屏障。

大多数抗癌药物不能穿过血脑屏障，这意味着它们无法接触到中枢神经系统中的淋巴瘤细胞。一些血脑脊液屏障中的药物尚能通过血肿或缺血引起的屏障破坏而进入脑脊液中，但它们的浓度通常很低，因此在治疗过程中使用这种药物时，需要查看药物的浓度以防止过量使用。

原发性 CNS 淋巴瘤中枢神经系统细胞的反应

中枢神经系统是淋巴瘤的主要治疗目标之一，但淋巴瘤细胞在中枢神经系统中的反应可能会影响治疗的效果。淋巴瘤细胞反应以不同的方式影响细胞出现的位置，例如，可能会扩散到腰大肌或颈大肌，而这也影响治疗方案的设计。

如果原发性 CNS 淋巴瘤细胞经右心房进入右心室，并在肺循环中获得快速转移，肺部是淋巴瘤的另一个治疗目标。如果它们进一步从右心房到达左心房，那么心脏也可以成为淋巴瘤的治疗目标。

原发性 CNS 淋巴瘤细胞变异增加治疗难度

原发性 CNS 淋巴瘤治疗成功的机会因淋巴瘤细胞变异而降低。例如，一种由变异细胞引起的淋巴瘤类型，称为"转化瘤"，它通常更具侵袭性、更难治疗、更具致命性，并且一定程度上破坏中枢神经系统的健康。

机体免疫系统对原发性 CNS 淋巴瘤的抵抗作用

中枢神经系统的免疫功能不充分,因此往往需要额外的抗癌药物来处理原发性 CNS 淋巴瘤。然而,有证据表明,机体免疫系统可以部分地支持原发性 CNS 淋巴瘤的治疗。机体免疫系统包括多种机制,例如 T 细胞介导的免疫反应和自然杀伤细胞(NK 细胞)。

总之,原发性 CNS 淋巴瘤中枢神经系统免疫反应对淋巴瘤治疗的影响是复杂的,因为原发性 CNS 淋巴瘤细胞在中枢神经系统中的回应和免疫系统响应均有所不同。在未来的研究中,我们需要更好地理解这些因素并设计更有效的治疗方案,以最大限度地降低与患者治疗相关的风险,并达到最佳治疗效果。

神经可塑性在原发性中枢神经系统淋巴瘤病理生理过程中的作用

神经可塑性的定义及相关机制

神经可塑性是指神经系统接受刺激后发生的结构和功能变化,包括神经元轴突和树突的结构改变,突触间传递信号的增强或减弱,以及神经元对不同环境刺激和经验的适应性变化。神经可塑性在神经发育、学习记忆、恢复和受损后的重建中发挥重要作用。

神经可塑性的机制包括突触增强(LTP)和突触削弱(LTD)。LTP 是指神经元之间的突触连接在重复刺激下变得更加准确和强效。LTD 则是相反的过程,即突触连接在重复刺激下变得更加弱化。这两种机制的平衡可以实现神经信息的精准传递和调节。

神经可塑性还包括神经元本身的可塑性。神经元本身的可塑性是指神经元在发育、成熟及受损后的再建过程中,改变其轴突、树突及突触的形态和数量,以适应新的环境和需求。神经元本身的可塑性是神经可塑性的核心,也是理解神经系统疾病的基础。

神经可塑性在原发性 CNS 淋巴瘤治疗中的应用

近年来,神经可塑性在原发性 CNS 淋巴瘤治疗中的应用备受关注。研究表明,原发性 CNS 淋巴瘤细胞侵袭脑实质后,可引发神经可塑性的异常变化,导致神经系统的功能受损。而干预神经可塑性的机制,可以促进神经元的重新建立和再生,从而恢复神经系统的功能。

对于原发性 CNS 淋巴瘤患者,神经可塑性在其治疗中显得尤为重要。研究表明,脑原发性 CNS 淋巴瘤可以通过抑制神经元对信号的反应性,降低神经可塑性,从而保护神经系统免受淋巴瘤细胞的侵袭。针对这一机制,一些药物已经开始用于治疗原发性 CNS 淋巴瘤。例如,一些研究将 NMDA 受体抑制剂应用于治疗原发性 CNS 淋巴瘤患者。NMDA 受体是突触中的一类离子通道,可以调控神经元的可塑性。使用 NMDA 受体抑制剂可以降低神经元对信号的反应性,从而保护神经系统免受淋巴瘤细胞的侵袭。在原发性 CNS 淋巴瘤治疗中应用神经可塑性机制的相关药物,可以实现神经系统的保护和恢复。

神经可塑性在原发性 CNS 淋巴瘤的康

复和恢复治疗中也占据着重要地位。淋巴瘤的治疗通常包括化疗、放疗等方式。这些治疗方法可以有效地减轻患者的症状，但往往会导致一定程度的神经系统功能障碍。神经可塑性机制在原发性 CNS 淋巴瘤恢复中的应用重点在于通过重建神经元的突触连接和分化状态，促进神经系统的恢复。针对淋巴瘤治疗后的神经系统损伤，神经可塑性机制在康复中扮演着重要的角色。例如，在化疗后的原发性 CNS 淋巴瘤患者中，神经可塑性机制可以通过中枢神经系统神经递质的调节，缓解化疗期间出现的疼痛、焦虑等症状。同时，在放疗后的患者中，神经可塑性机制可以实现脑组织的修复和重建，从而恢复语言、认知等高级神经功能。

综上所述，神经可塑性在原发性 CNS 淋巴瘤治疗和康复中具有重要的应用价值。神经可塑性机制在治疗原发性 CNS 淋巴瘤中扮演着保护神经系统的作用，可以通过中枢神经系统神经递质的调节缓解化疗期间出现的疼痛和焦虑等症状。在康复治疗中，神经可塑性机制可以通过中枢神经系统神经元重建恢复语言、认知等高级神经功能。神经可塑性在原发性 CNS 淋巴瘤治疗中的应用还面临着许多未解决的问题，需要更多的研究和探索。

第**3**篇
原发性中枢神经系统淋巴瘤的发病及诊断

原发性中枢神经系统淋巴瘤（PCNSL）是一种罕见的恶性肿瘤。相较于其他系统性淋巴瘤，PCNSL 的一些独特的临床和病理学特征，使其成为神经肿瘤领域的重要研究对象。多年来，PCNSL 的发病率呈明显增加趋势，对临床医生和病理学家提出了新的挑战，理解其发病机制和准确诊断的重要性变得日益重要。本篇旨在介绍 PCNSL 的发病机制及其诊断方法，以帮助临床医生和研究人员更好地理解和处理这一疾病。我们将分析 PCNSL 的流行病学变化趋势，回顾经典的分子生物学机制研究，解读现代化检测手段对 PCNSL 肿瘤学特性及肿瘤微环境的影响，同时介绍影像学手段在诊断 PCNSL 中所发挥的宝贵作用。通过深入了解 PCNSL 的发病机制和诊断方法，我们有望为患者提供更精准、个体化的治疗，并为进一步的研究指明方向。

第5章
原发性中枢神经系统淋巴瘤的发病机制及病理学分型

王　婷　张学斌　孙翠云　关　晶　刘　洁

近年来对原发性中枢神经系统淋巴瘤（PCNSL）及其相关疾病的研究进展为临床医生和病理学家提供了关于这些疾病的新信息。2008 年《世界卫生组织造血和淋巴组织肿瘤分类》和 2016 年《世界卫生组织中枢神经系统肿瘤分类》将原发性弥漫性大 B 细胞淋巴瘤指定为 PCNSL。近年来仍有多种其他原发性中枢神经系统 B 细胞淋巴瘤，如原发性 CNS Burkitt 淋巴瘤，以及其他低级别 B 细胞淋巴瘤和 T 及 NK 细胞淋巴瘤。PCNSL 在免疫缺陷中更常见，尤其是在艾滋病患者中。PCNSL 最常见于大脑半球、基底神经节、丘脑和胼胝体，其中绝大多数 PCNSL 是幕上性的：大约 60%位于深处；25%的患者出现多发性病变。PCNSL 与其他脑病变（包括恶性胶质瘤、脑梗死、转移性脑瘤、脱髓鞘疾病和炎症性疾病）的鉴别通常是困难的。虽然最近神经影像学的进步为神经病理学家提供了关于 PCNSL 和相关疾病的重要信息，但只有实际的组织学发现才能确诊这些疾病。然而在大多数情况下，中枢神经系统淋巴瘤的诊断，取材较为困难，即使立体定向穿刺活检通常提供的组织样本也很有限，病理学家通常需要使用非常小的组织切片进行神经外科诊断。

因此，本章重点介绍原发性中枢神经系统淋巴瘤的发病机制及组织病理学特点。

原发性中枢神经系统淋巴瘤的发病机制

PCNSL 的发病机制至今尚不明确，但与多种因素密切相关，如淋巴细胞基因突变及免疫微环境的异常，其中免疫功能缺陷与 PCNSL 发病最为密切。

PCNSL 与免疫缺陷的关系

PCNSL 在免疫正常和免疫抑制的患者中均可发生。但在免疫功能正常的患者中，PCNSL 罕见，占所有原发性中枢神经系统肿瘤的 4%~5%，占 NHL 的 1%~2%，具有正常免疫功能的 PCNSL 患者主要为老年人，男性比女性易感。在免疫功能低下的人群中，PCNSL 发病率明显增加，且肿瘤细胞通常为 EB 病毒（EBV）阳性。相比之下，免疫功能正常患者的 PCNSL 通常为 EBV 阴性。约 90% PCNSL 病例最终病理诊断为 DLBCL，免疫组织化学最常显示非生发中心（non-GCB）型，根据汉斯分类肿瘤细胞表达泛 B 细胞标志物（CD19、CD20 和

CD79a)，生发中心（GC）相关分子 BCL6 和 GC 后相关标志物 MUM1/IRF4。广泛使用 X 射线计算机辅助断层扫描（CT）的影响可能导致免疫正常个体中 PCNSL 发病率上升。然而，尚不清楚放射诊断工具在多大程度上会影响免疫正常人群的发病率上升。

PCNSL 很少发生在 21 岁以下具有正常免疫功能的个体中。但在免疫功能受损个体和 HIV 患者中发生的频率有增高趋势。发生 PCNSL 的免疫缺陷患者主要为感染了人类免疫缺陷病毒（HIV）人群，其风险约为免疫正常者的 1000 倍。这些患者通常较年轻，比免疫功能正常的患者有明显的男性优势。PCNSL 是最常见的艾滋病定义恶性肿瘤之一。在美国，从 1981 年至 1990 年间，与一般人群相比，艾滋病病毒感染的风险增加了 3000 多倍。自 1980 年以来发病率的上升是艾滋病流行和移植接受者人数增加的附带现象。在 HIV（+）个体中，PCNSL 通常发生在艾滋病晚期，此时患者 CD4 T 细胞计数非常低。高活性抗逆转录病毒疗法（HAART）的使用与 HIV（+）患者 PCNSL 发病率的显著降低有关。

在那些有先天性（如 Wiskott-Aldrich 综合征、X 连锁免疫缺陷、共济失调远程血管扩张症）和医源性免疫缺陷的人中，包括移植受者，PCNSL 的发生率也增加。其他提示但不太确定的易感因素包括自身免疫疾病和既往恶性肿瘤。由于免疫抑制治疗或固有的免疫损伤，PCNSL 作为第二恶性肿瘤也有报道。O'Neill 等报道了在某个有恶性肿瘤病史的家庭中，PCNSL 的患病风险增加了约 30 倍。

PCNSL 和体细胞突变相关

近期对 PCNSL 的研究中发现了涉及 Toll 样和 B 细胞受体（TLR、BCR）信号通路的病理机制基因组改变，揭示了 MYD88、CARD11 和 CD79B 等基因中体细胞非同义突变的频率非常高。此外，通常纯合子 HLA II 级和 CDKN2 A 丢失，复发性 BCL6 易位和染色体带 9p24.1 的结构变异（影响 CD274 / PD-L1 和 PDCD1LG2 / PD-L2），以及 TBL1XR1 变体在 PCNSL 中反复描述。这些突变模式表明 PCNSL 在遗传上与最近描述的"MCD""C5"或"MYD88 样"亚型相似，并且 PCNSL 高度增殖 TERT 激活赋予无限增殖，激活 TERT 启动子突变在不同类型的人类癌症中常见。两个热点位置（-124G>A 和-146G>A）的突变与增强 TERT 启动子活性具有因果关系。

PCNSL 和淋巴细胞因子的关系

淋巴细胞因子是一类参与免疫调节和细胞信号传导的蛋白质分子，对淋巴细胞的发育、增殖和功能起着重要作用。有充分的证据表明，神经组织内的淋巴细胞迁移取决于黏附的淋巴细胞分子与 CNS 血管内皮的选择性相互作用。这些相互作用至少部分解释了肿瘤性淋巴细胞与血管的关系，以及它们在血管周围空间中的连续定位，决定了 PCNSL 的特征性血管中心增殖。此外，肿瘤细胞往往留在中枢神经系统内，因此全身播散的发生率极低。一些疾病与免疫功能损害有关，免疫功能损害被广泛描述为淋巴组织增生性恶性肿瘤的诱发因素。疾病本身或其治疗都可能诱发导致二次恶性肿瘤发生的免疫抑制。

其他可能导致 PCNSL 的驱动因素

PCNSL 的发病机制在很大程度上仍不清楚且相当复杂。分子研究确定了 VH 基因，PAX5、TTF、MYC 和 PIM1 基因中的异常体细胞超突变，以及参与重要途径[如

B 细胞受体途径（CD79 A），Toll 样受体途径（MYD88）和 NF-κB 途径（CARD11）]的基因中高频率的体细胞突变表明它们的放松管制是 PCNSL 肿瘤发生的驱动机制。反复出现的染色体丢失影响了 6q，6p21.32（HLA 位点）和 9p21（CDKN2 A 位点）区域。近期基因表达谱研究表明 CNS-DLB-CL 和非 CNS-DLBCL 之间存在一些基因组差异。涉及的最突出的基因是 SPP1 和 MAG。PCNSL 中 SPP1 基因表达的改变与生物学活性有关，如中枢神经系统嗜性、B 细胞迁移、增殖和侵袭性临床行为等；而 MAG 可能是有助于神经周围癌症侵袭的重要黏附分子。这些发现确实也不能排除免疫微环境在 PCNSL 发病方面的辅助作用。PCNSL 主要存在于 60 岁以上的个体中，这可能与免疫监视作用能力降低有关，尤其是 T 细胞的免疫监视功能。由于缺乏 T 细胞的监视作用，由染色体异常或病毒刺激产生的 B 细胞增殖可能发展为单克隆疾病，这种增殖特别容易发生在结外区域，这些区域是具有独特结构的免疫庇护区域，例如中枢神经系统。因此，免疫功能异常在 PCNSL 的发病机制中极为重要。

原发性中枢神经系统淋巴瘤的病理学诊断

在 Bataille 等对 248 例原发性脑内恶性淋巴瘤的回顾性研究中，大多数（66%）患者表现为单一病灶，并且 90% 的病灶大于 1 cm。89% 的病灶为幕上受累，解剖位置包括（按频率递减顺序）额叶（20%）、顶叶（18%）、颞叶（15%）、基底神经节（13%）、胼胝体（11%）、脑干（7%）、小脑（6%）、脑岛（4%）、枕叶（4%）和穹隆（3%）。其中 5% 的人出现了双侧对称病变。

组织活检是 PCNSL 的诊断金标准。PCNSL 具有侵袭性，肿瘤细胞广泛浸润中枢神经系统组织，呈多心生长，范围远大于肿瘤块所累积的区域，在一些肉眼看似正常的部位，显微镜下也可以发现微小的肿瘤细胞浸润，而这些在 CT 或 MRI 上是显示不出来的。需要强调的是，在给予任何皮质类固醇药物之前进行活检很重要。皮质类固醇会诱导细胞凋亡，导致存活的肿瘤细胞减少和活检的敏感性降低。经皮质类固醇治疗后，病变组织可能仅显示混合浸润，由巨噬细胞、淋巴细胞、浆细胞和坏死组织组成，更易与其他疾病混淆。典型的组织学特征包括中心细胞学和血管周围嗜性。

中枢神经系统原发性 B 细胞淋巴瘤的病理

绝大多数 PCNSL（约 90%）是弥漫性大 B 细胞淋巴瘤（DLBCL），表达 B 细胞标志物，如 CD20、CD19 和 CD79a，以及单型表面免疫球蛋白轻链，并且对应于具有 CD10-BCL6+IRF4+ / MUM1+ 模式的非生发中心 B 细胞样（非 GCB）DLBCL 亚型。而 EB 病毒和 c-myc 原癌基因易位通过已知机制诱导 HIV 患者中 PCNSL 的增殖。PCNSL 通常表现出非常高的增殖活性，Ki67 指数为 70%~90%。EB 病毒（EBV）早期 RNA 转录本（EBER）在大多数免疫功能正常患者中不存在，但通常在免疫功能低下患者的原位杂交检验中检测到。罕见的 PCNSL 病例对应于 Burkitt 淋巴瘤、低级别 B 细胞淋巴瘤或 T 细胞淋巴瘤。本章将逐一进行介绍。

原发性中枢神经系统弥漫性大B细胞淋巴瘤（PCNS DLBCL）

目前认为约90%中枢神经系统淋巴瘤为DLBCL，该病占原发性中枢神经系统肿瘤的4%和结外淋巴瘤的4%~6%。在中枢神经系统肿瘤中，其发病率仅次于胶质母细胞瘤和弥漫性星形细胞瘤。通常发病年龄为50~60岁，男性发病率略高于女性，男女比例为（1.2~1.8）∶1。

组织形态学

PCNS DLBCL典型表现为斑块状、界限差、血管中心增生，原发于脑膜者占8%，大体观察多为单发病灶，约有25%表现为多发灶，与其他系统性淋巴瘤不同（图5.1和图5.2A）。肿瘤切面呈鱼肉状或灰白色，质地较软或稍韧，血供丰富，无包膜，肿瘤可有液化及坏死，但钙化及出血很少。镜下瘤细胞分化不一致，中等大小，核呈圆形或卵圆形，核染色质丰富，深染，无核仁，小核仁或大核仁，胞浆较少（图5.3）。瘤细胞常围绕和浸润血管，呈花团状或袖套状生长，向周围蔓延，可相互融合成片，也可弥散分布，疏密不均。肿瘤细胞从这些血管周围侵入

神经实质或蛛网膜下腔，类似脑炎（图5.2B）。多无滤泡形成，肿瘤细胞与正常脑组织相互交错，局部可发生坏死或出血。地图状坏死区域通常存在于肿瘤中心。然而，微血管增生（在高级别神经胶质瘤中经常遇到）在原发性CNS DLBCL中很少见，而且通常不存在。可见组织细胞增生和吞噬反应。从肿瘤周围获得的活检可能对诊断构成挑战，因为淋巴瘤细胞可以作为单个细胞浸润脑实质，并且很容易受星形胶质细胞增生和反应性炎症细胞（包括T细胞、B细胞和泡沫状组织细胞）影响。如果怀疑淋巴瘤，应进行淋巴标志物的免疫组织化学染色。反应性血管周围可能有T细胞浸润的存在，定义为存在至少一个中小型血管被中小型T细胞边缘包围，这可能有助于诊断。

免疫组织化学

PCNS DLBCL是一种成熟的B细胞肿瘤，肿瘤细胞表达B细胞标志物，特别是CD19、CD20、CD22、CD79a和PAX5（图5.4）。大多数（67%~96%）病例属于活化B细胞（ABC）/非生发中心B细胞（非GCB）亚型，免疫组化显示其肿瘤细胞可表达

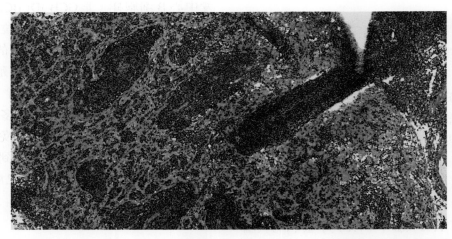

图5.1　中枢神经系统的弥漫性大B细胞淋巴瘤，通常显示斑片状、界限不清的血管中心性增殖（苏木精-伊红染色）。

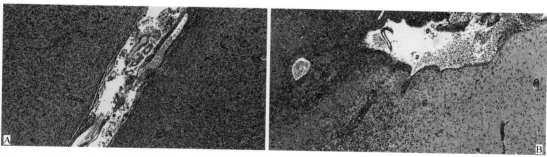

图 5.2　（A）淋巴瘤细胞侵入神经实质或（B）类似脑炎的蛛网膜下腔（苏木精-伊红染色）。

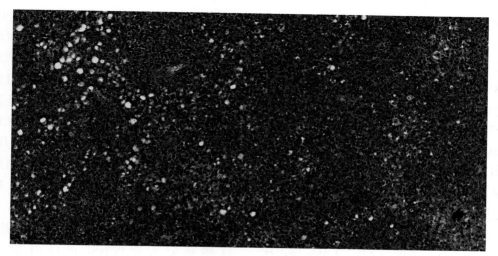

图 5.3　中枢神经系统弥漫性大 B 细胞淋巴瘤。

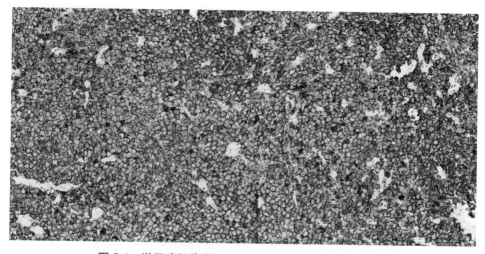

图 5.4　淋巴瘤细胞显示 CD20 免疫组织化学染色阳性。

CD10（-）Bcl-6（-）或 CD10（-）、Bcl-6（+）和 MUM1（+）。其余少部分病例属于生发中心 B 细胞（GCB）亚型，定义为在至少 30% 的肿瘤细胞中表达 CD10 或在没有 MUM1 表达的情况下表达 Bcl-6。Bcl-6 和 MUM1（图 5.5）在大多数 PCNS DLBCL 中表达，但 CD10 表达仅见于一小部分病例（<10%）。因此，CD10（+）病例应始终警惕为系统性淋巴瘤的中枢神经系统播散。肿瘤性 B 细胞可表现出 κ 或 λ 轻链限制，但浆细胞标志物（即 CD138 和 CD38）通常为阴性。PCNS DLBCL 中的 Ki-67 增殖指数通常非常高，可高达 90%，研究表明高增殖指数可能与 PCNS DLBCL 中经常观察到的 c-Myc 表达密切相关。在另一项研究中，Ki-67 增殖指数相对较低（<50%）的 PCNS DLBCL 病例中显示出较低的 c-Myc 表达，也印证了上述观点。PCNS DLBCL 中 EBV 表达并不常见，EBV 表达反映了潜在的免疫缺陷。

与系统性 DLBCL 相比，PCNS DLBCL 的预后较差首先考虑与 ABC 亚型病例占比较高有关，尽管一些研究显示，PCNS DLB-CL 的 ABC 和 GCB 亚型的总生存期和无进展生存期没有显著差异，但多数研究目前认为 ABC 亚型整体预后比 GCB 亚型差。

分子病理学与细胞遗传学

在分子病理学领域，目前已有研究剖析并比较了 51 例中枢神经系统淋巴瘤与 39 例滤泡性淋巴瘤和 36 例中枢神经系统外 DLBCL 病例的全基因组和转录组景观。研究发现，JAK-STAT、NF-κB 和 B 细胞受体信号通路中反复突变，包括 MYD88 L265P（67%）和 CD79B（63%）的标志性突变，以及 CDKN2A 缺失（83%）。PCNSL 表现出 HLA-D（6p21）位点的局灶性缺失，作为免疫逃逸的潜在机制。与 DNA 复制和有丝分裂相关的突变特征在 PCNSL 中显著富集。与活化的 B 细胞（ABC）-DLBCL 相比，PCNSL 中的 TERT 基因表达显著升高，并且转录组分析清楚地将 PCNSL 和系统性 DLBCL 区分为不同的分子亚型。EBV（+）CNSL 病例除了免疫球蛋白（IG）和 HLA-DRB 位点外，缺乏复发性突变热点。这些研究表明 PCNSL 可以清楚地与 DLBCL 区分开来，具有不同的表达谱，IG

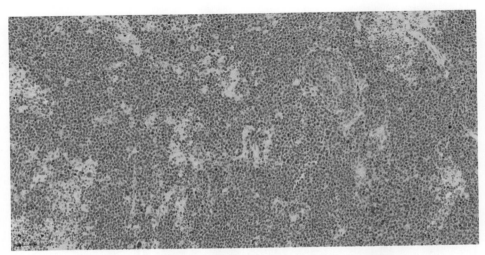

图 5.5　淋巴瘤细胞显示 MUM1 免疫组织化学染色呈阳性。

表达和易位模式,以及遗传改变的特定组合。

细胞遗传学显示,IGH 和 BCL6 重排分别见于 13% 和 17%~26% 的 PCNS DLBCL 患者。具有 c-Myc 和 Bcl-2(双表达基因)共表达和(或)MYC 和 BCL2 和(或)BCL6 共重排(双重或三重打击淋巴瘤)的全身性 DLBCL 与较差的预后相关,PCNS DLBCL 的研究结果尚无定论。研究显示 PCNS DLBCL 患者 c-Myc 和 Bcl-2 蛋白的表达分别高达 70%~90% 和 59%~73%。然而 MYC 基因重排的频率并不高(3%~8%)。迄今为止,在 PCNS DLBCL 中尚未报道 BCL2 基因重排。这表明增加的 c-Myc 和 Bcl-2 蛋白表达可能归因于其他遗传畸变,不同研究中 c-Myc 蛋白表达的阳性截断值范围定义为 30%~40%,Bcl-2 蛋白表达的阳性截断值范围定义为 50%~70%。尽管一些研究表明 c-Myc 蛋白阳性表达(定义为至少 40% 的肿瘤细胞免疫组织化学染色阳性)与较差的总体生存率和无进展生存期相关,但其他研究未发现其对预后的显著影响。而 Bcl-2 阳性(无论截断值设置在 30%、50% 或 70%),Bcl-2 表达与预后之间均未发现显著关联。

伯基特(Burkitt)淋巴瘤(PCNSBL)

Burkitt 淋巴瘤被定义为 B 细胞淋巴瘤,常出现在结外部位或急性白血病患者。由于 PCNSBL 极为罕见,确切发病机制未知。针对原发性 Burkitt 淋巴瘤或介于弥漫性大 B 细胞淋巴瘤和 Burkitt 淋巴瘤之间的淋巴瘤的研究很少,且可能和免疫抑制有关,这部分肿瘤具有极高的增殖指数和高比例的细胞凋亡,这是由大量巨噬细胞吞噬了凋亡的肿瘤细胞(图 5.6)导致的,通常表现为星空 ± 外观(图 5.7)。肿瘤瘤体由单

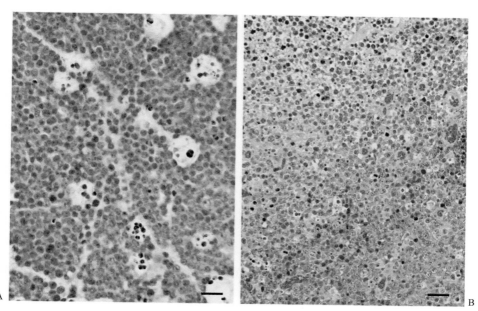

图 5.6　中枢神经系统弥漫性大 B 细胞淋巴瘤可能类似于伯基特淋巴瘤的"星空"外观。(A)伯基特淋巴瘤由单形嗜碱性中等大小的转化细胞组成,细胞核呈圆形,染色质精细聚集和分散。伯基特淋巴瘤细胞呈现"星空"外观(HE 染色;条形:20 μm)。(B)中枢神经系统弥漫性大 B 细胞淋巴瘤在类固醇给药过程中常常类似伯基特淋巴瘤的"星空"外观(HE 染色;条形:50 μm)。

核、嗜碱性、中等大小的转化细胞组成,细胞核呈圆形,染色质细团块较为分散（图5.8和图5.9）。

组织病理学

大体上,肿块坚硬/有弹性,呈灰白色。在组织学上,PCNSBL 由单调的中等大小淋巴细胞的弥漫性增殖组成,这些淋巴细胞具

常含有脂质空泡,这些空泡在触摸或涂片制备时更容易识别。肿瘤细胞可形成血管周围套囊。有丝分裂和凋亡小体很容易识别,因其带有分散的可染色的巨噬细胞,使其具有星空外观。PCNSBL 瘤细胞显示出与系统性 Burkitt 淋巴瘤相似的免疫组织化学特征。要注意的是,由于中枢神经系统弥漫性

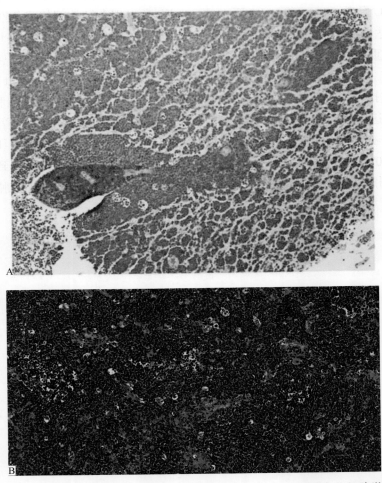

图 5.7 （A）Burkitt 淋巴瘤细胞呈现星空外观（苏木精-伊红染色）。（B）弥漫大 B 细胞淋巴瘤模拟 Burkitt 淋巴瘤的星空现象。

有圆形细胞核、精细聚集的染色质、多个旁中心核仁和少量嗜碱性细胞质。细胞质通

大 B 细胞淋巴瘤的肿瘤细胞容易破裂和死亡,留下凋亡细胞组成的碎片,尤其是在类

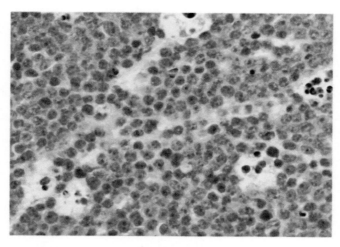

图 5.8　伯基特淋巴瘤由单形性中等大小的嗜碱性转化细胞组成，细胞核呈圆形，染色质精细聚集且分散（苏木精-伊红染色）。

固醇激素诊断性给药后淋巴瘤细胞会发生明显凋亡。因此，病理学家在区分中枢神经系统弥漫性大 B 细胞淋巴瘤的这种组织病理学特征与 Burkitt 淋巴瘤的真实星空外观时应谨慎。病理学家还应根据世界卫生组织的造血和淋巴组织肿瘤分类对可疑病例进行免疫组化和细胞遗传学检测。

免疫组化结果显示，肿瘤细胞表达 B 细胞抗原，CD20、BCL6、MUM-1 和 MIC2（图 5.10 和图 5.11），也有研究显示肿瘤表达 CD19、CD20、CD22、CD79a 和 PAX5，并显示生发中心表型（CD10 和 Bcl-6），具有中度至强膜 IgM 和轻链限制。与系统性 Burkitt 淋巴瘤相似，在肿瘤细胞中观察到强烈的 c-Myc 表达，Ki-67 增殖指数通常接近 100%（图 5.12）。肿瘤细胞 CD5、CD23、CD138、Bcl-2 和 TdT 通常呈阴性。

在细胞遗传学水平上，Burkitt 淋巴瘤的特点是常见的 MYC（8q24）和 IGH（14q32）异位，或不太常见的 IGK（2p12）

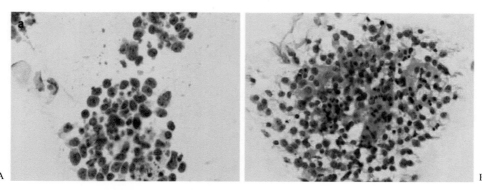

图 5.9　细胞学制备显示淋巴瘤细胞的特征性淋巴腺体（L.GB）（箭头）和形态学。（A）苏木精-伊红染色。（B）巴氏染色。

图 5.10　淋巴瘤细胞显示 BCL2 免疫组织化学染色呈阳性。

或 IGL（22q11）之间的易位。然而，约 10%
的 Burkitt 淋巴瘤虽然强表达 c-Myc，却缺
乏可识别的 MYC 重排，这表明 MYC 基因
失调。NGS 显示，在大约 70% 的散发性
PCNSBL 病例中，转录因子 TCF3 或 E2 A

及其负调节因子 ID3 反复发生突变。在
CCND3、TP53、RHOA、SMARCA4 和
ARID1 A 中也报道了复发性突变。

　　因此，为了正确鉴别诊断 PCNSBL 及
其他高级别 B 细胞淋巴瘤、间变性星形细

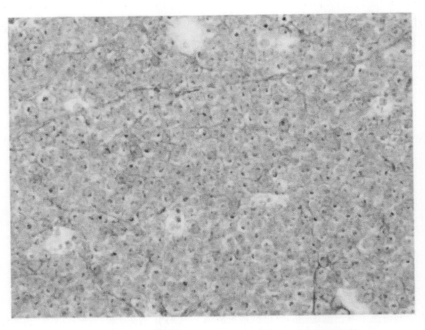

图 5.11　淋巴瘤细胞显示 MIC2 免疫组织化学染色呈阳性。

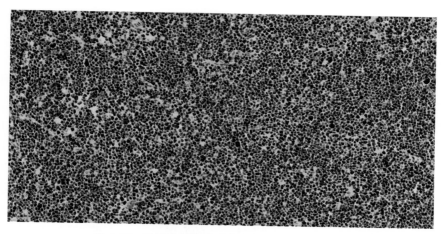

图 5.12　淋巴瘤细胞表现出高增殖活性(Ki-67)。

胞瘤、转移性小细胞癌和黑色素瘤,所有表现出侵袭性临床病程、多灶性中枢神经系统受累性和高增殖指数的 PCNSL 病例都推荐进行 MYC、BCL2 和 BCL6 重排的荧光原位杂交（FISH）研究,因为 MYC、BCL2 和（或）BCL6 在伯基特淋巴瘤中的存在使其成为高级别 B 细胞淋巴瘤。

原发性中枢神经系统低级别淋巴瘤

低级别 PCNSL 极为罕见,仅占 PCNSL 的 3%~4%。在组织学上,其特征是以成熟 B 细胞为主,增殖指数小于 20%。Jahnke 等报道了迄今为止最大规模的系列研究,其中包括 40 名 1979—2004 年诊断为低级别 PCNSL 的患者。在他们的研究中, 80% 的患者患有 B 细胞淋巴瘤,其中 34% 为淋巴浆细胞性淋巴瘤（受检测手段限制,可能部分为淋巴浆细胞淋巴瘤或边缘区淋巴瘤）、3% 为滤泡性淋巴瘤（FL）, 63% 为小淋巴细胞淋巴瘤未分类型。92.5% 的患者存在大脑半球或更深部脑结构受累, 10% 的患者有软脑膜受累。疑似小 B 细胞淋巴瘤的基本免疫组化染色至少包括 CD20、PAX5、CD3、CD5、CD23、CD10、Bcl-6、Bcl-2、CD43、Bcl-1、SOX11、EBV 原位杂交（ISH）

和 Ki-67,加上 κ 和 λ 免疫染色和（或）在存在浆细胞的情况下进行原位杂交研究。尽管 CNS 中低级别 B 细胞淋巴瘤亚型的确切发病率尚不清楚,但大多数似乎由具有浆细胞分化的小 B 细胞淋巴瘤组成,需要鉴别诊断,如边缘区淋巴瘤（MZL）和淋巴浆细胞淋巴瘤（LPL）。MZL 和 LPL 具有相似的组织形态学表现,淋巴浆细胞浸润由中小型淋巴细胞组成,细胞核略微不规则,染色质成熟,核仁不明显,细胞质相对丰富。由于丰富的苍白细胞质,淋巴细胞可以具有单核细胞样形态,并且它们与数量不等的浆细胞混合。MZL 和 LPL 的诊断需要排除滤泡性淋巴瘤（通过 CD10、Bcl-6 和 FMC7 的阴性表达）、慢性淋巴细胞白血病（CLL）/小淋巴细胞淋巴瘤（SLL,通过 CD5、CD23、LEF1 和 CD200 的阴性表述）和套细胞淋巴瘤（MCL,通过 CD5、Bcl-1/细胞周期蛋白 D1 和 SOX11 的阴性表达）。MZL 和 LPL 中 B 细胞的克隆性质可以通过免疫组织化学染色和（或）原位杂交研究 κ 和 λ 轻链来确定,通常通过流式细胞术检测。MZL 和 LPL 之间的区别可能具有挑战性,需要与其他临床和实验室检查结果相关联（即存在或不存在淋巴结肿大、肝脾肿大、骨髓受累和 M 蛋白）。MYD88 L265P 突变的存在有利于 LPL 而不是 MZL，因为这种突变在 LPL 中比在 MZL 中更常见（LPL 中 >90%，MZL 中约为 10%）。符合 LPL 条件的全身受累证据（即淋巴结肿大、肝脾肿大和骨髓受累）应保证 LPL（Bing-Neel 综合征）而非原发性 CNS LPL 对 CNS 受累的诊断。需要注意的是，与硬脑膜边缘区淋巴瘤（如下文所述）相比，实质性 MZL 的预后可能不太好，这可能部分是由于后者的可切除性更好。

硬脑膜边缘区 B 细胞淋巴瘤（MZBCL）

原发性中枢神经系统 MZBCL 非常罕见且惰性，主要发生在轴外硬脑膜。MZBCL 是 B 细胞淋巴瘤的一种亚型，主要起源于边缘区。硬脑膜 MZL 是一种罕见的轴外和硬膜内淋巴瘤，没有直接扩展到脑实质。硬脑膜 MZL 几乎总是局部的，全身受累并不常见，尽管完整的分期仍然是治疗计划的必要条件。临床上，这种疾病在女性中更为常见。

MZBCL 为低级别惰性淋巴瘤，对治疗反应良好。MZBCL 最初被描述为胃肠道黏膜相关淋巴组织（MALT）低级别淋巴瘤，此后在许多其他器官中都有报道，包括肺、膀胱、唾液腺、结膜和泪腺。根据 2008 年世界卫生组织的分类，MZBCL 是非霍奇金淋巴瘤（NHL）的一种亚型，起源于生发后中心边缘 B 区细胞。MZBCL 是由形态异质性小 B 细胞组成的结外淋巴瘤，包括边缘细胞、类似单核细胞样的细胞、小淋巴细胞、分散的免疫母细胞和成丝粒样细胞。在中枢神经系统中，尽管任何淋巴瘤累及硬脑膜都不常见，但 MZBCL 是该区域报道的最常见的原发性淋巴瘤亚型，通常表现为硬脑膜局部性肿块病变。因此，原发中枢 MZBCL

常被临床上误诊为脑膜瘤。MZBCL 主要发生在中年女性。

组织病理学

MALT 颅外 MZBCL 的发病机制被认为是微生物慢性炎症的结果。另一种观点认为，与硬脑膜相关的淋巴组织可能产生于慢性刺激，类似于其他器官的 MALT。其组织病理学主要特点包括灰白色界面分离，脑脊液裂征或假包膜形成，以及包裹肿块的血管。其他研究推测，在非黏膜部位 MZBCL 的发展过程中，脑膜细胞或蛛网膜帽细胞发挥了上皮细胞的作用。其他相关病因也包括各种原发性胶质和间充质肿瘤，炎性和感染性病变。镜下，肿瘤细胞形成硬脑膜局限性肿块病变，伴淋巴滤泡（图 5.13），由小的轻度非典型淋巴细胞组成，细胞质清晰，浆细胞分化多样（图 5.14）。免疫组织化学上，肿瘤细胞表达 B 细胞标志物（CD19、CD20 和 CD79a）（图 5.15），但不表达 CD3、CD10 和 CD23。淋巴瘤细胞通常 Bcl-2（+），约 50% 的病例可以呈 CD43 阳性。Ki-67 通常很低（5%~10%）。一部分原发性硬脑膜 MZL 病例的 IgG4 可呈阳性。绝大多数硬脑膜 MZL 病例显示出克隆性 IGH 基因重排，那些具有浆细胞分化的患者常携带 TNFAIP3 失活突变，具有可变单核细胞形态的硬脑膜 MZL 具有 NOTCH2 活化和 TBL1XR1 突变。

低级别实质内浸润淋巴瘤

2005 年 Jahnke 等报道了 7 例 "中枢神经系统低级别 B 细胞淋巴瘤，包括滤泡性淋巴瘤和淋巴浆细胞性淋巴瘤"。他们还报道了 CNS 低级别 B 细胞淋巴瘤的临床过程可能是多变的，而且通常比经典的 PCNSL 更惰性，主要累及脑实质。图 5.16 和图 5.17 显示了 MALT 的实质内 MZBCL 的组织病理学。当病理学家通过活检进行

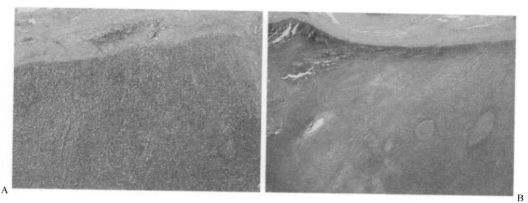

图 5.13 （A）黏膜相关边缘区 B 细胞淋巴瘤（MZBCL）的组织病理学结果。（B）肿瘤细胞与淋巴滤泡形成硬脑膜局部肿块病变。

诊断时,很难将 MALT 的实质内 MZBCL 与炎症性疾病、脱髓鞘疾病和淋巴瘤样肉芽肿病区分开来。需要辅助其他检测手段,比如免疫球蛋白重链可变区（IgVH）基因重排的分析对确定 B 细胞淋巴瘤有重要价值。因此,在这种困难的情况下,建议进行 IgVH 基因重排检测。

中枢神经系统原发性 T 细胞淋巴瘤（PCNS TCL）的病理

Shenkier T.N 等报道了迄今为止最大的系列,其中包括 45 名中枢神经系统原发性 T 细胞淋巴瘤患者,所有患者均未表现出全身受累,他们的淋巴瘤 93% 局限于大脑,4%

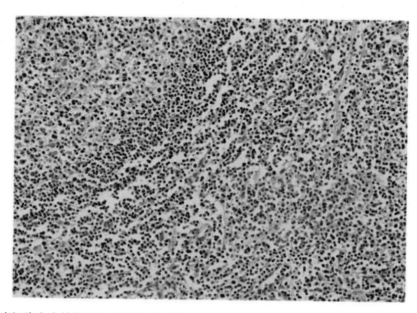

图 5.14　肿瘤细胞由小的轻度非典型淋巴细胞组成,具有透明的细胞质和可变的浆细胞分化。肿瘤中可见淋巴滤泡（苏木精-伊红染色）。

图 5.15 非典型淋巴细胞显示 CD20 免疫组织化学染色阳性。

局限于脊髓，2% 局限于脑膜，与 PCNS DL-BCL 一样，大多数患者表现为幕上病变，按受累部位的频率从高到低依次是大脑半球、基底神经节、胼胝体、脑干和小脑。Villegas E 报道的另一系列中 54% 的患者有颅窝受累，男性发病率高于女性。初次诊断时更容易出现 B 症状及眼部受累。诊断时分别有 30%~36% 和 29%~56% 的患者出现深部脑结构[基底神经节、胼胝体、脑干和（或）小脑]受累和多发性病变。外周 T 细胞淋巴瘤非特指型（PTCL、NOS）占 PCNS TCL 的大部分，在 Menon M.P 系列分析中占比达 83%，其次是间变性大细胞淋巴瘤（ALCL）。

细胞形态学上，部分研究中心报道原发性 CNS PTCL NOS 中的淋巴瘤细胞大多为

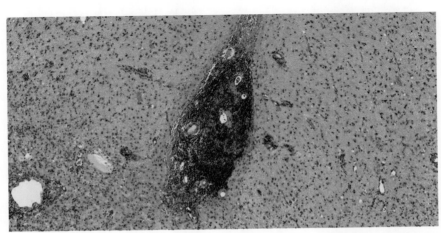

图 5.16 黏膜相关淋巴组织（MALT）实质内边缘区 B 细胞淋巴瘤（MZBCL）的组织病理学结果。小的淋巴浆细胞非典型细胞在血管周围浸润。

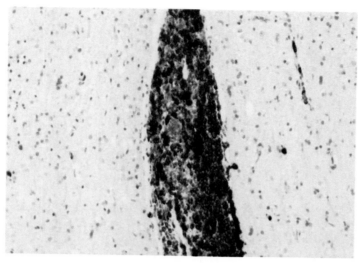

图 5.17　黏膜相关淋巴组织（MALT）实质内边缘区 B 细胞淋巴瘤（MZBCL）的免疫组织化学结果。非典型小淋巴细胞显示 CD20 免疫组织化学染色阳性。

中小型细胞，细胞核致密、深染，核轮廓不规则，偶见核仁明显，细胞质稀少，肿瘤细胞显示出血管周围排列（血管中心性），还可观察到淋巴瘤细胞对 Virchow-Robin 空间的扩张。经常可见坏死，以及神经胶质增生和组织细胞。有混合炎症细胞的存在，即淋巴细胞、浆细胞、中性粒细胞和嗜酸性粒细胞。另有部分研究中心显示 PCNS TCL 细胞为小到中等，或为"多形性"或"中到大"细胞的组合，考虑为 ALCL 的特征。还有一小部分病例中也可以看到中到大细胞或以大细胞为主。

免疫组化显示，几乎所有原发性 CNS PTCL、NOS 均表达 CD3。淋巴瘤细胞常为 CD8（+）细胞毒 T 细胞表型，表现为 CD8（+）、TIA1（+）、颗粒酶 B 和穿孔素阳性表达的表型。少数患者 CD4（+）、TIA1（+）、颗粒酶 B 和穿孔素（+）。CD4 表达见于 33% 的 Menon 研究系列中，也有 CD4 和 CD8 混合表达的患者。CD5 部分或全部表达缺失较为常见（约 60%），其次是 CD7 和

CD5 表达的部分或完全缺失（60%），再次是 CD7 和 CD2 的部分或完全表达缺失。CD56 的表达未见报道，EBV 阳性细胞也不常见。部分病例可观察到 CD30 表达。尽管在 PTCL NOS 中亦可见 CD30 阳性，但若所有淋巴瘤细胞中弥漫性强阳性表达 CD30 应考虑 ALCL。Ki-67 增殖指数超过 50%。大多数病例为原发性 CNS PTCL。肿瘤 Ki-67 增殖指数超过 50%，多数为 PTCL NOS αβT 细胞。TCR 重排是非常有力的诊断 T 细胞淋巴瘤的辅助检查方式，只要标本能获取足够的 DNA，均推荐检测。此外，包含 T 细胞淋巴瘤的二代测序热点突变，也推荐患者进行。但目前尚未发现 PCNS TCL 特异性的细胞或分子遗传学突变。

第二个最常见的 PCNS TCL 为 ALCL。ALCL 多累及软脑膜，表现为双侧棕白色结节。Menon 系列中的 ALCL 显示出聚集体/片状淋巴瘤细胞或肿瘤细胞分散于脑白质中。淋巴瘤细胞显示为经典的 ALCL 形

态,例如具有囊泡染色质的大细胞,明显的核仁,胞浆充足的"标志性"细胞。最显著区分 ALCL 和 PTCL NOS 的指标,即是否弥漫性、强阳性表达 CD30。在系统性 ALCL 中,ALK 阳性病例一般预后较好,但在 PCNSL 中是否存在相同的预后尚有待证实。

因此,疑似 T 细胞淋巴瘤的免疫组织化学染色包括 CD3、CD4、CD8、CD2、CD5、CD7、CD56、CD30 和 EBV ISH。在样本有限的情况下,可以考虑分阶段进行免疫组织化学染色。可以添加细胞毒性标记物(TIA-1、颗粒酶 B、穿孔素)和 T 滤泡辅助标志物(PD-1、CD10、Bcl-6、CXCL13、ICOS)以进一步细分。

特殊情况的中枢神经系统淋巴瘤及鉴别诊断

儿科人群中的 PCNSL

在儿科环境(0~19 岁)中,PCNSL 非常罕见,约占所有 PCNSL 病例的 1%,男性多于女性(男女比例为 1.7∶1),诊断的中位年龄为 12.5~14 岁。与成人相似,PCNS DLBCL 占儿童 PCNSL 的大部分(49%~70%),其次是间变性大细胞淋巴瘤(17%~23%),Burkitt 淋巴瘤(7%~12%)和淋巴母细胞淋巴瘤(7%)。肿瘤可以是单发的或多灶性的,最常见的位置是顶叶和额叶,其次是小脑、垂体柄、下丘脑和颞叶。儿科 PCNSL 病例不存在成人病例中常见的基因改变(如 MYD88、CARD11、CD79B、PIM1),但富含 TP53 突变。

Epstein-Barr 病毒阳性中枢神经系统弥漫性大 B 细胞淋巴瘤,未另行说明

EBV 与先天性和获得性免疫缺陷患者 PCNSL 的发病机制有关,包括与共济失调毛细血管扩张、Wiskott-Aldrich 综合征、肾移植和其他疾病的免疫抑制治疗相关的缺陷。先前的一些研究表明 EBV 在 PCNSL 免疫正常患者中也起作用。O'Neill 等和 Kleinschmidt-DeMasters 等的研究指出,EBV 介导的 PCNS B 细胞淋巴瘤可发生在接受多种免疫抑制药物(硫唑嘌呤、甲氨蝶呤、类固醇、霉酚酸酯等)的老年患者中,不过这些患者通常不认为存在免疫抑制。

Utsuki 等通过原 FISH 将患者的肿瘤细胞分为 EBV 强阳性、微阳性和阴性三组,比较三组患者的预后。EBV 肿瘤细胞强阳性的患者预后最差,EBV 阴性的患者预后最好。组织学上,肿瘤伴血管中心型和广泛坏死(图 5.18 至图 5.22)。来自血管周围套囊的肿瘤细胞侵入神经实质或蛛网膜下腔,类似脑炎样。肿瘤细胞由偶尔的大淋巴细胞或免疫母细胞组成,其特征通常是多态的,混合有小淋巴细胞、浆细胞和组织细胞,尽管它们的成分在不同的病例中有所不同。B 细胞标志物(CD20、CD79a 和 PAX5)在肿瘤细胞中呈阳性(图 5.22a-c、图 5.23 和图 5.24),而 T 细胞标志物(CD3 和 CD45RO)则没有这种表达。在潜在基因产物方面,所有病例均在大细胞上表现为潜在膜蛋白 1 阳性(图 5.22 d)。所有病例的细胞核中均可见 EBV 核抗原(图 5.22e)。在所有病例中,非典型淋巴样浸润在原位杂交上显示 EB 病毒编码小 RNA(EBER)阳性信号(图 5.22f 和图 5.25)。

关于 EBV 宿主相互作用,根据 EBV 编码蛋白和 RNA 的表达率,已经识别出 4 种不同形式的病毒潜伏期。Ⅰ型,在 Burkitt 淋巴瘤中观察到,表现为 EBV 编码的核抗原 1 和小的非聚腺苷酸化 RNA(EBER)分子的单独表达。Ⅱ型,在霍奇金淋巴瘤中观察到,表现为潜伏膜蛋白的额外表达。Ⅲ

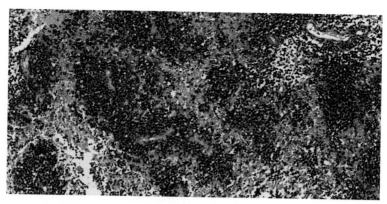

图 5.18　原发性中枢神经系统 EB 病毒（EBV）阳性弥漫性大 B 细胞淋巴瘤的组织病理学结果。肿瘤伴有血管中心模式（苏木精-安地红染色）。

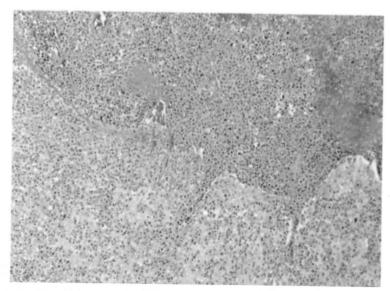

图 5.19　来自这些血管周围套囊的肿瘤细胞侵入神经实质或蛛网膜下腔,类似于脑炎（苏木精-伊红染色）。

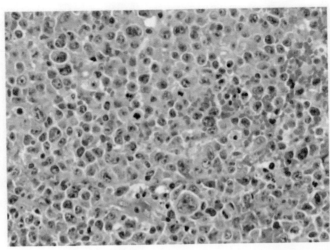

图 5.20　弥漫性、混合性、小裂隙、大细胞淋巴瘤，显示多形性特征（苏木精-伊红染色）。

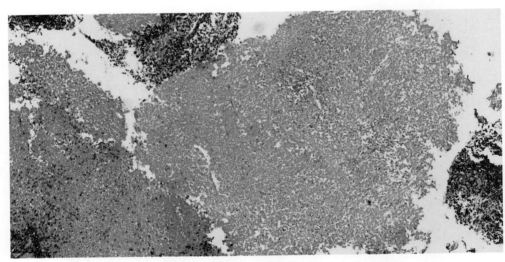

图 5.21　大面积坏死的显微照片（苏木精-伊红染色）。

型，在免疫缺陷患者的 LPD 中观察到，表达所有 6 种 EBV 核抗原，所有 3 种潜伏膜蛋白和 2 种 EBER。Ⅳ型潜伏期定义不严格，属于传染性单核细胞增多症和移植后 LPD。因此，尽管没有原发性 CNS EBV 阳性弥漫性大 B 细胞淋巴瘤患者的免疫缺陷实验室数据，但 EBV 阳性 CNS 弥漫性大 B 细胞淋巴瘤的病理特征与潜伏期Ⅲ表型相似，潜伏期Ⅲ表型是在免疫缺陷背景下产生的 EBV LPD。这些资料表明原发性 EBV 阳性弥漫性大 B 细胞淋巴瘤可发生在中枢神经系统。

原发性中枢神经系统 EBV 阳性弥漫性大 B 细胞淋巴瘤和胶质母细胞瘤之间的鉴别诊断通常非常困难，因为这两种肿瘤都表现为广泛的坏死和组织病理学上的多态外

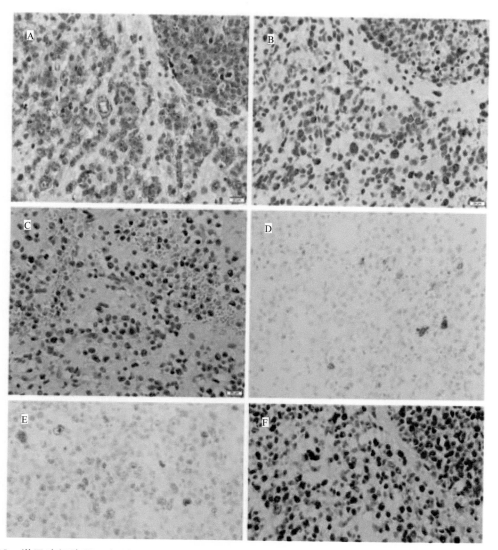

图 5.22 淋巴瘤细胞显示（A）CD20、（B）CD79a、（C）PAX5、（D）潜伏膜蛋白 1（LMP-1）和（E）EBV 核抗原 2（EBNA-2）免疫组织化学染色阳性。（F）淋巴瘤细胞在原位杂交中显示 Epstein-Barr 病毒编码的小 RNA（EBER）的阳性信号。

观。因此,对于可疑病例,神经病理学家应进行免疫组化检查和原位杂交研究。

大鼠模型显示,通过全脑放射治疗和高剂量抗病毒联合治疗,生存率显著提高,这证明了该大鼠模型在体内环境下评估新的和合理的治疗方法的效用,并证明了在 EBV 阳性 PCNSL 患者中应额外考虑使用叠氮多苷和更昔洛韦的大剂量抗病毒治疗。因此,在确定治疗方案时,有必要检测 PCNSL 中的 EBV,并应额外考虑在原发性 CNS EBV 阳性弥漫大 B 细胞淋巴瘤患者中使用叠氮多昔和更昔洛韦的大剂量抗病毒治疗。

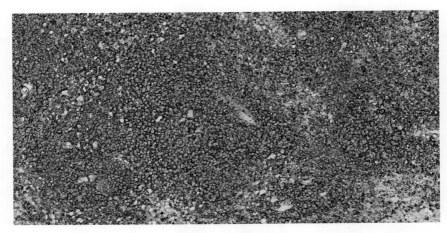

图 5.23　CD20。

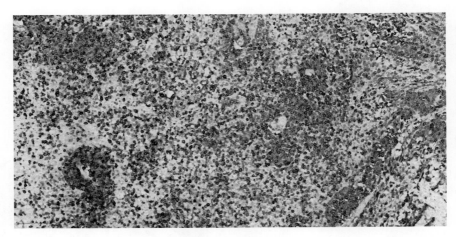

图 5.24　CD79a。

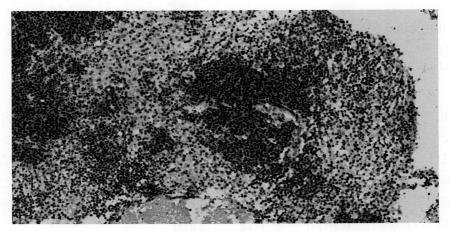

图 5.25　EBER。

医源性免疫缺陷相关淋巴增生性疾病

医源性免疫缺陷相关淋巴增生性疾病（IALPD）目前已被纳入"由免疫缺陷/调节失调引起的多态性淋巴组织增殖性疾病"。大多数医源性 IALPD 是由 EB 病毒（EBV）感染引起的,通过分析 EB 病毒编码的小RNA 原位杂交（EBER-ISH）可以促进IALPD 的诊断。IALPD 分为两组:移植后淋巴增生性疾病（PTLD）和其他医源性IALPD。有原发性中枢神经系统 PTLD 的报道,但其他原发性 CNS 医源性 IALPD很少。

艾滋病相关原发性中枢神经系统淋巴瘤

根据 2022 版《世界卫生组织的造血和淋巴组织肿瘤分类》,与 HIV 感染相关的淋巴瘤目前隶属于为由免疫缺陷/调节失调引起的淋巴瘤。与 HIV 感染相关的最常见的获得性免疫缺陷综合征（AIDS）相关淋巴瘤包括 Burkitt 淋巴瘤、弥漫性大 B 细胞淋巴瘤（DLBCL）、原发性积液淋巴瘤、浆母细胞淋巴瘤和霍奇金淋巴瘤。然而,在艾滋病患者中,DLBCL 更常累及中枢神经系统。HIV 相关的原发性中枢神经系统淋巴瘤的发病率在过去 10 年中显著增加,但由于抗反转录病毒治疗的高活性,艾滋病相关的原发性中枢神经系统淋巴瘤的发病率已大幅下降。与 HIV 相关的系统性淋巴瘤相比,艾滋病相关的原发性中枢神经系统淋巴瘤表现出较高的 EB 病毒（EBV）频率、大细胞组织学和缺乏 c-myc 易位。

一般表现为免疫母细胞的组织学特征,B 细胞来源,含有表达潜伏膜蛋白 1 的EBV。CNS HIV 相关的原发性 DLBCL 表现出 EBV 阳性 DLBCL 的组织病理学特征。典型的案例如图 5.26 所示。肿瘤伴有血管中心型和广泛坏死。肿瘤细胞由偶见的大淋巴细胞或免疫母细胞组成,通常以多

态成分为特征,混合有小淋巴细胞、浆细胞和组织细胞,尽管它们的成分在不同的病例中有所不同（图 5.27）。肿瘤细胞的 B 细胞标记物（CD20、CD79a 和 PAX5）呈阳性（图5.28）,而 T 细胞标记物（CD3 和 CD45RO）呈阴性。在基因潜伏产物方面,所有病例均在大细胞上表现为膜蛋白 1 潜伏阳性,细胞核内可见 EBV 核抗原。非典型淋巴样浸润在原位杂交中显示 EB 病毒编码的小 RNA 阳性信号（图 5.29）。一些研究人员发现,在某些艾滋病相关的中枢神经系统 DLBCL 中存在 Reed - Sternberg 细胞,因此提出是否

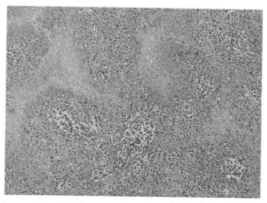

图 5.26　肿瘤伴有血管中心模式和广泛坏死（苏木精-伊红染色）。

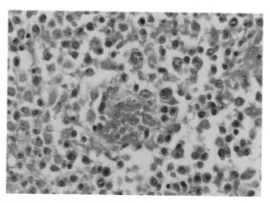

图 5.27　肿瘤细胞偶尔由大淋巴细胞或免疫母细胞（苏木精-伊红染色）。

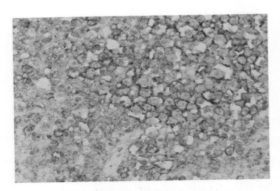

图 5.28　非典型大细胞 CD20 阳性。

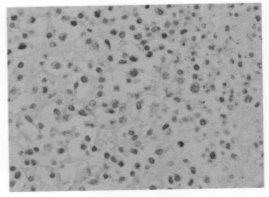

图 5.29　非典型大细胞对 EB 病毒编码的小 RNA（EBER）原位杂交呈阳性。

应将这些淋巴瘤视为 Ki-1 间变性淋巴瘤或霍奇金淋巴瘤的 B 细胞变异型的问题，并建议对手术活检的中枢神经系统淋巴瘤进行 CD30 的检测。

血管内大 B 细胞淋巴瘤

它很少孤立发生原发 CNS，也尚无原发性中枢神经系统血管内 DLBCL 的报道，这里讨论该病，因为它经常累及 CNS 并且对该种类型的认识有助于早期诊断和治疗这种侵袭性淋巴瘤，并与 PCNSL 进行良好的鉴别。血管内大 B 细胞淋巴瘤是一种结外大 B 细胞淋巴瘤，通常老年人高发，遵循侵袭性临床过程，许多患者在死后尸检得到该结果。大约 1/3 的患者出现神经系统症状。临床上，有两种经典表现模式：一种为经典的西方变异模式，另一种为和噬血细胞综合征（HLH）相关的亚洲变异模式，两种变异模式均可累及中枢神经系统，但罕见累及淋巴结。经典西方变异模式常见累及皮肤，HLH 相关模式更常见累及脏器。淋巴结受累在任一变体中都很少见。

在尸检中，大脑可能看起来非常正常。有时，白质可能会出现暗灰色改变，伴有类似梗死的局灶性病变。在显微镜下，可以看到肿瘤性淋巴样细胞充满脑实质或软脑膜内的小型或中型血管腔（图 5.30 A 和图

5.31），但这种血管发现可能非常局灶且难以识别。肿瘤性淋巴细胞通常具有大的圆形细胞核，核仁突出，细胞质稀少（图 5.30 B）。有丝分裂象通常很容易识别。可以使用突出显示内皮细胞的 CD34 免疫组织化学来证明血管的参与（图 5.30 C 和图 5.32）。脑实质常有梗死相关改变，包括血管内纤维蛋白血栓、血管壁坏死和周围实质神经胶质增生。肿瘤性 B 细胞累及多条血管足以诊断血管内大 B 细胞淋巴瘤。这些细胞可以通过 CD45、CD20（图 5.30 D）、PAX-5 和 CD79a 进行免疫组织染色。部分患者 CD5 和 CD10 表达（分别为 38% 和 13%），几乎所有 CD10 表达阴性的病例都是 MUM1 阳性，它们缺乏 CD29（整合素 β1）和 CD54（ICAM-1），它们是淋巴细胞运输和跨血管迁移所必需的黏附分子，与大多数病例中肿瘤性淋巴细胞的血管内限制相关，而没有实质受累。基因分析发现血管内大 B 细胞淋巴瘤中有 MYD88 和 CD79B 的反复突变。

血管内大 B 细胞淋巴瘤的主要鉴别诊断包括血管内自然杀伤细胞（NK）淋巴瘤、血管内 T 细胞淋巴瘤和淋巴内 ALK 阴性间变性大细胞淋巴瘤（ALCL）。T 细胞标

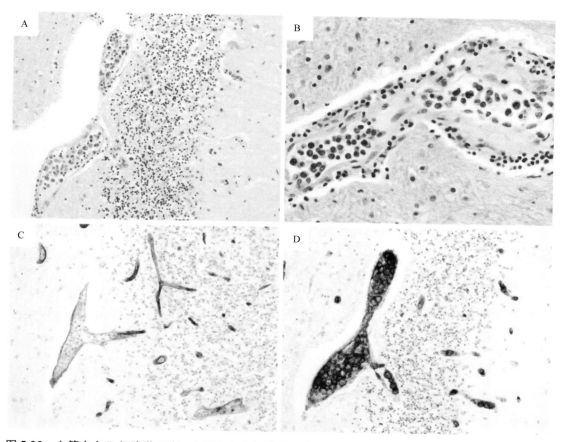

图 5.30　血管内大 B 细胞淋巴瘤。血管内大 B 细胞淋巴瘤表现为局限于血管腔内的肿瘤细胞增殖（ A，原始放大倍数 ×200 ）。肿瘤细胞核大而圆，核仁明显，胞质稀少（ B，原始放大倍数 ×400 ）。在免疫组织化学上，血管的内皮细胞可以使用抗 CD34 抗体突出显示（ C，原始放大倍数 ×200 ）。血管内的肿瘤性淋巴细胞表达 CD20，证实了 B 细胞谱系（ D，原始放大倍数 ×200 ）。

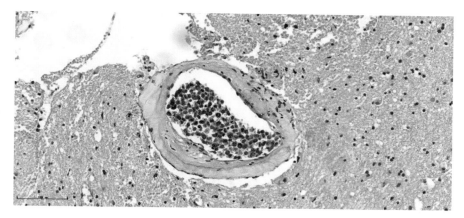

图 5.31　HE 染色。

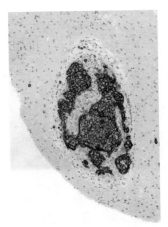

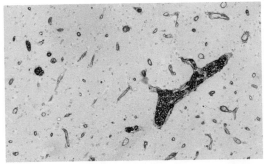

图 5.32　CD20+CD34+双染。

志物（包括 CD30、NK 细胞标志物和 B 细胞标记物）的免疫组织化学染色有助于区分这三种鉴别诊断。

中枢神经系统的淋巴瘤样肉芽肿病

　　原发性中枢神经系统淋巴瘤和原发性中枢神经系统淋巴瘤样肉芽肿病（LYG）的鉴别通常很困难，只有实际的组织学模式才能确认这些疾病的正确诊断。LYG 是一种全身性、血管中心性和血管破坏性淋巴增生性疾病。大多数 LYG 患者有肺部病变，有时也有中枢神经系统、肾脏、肝脏和其他器官的病变。大多数 LYG 患者没有显性免疫缺陷史，但 LYG 多发于免疫缺陷患者。LYG 的发病机制尚不清楚，但被认为是与 EBV 抗原刺激相关的反应性/B 细胞肿瘤形成过程。

　　组织病理学上，LYG 表现为血管中心性和血管破坏性浸润，伴有大量小淋巴细胞、浆细胞和巨噬细胞。LYG 由少量具有异型性的 EBV 阳性淋巴细胞组成。LYG 中嗜中性粒细胞和嗜酸性粒细胞通常不明显，通常未见良好的肉芽肿。大量的非典型淋巴样细胞与不良预后有关。在 WHO 的造血和淋巴组织肿瘤分类中，LYG 的分级与 EBV 阳性 B 细胞与反应性淋巴细胞的比例高低有关。LYG Ⅰ级包含多态淋巴样浸润，无细胞异型性，本级无大型转化淋巴细胞，未见坏死。此外，EBV 阳性 B 细胞较少（每高倍数场<5 个）或在某些情况下可能没有。LYG Ⅱ级含有大型非典型淋巴样细胞。本等级 EBV 阳性 B 细胞数量众多，可识别的 EBV（+）细胞（每个高倍场 5~20 个）。LYG Ⅲ级病变含有大的非典型 B 细胞，可形成大的聚集体。在这个级别中，明显的多形性和霍奇金淋巴瘤样细胞经常出现，可以识别 EBV（+）细胞（每个高倍场>50 个）。该病变也被认为是 DLBCL 的一种亚型（图 5.33 和图 5.34）。因此，EBV 相关的原发性中枢神经系统淋巴瘤是 LYG Ⅲ级的重要鉴别诊断。血管中心生长是原发性中枢神经系统淋巴瘤的一个独特的组织病理学特征，但是这些淋巴瘤缺乏 LYG 中所见的血管浸润/破坏模式。一些 LYG Ⅲ级的病例随着免疫条件的改变仍可能出现自发消退。

　　Patil 等报道罕见病例 CNS-LYG，分离的 CNS-LYG 在出现强化脑块、弥漫性点状病变和 CNS 分离疾病的患者中是一个重要的鉴别诊断。然而，一些 CNS-LYG 病例可归为低级别 CNS T 细胞淋巴瘤。因此，CNS-LYG 的发病机制和生物学行为仍是一种有争议的淋巴增生性疾病。

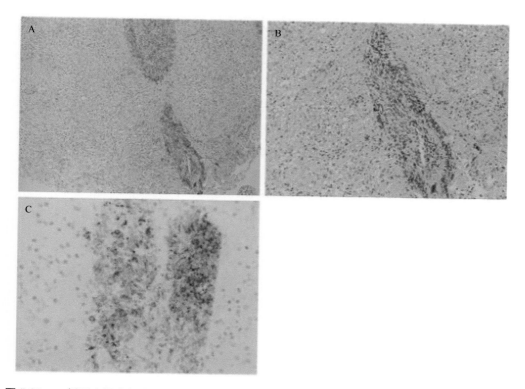

图 5.33　一例孤立性中枢神经系统淋巴瘤样肉芽肿病（CNS-LYG）。（A）（B）切片显示具有丰富淋巴细胞、浆细胞和巨噬细胞的血管中心性和血管破坏性浸润（A: 低放大倍数，B: 低放大倍数: 苏木精-伊红染色）。（C）淋巴细胞 CD20 免疫组织化学染色呈阳性。

类似原发性中枢神经系统淋巴瘤的肿胀性脱髓鞘疾病

　　原发性中枢神经系统淋巴瘤有时在组织学上与脱髓鞘疾病难以区分，因为病变边缘常含有脱髓鞘、胶质细胞增生、巨噬细胞和小的非肿瘤性血管周围淋巴细胞。然而，由于肿胀性脱髓鞘疾病的治疗和预后不同，需要对 PCNSL 进行明确的诊断。

　　中枢神经系统（CNS）脱髓鞘疾病包括各种病理条件，但多发性硬化是最常见的疾病。Dagher 等描述了肿大性脱髓鞘疾病的影像学特征对避免活检和在活检结果不明确时防止危险治疗很重要。Sharma 等报道，PCNSL 伴随脱髓鞘成分，在皮质类固醇诱导的肿瘤消退后，脱髓鞘成分可能增加。病理学家还应注意到脱髓鞘疾病在临床和组织学上与 PCNSL 类似的相反情况。一个疑难的脱髓鞘疾病病例类似 PCNSL，因为突出的血管周围淋巴细胞和其他炎症细胞，但是这些淋巴细胞没有表现出明显的异型性或单克隆性，回顾性分析极长链脂肪酸血浆浓度升高证实了肾上腺脑白质营养不良脱髓鞘病变的诊断。还有一些研究表明，中枢神经系统脱髓鞘病变可能先于 PCNSL 发展，属于 PCNSL 发生之前的前哨脱髓鞘。

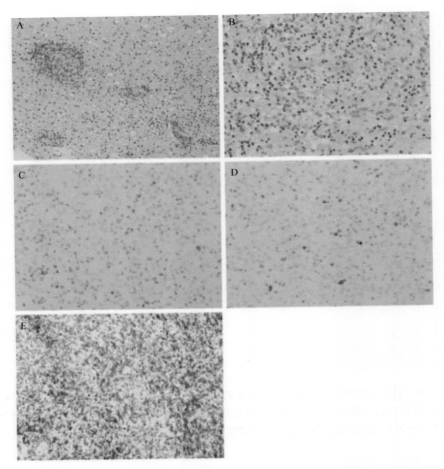

图5.34　具有T细胞表型的中枢神经系统淋巴瘤样肉芽肿病（CNS-LYG）的组织病理学结果。（A）（B）该部分显示具有丰富小淋巴细胞的血管中心性和血管破坏性浸润。浆细胞和巨噬细胞（A：低-低放大倍数，B：高-低放大倍数）。（C）（D）通过原位杂交，非典型淋巴细胞显示EB病毒编码的小RNA（EBER）的阳性信号。（E）非典型淋巴细胞显示CD3免疫组织化学染色阳性。

参考文献

[1] Dubuisson A，Kaschten B，Lénelle J，et al. Primary central nervous system lymphoma report of 32 cases and review of the literature. Clin Neurol Neurosurg,2004,107（1）:55-63.

[2] Giannini C，Dogan A，Salom DR. CNS lymphoma：a practical diagnosticapproach. J Neuropathol Exp Neurol, 2014,73（6）:478-494.

[3] Shi，Q.-Y.，Feng，X.，Bao，W.，et al. MYC/BCL2 Co-Expression Is a Stronger Prognostic Factor Compared With the Cell-of-Origin Classi? cation in Primary CNS DLBCL. J. Neuropathol. Exp. Neurol, 2017, 76: 942–948.

[4] Kim，S.，Nam，S.J.，Kwon，D.，et al. MYC and BCL2 overexpression is associated with a higher class of Memorial Sloan-Kettering Cancer Center prognostic model and poor clinical outcome in primary di? use large B-cell lymphoma of the central nervous system. BMC Cancer, 2016, 16: 1–11.

[5] Tapia，G.，Baptista，M.J，Munoz-Marmol. AM.，et al. MYC protein expression is associated with

poor prognosis in primary di? use large B-cell lymphoma of the central nervous system. AP-MIS, 2015, 123：596–603.

[6] Yoon, S.E., Kim, W.S., Kim, S.J. Asian variant of intravascular large B-cell lymphoma：A comparison of clinical features based on involvement of the central nervous system. Korean J. Intern. Med, 2020, 35：946–956.

[7] Ollila TA, Olszewski AJ. Extranodal Diffuse Large B Cell Lymphoma：MolecularFeatures, Prognosis, and Risk of Central Nervous System Recurrence. Curr Treat Options Oncol, 2018, 19（8）:38.

[8] Calimeri T, Steffanoni S, Gagliardi F, et al. How we treat primary central nervous system lymphoma. ESMO Open,2021,6（4）:100213.

[9] Radke J, Ishaque N, Koll R, et al. The genomic and transcriptional landscape of primary central nervous system lymphoma. Nat Commun. 2022, 13（1）:2558.

[10] Grommes C, Rubenstein JL, DeAngelis LM, et al. Comprehensive approach to diagnosis and treatment of newly diagnosed primary CNS lymphoma. Neuro Oncol, 2019,21（3）:296-305.

[11] Bataille, B., Delwail, V., Menet, E.,eta al. Primary intracerebral malignant lymphoma：Report of 248 cases. J. Neurosurg, 2000, 92：261–266.

[12] Bower, K., Shah, N. Primary CNS Burkitt Lymphoma: A Case Report of a 55-Year-Old Cerebral Palsy Patient.Case Rep. Oncol. Med, 2018：1–7.

[13] Pesin, N., Lam, C., Margolin, E. Central Nervous System Burkitt Lymphoma Presenting as Atypical Guillain-Barre Syndrome. Can. J. Neurol. Sci, 2019, 47：145–147.

[14] Kobayashi, H., Sano, T., Ii, K., et al. Primary Burkitt-type lymphoma of the central nervous system. Acta Neuropathol, 1984, 64：12–14.

[15] Leucci, E., Cocco, M., Onnis, A., et al. MYC translocation-negative classical Burkitt lymphoma cases：An alternative pathogenetic mechanism involving miRNA deregulation. J. Pathol, 2008, 216：440–450.

[16] Kretzmer, H., Project, I.M.-S., Bernhart, S.H., et al. DNA methylome analysis in Burkitt and follicular lymphomas identies differentially methylated regions linked to somatic mutation and transcriptional control. Nat. Genet, 2015, 47：1316–1325.

[17] Love, C., Sun, Z., Jima, D.D., et al. The genetic landscape of mutations in Burkitt lymphoma. Nat. Genet, 2012, 44：1321–1325.

[18] Project, T.I.M.-S., Richter, J., Schlesner, M., et al. Recurrent mutation of the ID3 gene in Burkitt lymphoma identi? ed by integrated genome, exome and transcriptome sequencing. Nat. Genet, 2012, 44：1316–1320.

[19] Giulino-Roth, L., Wang, K., Macdonald, T.Y., et al. Targeted genomic sequencing of pediatric Burkitt lymphoma identi? es recurrent alterations in antiapoptotic and chromatin-remodeling genes. Blood, 2012, 120：5181–5184.

[20] Wagener, R., Aukema, S.M., Schlesner, M., et al. ThePCBP1gene encoding poly（rc）binding protein i is recurrently mutated in Burkitt lymphoma. Genes Chromosom. Cancer, 2015, 54：555–564.

[21] Jiang L, Li Z, Finn LE, et al. Primary central nervous system B cell lymphoma with features intermediate between diffuse large B cell lymphoma and Burkitt lymphoma. Int J Clin Exp Pathol, 2012,5（1）:72-76.

[22] Nomani, L., Cotta, C.V., Hsi, E.D., et al. Extranodal Marginal Zone Lymphoma of the Central Nervous System Includes Parenchymal-Based Cases With Characteristic Features. Am. J. Clin. Pathol, 2020, 154：124–132.

[23] Hamilton DK, Bourne TD, Ahmed H, et al.Follicular lymphoma of the dura：case report. Neurosurgery, 2006,59（3）:E703-4.

[24] Swerdlow, S.H., Kuzu, I., Dogan, A., et al. The many faces of small B cell lymphomas with plasmacytic differentiation and the contribution of MYD88 testing. Virchows Archiv, 2016, 468：259–275.

[25] Ganapathi, K.A., Jobanputra, V., Iwamoto, F.,

et al. The genetic landscape of dural marginal zone lymphomas. Oncotarget, 2016, 7: 43052–43061.

[26] De La Fuente, M.I., Haggiagi, A., Moul, A., et al. Marginal zone dural lymphoma: The Memorial Sloan Kettering Cancer Center and University of Miami experiences. Leuk. Lymphoma, 2016, 58: 882–888.

[27] Choi JY, Chung JH, Park YJ, et al. Extranodal Marginal Zone B-Cell Lymphoma of Mucosa-Associated Tissue Type Involving the Dura. Cancer Res Treat, 2016, 48(2):859-863.

[28] Lauw MIS, Lucas CG, Ohgami RS, et al. Primary Central Nervous System Lymphomas: A Diagnostic Overview of Key Histomorphologic, Immunophenotypic, and Genetic Features. Diagnostics(Basel), 2020, 10(12):1076.

[29] Hayabuchi, N., Shibamoto, Y., Onizuka, Y. Primary central nervous system lymphoma in japan: A nationwide survey. Int. J. Radiat. Oncol, 1999, 44: 265–272.

[30] Lim, T., Kim, S.J., Kim, K., et al. Primary CNS lymphoma other than DLBCL: A descriptive analysis of clinical features and treatment outcomes. Ann. Hematol, 2011, 90: 1391–1398.

[31] Shenkier, T.N., Blay, J.-Y., O'Neill, B.P., et al. Primary CNS Lymphoma of T-Cell Origin: A Descriptive Analysis From the International Primary CNS Lymphoma Collaborative Group. J.

Clin. Oncol, 2005, 23: 2233–2239.

[32] Villegas, E., Villà, S., López-Guillermo, A., et al. Primary central nervous system lymphoma of T-cell origin: Description of two cases and review of the literature. J. Neuro-Oncol, 1997, 34: 157–161.

[33] Menon, M.P., Nicolae, A., Meeker, H., et al.Primary CNS T-cell Lymphomas: A Clinical, Morphologic, Immunophenotypic, and Molecular Analysis. Am. J. Surg. Pathol, 2015, 39: 1719.

[34] Swerdlow, S.H., Campo, E., Harris, N.L., et al. (Eds.) WHO Classification of Tumours of Hematopoietic and Lymphoid Tissues, Revised, 4th ed.; IARC Press: Lyon, France, 2017.

[35] Yoon, S.E., Kim, W.S., Kim, S.J. Asian variant of intravascular large B-cell lymphoma: A comparison of clinical features based on involvement of the central nervous system. Korean J. Intern. Med, 2020, 35: 946–956.

[36] Tahsili-Fahadan, P,, Rashidi, A., Cimino, P.J., et al. Neurologic manifestations of intravascular large B-cell lymphoma. Neurol. Clin. Pr, 2015, 6: 55–60.

[37] Matsue, K., Abe, Y., Narita, K., et al. Diagnosis of intravascular large B cell lymphoma: Novel insights into clinicopathological features from 42 patients at a single institution over 20 years. Br. J. Haematol, 2019, 187: 328–336.

第6章

原发性中枢神经系统淋巴瘤的流行病学研究

刘 洁 尉辉杰 吴怡梦 姜焰凌 佟 静

PCNSL 约占所有原发性中枢神经系统肿瘤的 4%，占所有结外淋巴瘤的 4%~6%。美国全国人口研究显示，每年的发病率为（0.3~0.6）例/10 万人。从 1975 年到 2017 年，美国的发病率增加了 5 倍；这些数据与其他国家的几项研究基本一致。 PCNSL 的年发病率因年龄而异；过去 40 年中，年龄>60 岁的患者发病率增长最快，其中 70~79 岁患者的发病率高达 4.32 例/10 万人。这种普遍增加的原因尚不清楚。在最新的大型队列研究中，诊断 PCNSL 的中位年龄约为 67 岁。在一项 75 例累及中枢神经系统的儿童和青少年淋巴瘤病例荟萃中，只有一半患者为 DLBCL，这表明该年龄段的中枢神经系统可能出现其他类型的淋巴瘤，受免疫缺陷综合症影响个体的发病。多项研究表明，男性 PCNSL 的发病率明显高于女性，有报道男女比例（1.2~1.8）：1。

PCNSL 被认为是一种艾滋病相关肿瘤，HIV 病毒感染者的发病率是普通人群的 5000 倍。自 20 世纪 90 年代引入联合抗反转录病毒治疗以来，全球 HIV 感染者中 PCNSL 的发病率急剧下降，从 1991—1994 年（抗反转录病毒治疗前时代）5 例/1000 人每年下降到 1999 年以后的（抗反转录病毒治疗后时代）0.32 例/1000 人每年。 HIV 携带者 PCNSL 的患病率为 6.1%，但不同地理位置之间存在差异；一项对 27 项研究进行的荟萃分析表明，印度的患病率为 3.6%，美国为 30.2%，欧洲为 5.7%，东亚为 2.2%，南美为 7.3%。

对于没有明显免疫抑制的人群，PCNSL 的危险因素尚未确定。未经证实的小型研究表明 PCNSL 与扁桃体切除术或口服避孕药的使用之间存在一定关联。对于长期接受免疫抑制剂治疗的患者（如接受实体器官移植或患有自身免疫性疾病的患者）也是 PCNSL 的高危人群。免疫抑制状态发生 PCNSL 的患者有如下的疾病特点。PCNSL 在免疫功能低下的个体（中位年龄 30 岁）中被早期诊断出来，通常症状出现和诊断之间的间隔很短（中位时间为 1~2 个月）。男女比例为 7.4：1。最常见的表现是精神状态的变化。一半患者患有多灶性疾病，25% 的患者出现脑脊髓播散。PCNSL 是器官移植受者中继皮肤癌之后的第二大常见恶性肿瘤。在这些患者中，PCNSL 通常是一种快速进展的 Epstein-Barr 病毒（EBV）阳性 B 细胞淋巴瘤，诊断时中位年龄为 23 岁。在器官移植受者中，与非西班牙裔白人相比，亚洲个体和太平洋岛屿个体的 PCNSL 发病率更高[调整后的发病率比（aIRR）2.09]、使用阿仑单抗（aIRR 3.12）、单克隆抗体（aIRR 1.83）或多克隆抗体（aIRR 2.03）诱导免疫抑制；移植时 EBV 血清阴性且有原发感染风险的受者（aIRR 1.95）；移植后 1.5 年内。

参考文献

[1] Houillier, C. et al. Management and outcome of primary CNS lymphoma in the modern era: an LOC network study. Neurology 94, e1027–e1039（2020）.

[2] Dandachi, D. et al. Primary central nervous system lymphoma in patients with and without HIV infection: a multicenter study and comparison with U.S national data. Cancer Causes Control 30, 477–488（2019）

[3] Haldorsen, I. S. et al. Increasing incidence and continued dismal outcome of primary central nervous system lymphoma in Norway 1989–2003: time trends in a 15-year national survey. Cancer 110, 1803–1814（2007

[4] Ostrom, Q. T. et al. CBTRUS Statistical Report: primary brain and other central nervous system tumors diagnosed in the United States in 2010–2014. Neuro. Oncol. 19, v1–v88（2017）.

[5] van der Meulen, M., Dinmohamed, A. G., Visser, O., Doorduijn, J. K. & Bromberg, J. E. C.Improved survival in primary central nervous system lymphoma up to age 70 only: a population-based study on incidence, primary treatment and survival in the Netherlands, 1989-2015. Leukemia 31, 1822–1825（2017）.

[6] Eloranta, S. et al. Increasing incidence of primary central nervous system lymphoma but no improvement in survival in Sweden 2000–2013. Eur. J. Haematol. 100, 61–68（2018）.

[7] Makino, K., Nakamura, H., Kino, T., Takeshima, H. & Kuratsu, J. Rising incidence of primary central nervous system lymphoma in Kumamoto, Japan. Surg. Neurol. 66, 503–506（2006）.

[8] Farrall, A. L. & Smith, J. R. Changing incidence

and survival of primary central nervous system lymphoma in Australia: a 33-year national population-based study. Cancers 13, 403（2021）.

[9] Puhakka, I. et al. Primary central nervous system lymphoma high incidence and poor survival in Finnish population-based analysis. BMC Cancer 22, 236（2022）.

[10] Mendez, J. S. et al. The elderly left behind-changes in survival trends of primary central nervous system lymphoma over the past 4 decades. Neuro. Oncol. 20, 687–694（2018）.

[11] Villano, J. L., Koshy, M., Shaikh, H., Dolecek, T. A. & McCarthy, B. J. Age, gender, and racial differences in incidence and survival in primary CNS lymphoma. Br. J. Cancer 105, 1414–1418（2011）.

[12] Attarbaschi, A. et al. Primary central nervous system lymphoma: initial features, outcome, and late effects in 75 children and adolescents. Blood Adv. 3, 4291–4297（2019）. The largest series of PCNSL in adolescents and children.

[13] Engels, E. A. et al. Trends in cancer risk among people with AIDS in the United States 1980-2002. AIDS 20, 1645–1654（2006）.

[14] Wolf, T. et al. Changing incidence and prognostic factors of survival in AIDS-related non-Hodgkin's lymphoma in the era of highly active antiretroviral therapy（HAART）. Leuk. Lymphoma 46, 207–215（2005）.

[15] Franca, R. A. et al. HIV prevalence in primary central nervous system lymphoma: a systematic review and meta-analysis. Pathol. Res. Pract. 216, 153192（2020）.

[16] Mahale, P., Shiels, M. S., Lynch, C. F. & Engels, E. A. Incidence and outcomes of primary central nervous system lymphoma in solid organ transplant recipients. Am. J. Transplant. 18, 453–461（2018）.

[17] Schiff, D., Suman, V. J., Yang, P., Rocca, W. A. & O'Neill, B. P. Risk factors for primary central nervous system lymphoma: a case-control study. Cancer 82, 975–982（1998）.

第7章
原发性中枢神经系统淋巴瘤分子生物学研究

关　晶　王　婷　刘　洁　刘秀云　张　阔　郭晨旭

深入了解原发性中枢神经系统淋巴瘤生物学对于促进这种罕见的结外 NHL 的更有效治疗至关重要。越来越多的证据表明，PCNSL 的分子发病机制与相同组织学类型的系统性淋巴瘤不同。首先，90% 出现在中枢神经系统的 NHL 病例在分期时被证明局限于大脑、软脑膜、视神经和眼内结构，因此被归类为 PCNSL。在本病的自然病程中，PCNSL 肿瘤很少在脑外复发，这强调了中枢神经系统的这种独特肿瘤微环境。其次，与局限于单一结外部位的其他局限性结外 NHL 肿瘤（如骨）相比，PCNSL 肿瘤的预后较差。第三，与系统性淋巴瘤相比，PCNSL 对以甲氨蝶呤（MTX）为基础的高剂量化疗的反应性强，同时对以阿霉素为基础的化疗方案反应性降低。这种对 MTX 明显增加的敏感性的分子和细胞基础尚未被发现，但 MTX 的影响是深远的，因为一组中枢神经系统淋巴瘤患者在使用以甲氨蝶呤为基础的单一疗法时表现出显著的无进展生存期。令人惊奇的是，MTX 在脑外侵袭性 NHL 的治疗中没有任何作用。本章将强调 PCNSL 的分子特征，这可能有助于解释这种肿瘤独特的生物学特性。

潜在的中枢神经系统中归巢机制

中枢神经系统是一个有免疫特权的部位，通常没有 B 细胞，PCNSL 中肿瘤细胞的起源尚未阐明。一种被提出的机制假说为，系统起源的 B 细胞的恶性克隆可能进化为表达选择性分子特性，如特定的黏附分子，促进归巢到中枢神经系统，在缺乏免疫系统调节控制的情况下，肿瘤细胞在中枢神经系统中增殖并发生继发性突变。事实上，最近的证据表明，在 PCNSL 患者的血液和骨髓中可以检测到亚临床肿瘤相关克隆，这表明 CNS 微环境可能促进一种更具侵袭性的表型。目前为止，PCNSL 和系统性淋巴瘤之间的黏附分子表达没有确切的差异。

在免疫缺陷人群中，如艾滋病患者或器官移植后接受免疫抑制治疗的患者，PCNSL 通常与 EB 病毒（EBV）对肿瘤 B 细胞的潜伏感染有关。正常 B 细胞的感染可能导致其永生化，EBV 感染 B 细胞的增殖通常被正常 T 细胞免疫抑制。然而，随着 T 细胞功能的减弱，EBV 感染克隆可能进展为恶性淋巴瘤。此外，EBV 感染与淋巴瘤的中枢神经系统偏向性有关。EBV 阳性系统性艾滋病相关 NHL 患者发生中枢神经系统肿瘤扩散的风险约为 EBV 阴性病例的 10 倍。此外,通过聚合酶链式反应,脑脊液（CSF）中 EBV DNA 拷贝数与神经影像学（包括 MRI 和 SPECT 研究）的提示性异常具有一致性。在 NHL 中,EBV 驱动中枢神经系统趋向的精确分子基础仍有待确定。

趋化因子是一类重要的分子,调节白细胞的许多特性,包括它们的运输、增殖和黏附。趋化因子与趋化因子受体的相互作用有助于正常淋巴结结构的发展。最近研究发现一种 B 细胞吸引趋化因子 CXCL13（BCA-1）在 PCNSL 肿瘤中显著表达。CXCL13 是一种淋巴细胞趋化因子,可促进 B 细胞归巢到次级淋巴器官。值得注意的是,CXCL13 在幽门螺杆菌诱导的黏膜相关淋巴组织（MALT）和胃淋巴瘤中也表达。CXCL13 与其受体 CXCR5 的结合,也在 PCNSL 中由 B 细胞表达,可能参与中枢神经系统淋巴瘤的结外定位。最近研究证实在 PCNSL 患者的脑脊液中 CXCL13 水平升高,进一步支持了该趋化因子在 PCNSL 发病中的作用。虽然已知 CXCL13 在淋巴瘤细胞中表达,但它似乎不是由 PCNSL 中的肿瘤内皮细胞产生的,因此它可能不会直接导致 PCNSL 中所见到的独特的血管生长模式。类似地,PCNSL 中的恶性 B 细胞也证实了趋化因子基质衍生因子-1（SDF-1）的表达。值得注意的是,视网膜色素上皮细胞中 B 细胞趋化因子 CXCL13 和 SDF-1 的表达也在原发性眼内淋巴瘤中被证实。这些趋化因子在眼内腔室的异位表达可能有助于淋巴瘤细胞从脉络膜循环归巢到视网膜色素上皮。

PCNSL 的转录谱

最近, PCNSL 肿瘤已经使用涉及微阵列的大规模基因组分类进行了分析。这些研究的数据表明,虽然 PCNSL 可以被划分为大 B 细胞淋巴瘤的 3 个分子亚类之一,但两份独立的报告确定了区分中枢神经系统淋巴瘤与淋巴结和（或）结外大 B 细胞淋巴瘤的分子特征。使用基于 CDNA 微阵列的平台, Rubenstein 等鉴定了超过 400 个克隆,将 23 例 PCNSL 与 9 例淋巴结大 B 细胞淋巴瘤区分开来。使用寡核苷酸为基础的平台, Tun 等识别了超过 60 个基因,将 13 例 PCNSL 从 11 个淋巴结和 19 个淋巴结外大 B 细胞淋巴瘤区分开来。Rubenstein 等的研究显示, PCNSL 中表达上调的基因包括 X-box 结合蛋白 1,它是未折叠蛋白反应途径的转录介质,可能促进肿瘤在缺少葡萄糖和缺氧条件下的适应。此外,原癌基因 c-myc 和 Pam-1 在肿瘤细胞中也呈高表达。

B 细胞生长因子白细胞介素-4（IL-4）的异位表达也在 PCNSL 肿瘤中被证实。IL-4 不仅是淋巴瘤细胞的一种潜在的自分泌生长因子,而且可能是一种重要的旁分泌生长因子,因为它在 PCNSL 中由肿瘤相关的内皮细胞表达。在正常大脑的血管中未检测到 IL-4,在恶性星形细胞瘤的血管中也未检测到。这些发现支持 IL-4 可能在 PCNSL 的发生和发展中起重要作用的假设,并可能促进中枢神经系统内淋巴瘤细胞的血管生长模式。此外,转录因子 STAT-6 的激活形式, IL-4 依赖基因表达的中介因子,也被证明在 PCNSL 中由肿瘤细胞和肿瘤内皮细胞表达,提示 IL-4 信号在这类淋巴瘤的发病机制中具有重要的作用。通过 IL-4 通路的信号通路可能通过许多不同的机制驱动淋巴瘤的发生。首先,作为 B 细胞生存因子,IL-4 可能作为自分泌生长因子促进淋巴瘤生存信号通路。其次,IL-4 可能调节肿瘤血管生成,从而通过促进肿瘤新生血管促进淋巴瘤的生成。第三,IL-4 可能通过极化破坏肿瘤内巨噬细胞的功能,使其从对抗肿瘤生长的经典活性表型转变为支持血管生成和抑制抗肿瘤免疫应答的选择性激活或 M2 型巨噬细胞。因此,阻断 IL-4 信号通路是对该病进行治疗干预的一种潜在途径。

Rubenstein 等注意到,与 STAT-6 激活状态无关,淋巴瘤细胞和肿瘤内皮表达活化 STAT-6 的高密度 PCNSL 肿瘤,与低细胞密度肿瘤相比,以标准 MTX 为基础方案治疗的预后较差。随后有报道称瘤内表达 STAT-6 蛋白与接受大剂量甲氨蝶呤治疗的 PCNSL 患者的短生存期相关。总之,这些数据支持 STAT-6 的表达模式构成了新诊断 PCNSL 预后判断的一种新的生物标志物的假设。

Tun 等的基因表达研究比较了 PCNSL 与非中枢神经系统淋巴瘤(包括结内和结外),并利用通路分析软件突出了 PCNSL 中细胞外基质分子的表达差异。骨桥蛋白可调节 B 细胞的黏附、激活和增殖。值得注意的是,骨桥蛋白在包括多发性硬化症和星形细胞瘤在内的其他中枢神经系统疾病中过表达,这表明该分子在炎症和肿瘤细胞适应大脑微环境中的生长发挥了重要作用。

这两项微阵列研究的意义都是有限的,因为它们分析的样本数量相对较少,而且都缺乏独立的肿瘤样本验证集。此外,每项研究都使用了不同的微阵列平台。因此,值得注意的是,在每个研究中都阐明了一组重叠基因,它们在区分 CNS 和非 CNS 大 B 细胞淋巴瘤方面是一致的(表 7.1)。

大多数可重复区分 PCNSL 和全身 NHL 的基因都是细胞外基质的组成部分。例如,Rubenstein 等和 Tun 等分别发现,骨桥蛋白和重组人蛋白 CHI3L1 在 PCNSL 病例中表达水平较高。相反,在每项研究中,VI 型胶原、层粘连蛋白 α-4 和硫酸角蛋白聚糖光聚糖蛋白在系统性 NHL 中表达水平均较高。在 Rubenstein 等的研究中,观察到其他胶原蛋白,特别是 IV 型和 V 型,在淋巴结淋巴瘤中表达水平较高。CNS 和全身大 B 细胞 NHL 之间胶原亚型表达的差异可能影响特定类型的基因毒性应激的凋亡阈值。此外, VI 型胶原蛋白的高表达可能调节癌症的化疗耐药。

每一项分析都独立检测到参与信号传导和细胞增殖的基因的高表达。例如,在 PCNSL 肿瘤标本中, G 蛋白信号转导调控因子(RGS)13 的表达比系统性淋巴瘤高 2 倍。RGS 蛋白负向调节 G 蛋白的信号,包括趋化因子受体。观察结果表明,RGS-13 可能增强中枢神经系统淋巴瘤中相关趋化因子(如 CXCL13)的反应,从而选择性地调节中枢神经系统内的淋巴瘤归巢。

与编码信使 RNA 转录本不同,新的证据表明,非编码 microRNA 可以促进或抑制细胞转化,以及调节肿瘤侵袭和转移。Robertus 等首次对淋巴结和结外弥漫性大 B 细胞淋巴瘤(包括中枢神经系统和睾丸 NHL)中 microRNA 的差异表达进行了检测,结果显示,与淋巴结和睾丸 DLBCL 相比,中枢神经系统淋巴瘤中 miR-17-5p miRNA 的表达明显更高。miR-17-5p microRNA 可能通过多种机制促进肿瘤生长,包括下调丝裂原激活蛋白激酶(MAPK)信号级联负调控因子的表达。虽然这一初步观察需要验证,但就 CNS 微环境中淋巴瘤的亲器官性和发病机制而言,确定 miR-17-5p microRNA 差异表达的功能将是有意义的。

确定 PCNSL 的分子学特征明显比系

表 7.1 原发性中枢神经系统淋巴瘤的基因表达微阵列

	基因名称	倍数变化 Rubenstein study	P 值 Rubenstein study	倍数变化 Tun study	P 值 Tun study
CNS 与非 CNS 相比上调的基因					
骨桥蛋白	SPP1	11.4	8.00E-06	9.73	3.03E-08
补体成分 1q 亚成分结合蛋白	C1QB	2.8	8.29E-06	2	2.40E-02
血红蛋白,α2	HBA2	2	6.26E-04	2.5	1.90E-02
G 蛋白信号传导调节因子 13	RGS13	2.3	3.34E-02	2.4	2.70E-02
几丁质酶 3 样蛋白 1	CH13L1	2.8	5.02E-02	2.72	5.10E-05
T 细胞白血病/淋巴瘤 1 A	TCL1 A	2.8	1.07E-01	2.96	5.55E-05
CNS 与非 CNS 相比下调的基因					
烟酰胺 N-甲基转移酶	NNMT	0.56	5.26E-03	0.43	8.99E-04
血管内皮生长因子 C	VEGFC	0.51	7.16E-03	0.4	1.00E-03
胶原蛋白,VI 型,α 1	COL6A1	0.45	1.32E-02	0.45	3.25E-04
乳胶蛋白	LXN	0.76	1.99E-02	0.48	2.67E-02
Lumican	LUM	0.5	2.27E-02	0.28	8.45E-03
层粘连蛋白,α 4	LAMA4	0.74	4.54E-02	0.37	8.00E-03

本表引自 Nikolai Podoltsev, Jill Lacy, Julie Vose（auth.）, Tracy Batchelor, Lisa M. DeAngelis（eds.）- Lymphoma and Leukemia of the Nervous System-Springer-Verlag New York（2012）。

统性 NHL 难度更大。PCNSL 的结构往往是异质性的,细胞密度和新生血管变化,并有免疫效应细胞浸润。Rubenstein 等认为 PCNSL 至少有两种主要的生长模式,诊断性肿瘤标本的组织病理学也证明了这一点;大约一半的 PCNSL 肿瘤细胞密度低,肿瘤内可见正常的脑成分;而另一半肿瘤细胞密度高,肿瘤细胞之间没有正常的脑组织（图7.1）。与低细胞密度肿瘤相比,高细胞密度肿瘤表达激活的 STAT-6,采用标准的 MTX 为基础的方案治疗后预后较差。

PCNSL 遗传学

体细胞异常高突变在 DLBCL 的发病机制中发挥重要作用,早期研究发现 PCNSL 肿瘤通常表现出异常的体细胞高突变,涉及 4 个原癌基因:PAX5、PIM1、c-MYC 和 RhoH/TTF 基因,这些基因在 B 细胞发育和分化,以及调节、增殖和凋亡中发挥重要作用。PCNSL 的平均突变频率比系统性 DLBCL 高 2~5 倍。如此高的突变

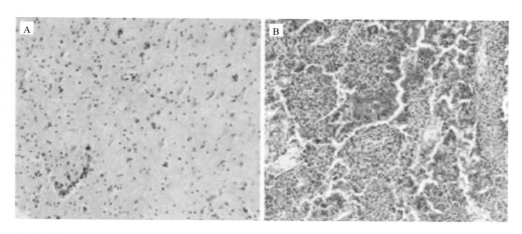

7.1 低密度（A）和高密度（B）PCNSL 淋巴瘤，每张都是大 B 细胞的组织学图片，通过病理标本中肿瘤细胞之间存在（A）或不存在（B）的干预正常脑组织来区分。放大倍率 ×100（苏木精和伊红染色）。本研究最初发表于 BLOOD 杂志，引自 Nikolai Podoltsev，Jill Lacy，Julie Vose（auth.），Tracy Batchelor，Lisa M. DeAngelis（eds.）- Lymphoma and Leukemia of the Nervous System-Springer-Verlag New York（2012）。

频率可能是在生发中心微环境中肿瘤细胞（或其前体）的长期相互作用中产生的。

40%~50%PCNSL 患者发生纯合缺失，15%~30%发生 5'-CPG 高甲基化，继而导致 p16 ^{INK4a} 基因灭活。纯合子缺失或启动子高甲基化使 p14 ^{ARF} 和 p16 ^{INK4a} 基因失活可能是 PCNSL 分子发病机制的重要一步。p14 ^{ARF} 基因通常诱导细胞核中的 p53 蛋白生长停滞并保持稳定，在胶质母细胞瘤和全身性 NHL 中有其缺失的报道。p14 ^{ARF} 和 p16 ^{INK4a} 基因在人类肿瘤中经常共同缺失；此外，缺乏小鼠 p14 ^{ARF} 同源物的小鼠会发生多种肿瘤，包括淋巴瘤、肉瘤和胶质瘤。相比之下，TP53 基因突变仅在一小部分 PCNSL 标本中被观察到。

荧光原位杂交（FISH）检测确定了 PCNSL 中其他潜在的重要遗传病变。在 12 号染色体上，以及 1 号、7 号和 18 号染色体的长臂上都检测到了基因的增加。12 号染色体上的增加似乎是最常见的染色体改变，特别是在 MDM2、CDK4 和 GLI1 所在的 12q 区域。6 号染色体、17 号和 18 号染色体短臂上的 DNA 拷贝数减少。染色体 6q 缺失，特别是 6q21~23，一个包含假定的肿瘤抑制基因 PTPRK 的位点，可能是最常见的，发生在 40%~60% 的 PCNSL 肿瘤中。

Cady 和来自梅奥诊所的同事使用 FISH 评估了 4 个候选基因组位点，包括 6q22~23、BCL-6、MYC 和 IgH 的易位，并分析了 75 例 PCNSL 肿瘤，其中 6q22 缺失最普遍，发生在 45% 的肿瘤中；其次为 BCL6 易位，在 17% 的肿瘤中被检测到。del（6）（q22）和（或）BCL6 易位的存在与较低的总生存率相关。值得注意的是，PCNSL 中 6q22 的缺失（45%）比全身性 DLBCL（25%）更常见，而 PCNSL 中 IGH 易位（13%）发生率低于全身性 DLBCL（45%~51%）。这些观察结果支持了 PCNSL 与系统性 DLBCL 相比具有独特的分子发病机制的证据。

PCNSL 蛋白质组学

使用二维液相色谱和质谱（2D-LC/MS）对 CNS 淋巴瘤患者进行检测。作为对照,脑脊液来自良性脑肿瘤患者,其他非恶性中枢神经系统疾病患者,或没有中枢神经系统疾病证据的系统性癌症患者。1年后,对来自不同患者的样本进行重复分析:共30例脑脊液样本进行蛋白质组学分析,以确定候选脑脊液生物标志物。鉴定出约80个CSF差异表达蛋白见(图7.2)。基因表达分析预测,CNS淋巴瘤中上调的蛋白主要是丝氨酸蛋白酶或蛋白酶抑制剂、补体介质和抑制剂、血清糖蛋白和脂蛋白,以及细胞外基质的组成部分,特别是骨桥蛋白和重组人蛋白CHI3L1。中枢神经系统淋巴瘤患者脑脊液中表达下调的蛋白大多与正常的神经元功能相关,如神经肽或参与神经元信号调节的蛋白。

为了进一步验证这种方法,并阐明蛋白质生物标志物在CNS淋巴瘤中促进决策的潜力,研究人员使用不同的ELISA技术确定了丝氨酸蛋白酶抑制剂抗凝血酶Ⅲ(ATⅢ)的CSF表达。ATⅢ特别有趣,在100例样本中,ELISA证实CNS淋巴瘤患者脑脊液ATⅢ浓度升高。对受试者工作特征曲线分析表明,在CNS淋巴瘤的诊断中,ATⅢ蛋白检测可能比脑脊液细胞学检查具有更好的诊断准确性。然而,在胶质母细胞瘤和转移性癌的病例中,CSF的ATⅢ浓度也有不同水平的升高,因此该检测的敏感性尚可,特异性不强。

PCNSL 预后的生物标志物

与其他有关BCL-6表达及DLBCL良好预后的研究一致,Braaten等证实,与肿瘤不表达BCL-6的患者(OS 14.7个月)相比,PCNSL患者中BCL-6过表达与较长的OS相关(OS 101个月)。随后,Levy等和Lin等证实了BCL-6在中枢神经系统淋巴瘤中的预后意义。PCNSL中另一个潜在的预后标志物是反应性血管周围T细胞浸润(RPVI)的存在。在一个大型、多中心、回顾

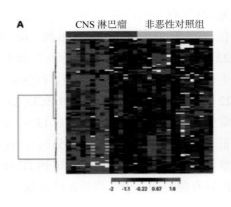
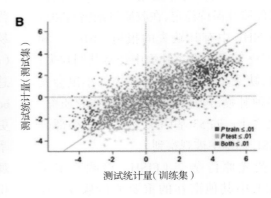

图7.2　通过脑脊液中的蛋白表达进行原发性中枢神经系统淋巴瘤与非中枢神经系统淋巴瘤进行鉴别。(A)区分CNS淋巴瘤与非CNS恶性肿瘤患者脑脊液蛋白的差异表达。数值以色标表示,阳性以红色表示,阴性以绿色表示,黑色等于接近于零的值,缺失值以白色表示。(B)比较两个数据集的测试统计量。引自Nikolai Podoltsev, Jill Lacy, Julie Vose (auth.), Tracy Batchelor, Lisa M. DeAngelis (eds.) - Lymphoma and Leukemia of the Nervous System-Springer-Verlag New York (2012)。

性的 100 例 PCNSL 病例中，RPVI 的存在与较好的预后显著相关。如前文所述，在接受甲氨蝶呤治疗的 PCNSL 患者中，肿瘤细胞和肿瘤内皮细胞的 STAT6 表达和激活可能是预后不良的标志。最后，血管内皮因子（CD105）的表达被证明是新血管生成的标志，肿瘤内皮细胞内皮因子的强表达与 PCNSL 的不良预后相关。

比较基因组杂交（CGH）测定的染色体失衡显示 60%的 PCNSL 患者中存在 6q 缺失。如前文所述，CGH 或 FISH 显示 PCNSL 中染色体 6q 缺失的发生率似乎高于脑膜外淋巴瘤，且 del 6(q22)患者的生存时间可能较无 6q 缺失的 PCNSL 患者短。虽然已知该位点含有 PTPRK 基因，但对与 del 6q22 患者不良表型相关的候选肿瘤抑制基因的精确识别有待进一步研究（表 7.2）。随着高分辨率基因组测序技术的发展，研究人员也有可能发现更多的基因组畸变，这些畸变可能对预后也有重要影响。

内皮素（CD105）在原发性中枢神经系统淋巴瘤血管生成中的作用

血管生成被认为是多种人类肿瘤的预后标志物。内皮糖蛋白（Endoglin）（CD105）是转化生长因子（TGF）-β1 和 TGF-β3 的受体,它通过与 TGF-β 受体 Ⅰ 和（或）TGF-β 受体 Ⅱ 相互作用调节 TGF- β 信号。CD105 主要表达于血管系统内的细胞谱系中，在参与肿瘤血管生成的增殖内皮细胞中过表达，在正常组织的血管内皮中弱表达或阴性表达，提示原发性中枢神经系统淋巴瘤（PCNSL）的生长依赖于血管生成，抗 CD105 单克隆抗体测定的瘤内微血管密度是 PCNSL 可靠的预后标志物。

PCNSL 的血管周围微环境：趋化因子和内皮素 B 受体的作用

趋化因子是在细胞活化、分化和运输中起趋化因子作用的多肽。CXCL12 和 CXCL13 是调节淋巴组织生发中心组织的趋化因子。CXCL12 在恶性 B 细胞和不同的常驻脑细胞群中表达，包括神经元和脑膜细胞群；还有血管内皮细胞,提示 CXCR4/CXCL12 通路可能是恶性 B 细胞进入中枢神经系统的途径，CXCL12 可能支持 PCNSL 的 B 细胞生长,甚至促进肿瘤内血管生成。CXCL13 的表达可能是 PCNSL 淋巴样新生的发病基础，CXCL12 和 CXCL13 的上调可能与 PCNSL 的增殖和浸润有不同的联系。内皮素 B 受体（ETBR）是一种内皮素受体，其功能是具有血管收缩的作

表7.2　原发性中枢神经系统淋巴瘤的预后生物标记物

基因	生物学作用	临床意义
CD105	调节 TGF-β 信号通路,肿瘤内皮细胞增殖标记	预后不良
STAT6	调节 IL-4 信号通路,表达于淋巴细胞及肿瘤内皮细胞	与 MTX 治疗组生存时间短有关
Del6q(22)	可能位于肿瘤抑制基因 PTPRK,影响细胞黏附	基因缺失导致生存期缩短
BCL-6	转录抑制因子、原癌基因,与生发中心 B 细胞恶变相关	过表达与预后良好相关

引自 Nikolai Podoltsev, Jill Lacy, Julie Vose(auth.), Tracy Batchelor, Lisa M. DeAngelis (eds.) - Lymphoma and Leukemia of the Nervous System-Springer-Verlag New York (2012)。

用。ETBR 的表达也与肿瘤浸润淋巴细胞（TIL）的缺乏相关，特别是细胞毒性 T 细胞，而 ETBR 的表达缺乏与 TIL 的丰富相关。这些结果表明 ETBR 可能在 PCNSL 的免疫逃逸机制中发挥重要作用。因此，CXCL12 和 CXCL13 的上调可能与 PCNSL 的发育和 TIL 的积累有相关。此外，淋巴瘤和内皮细胞的 ETBR 表达可能介导了 TIL 的转运，这可能解释了 PCNSL 的免疫逃逸过程。

在脑肿瘤中，胃饥饿素及其功能受体（生长激素促分泌受体）的信号传递促进肿瘤生长

胃饥饿素是一种含 28 个氨基酸的肽，其是垂体生长激素促分泌受体（GHS-R）的内源性配体。胃饥饿素主要由胃产生，但在正常情况下，它也由包括中枢神经系统在内的各种其他组织表达。从生理学上讲，胃饥饿素调节食欲，肠道运动，生长激素从垂体前叶释放，心血管和免疫系统。研究表明，胃饥饿素和 GHS-R 可能在肿瘤条件下起着重要的自分泌/旁分泌作用。综上所述，胃饥饿素/生长激素促分泌受体 1a 轴的表达通过自分泌和旁分泌机制促进原发性恶性脑肿瘤的生长，可能在 PCNSL 中发挥作用，成为潜在治疗靶点。

恶性淋巴瘤中的程序性死亡 1/程序性细胞死亡配体 1

程序性细胞死亡配体 1（PD-L1）是一种在抗原呈递细胞中表达的跨膜糖蛋白，对免疫应答具有负调控作用。程序性细胞死亡蛋白 1（PD-1）受体是出现在 T 细胞表面的 B7 受体家族的成员。PD-L1 与 PD-1 的相互作用通过调节效应 T 细胞的反应，减少细胞因子的产生，通过 T 细胞的增殖和黏附，抑制介导免疫耐受的信号。研究表明，在恶性肿瘤的微环境中，PD-1/PD-L1 轴等免疫检查点分子的高表达可用于调节免疫抑制。PD-L1 在胸腺瘤、胸腺癌、弥漫性大 B 细胞淋巴瘤、原发性中枢神经系统淋巴瘤、成人 T 细胞白血病/淋巴瘤和除恶性淋巴瘤外的造血系统肿瘤中表达。此外，除肿瘤细胞细胞膜和细胞质中人白细胞抗原和 β-2 微球蛋白的膜性表达外，基质细胞中 PD-L1 的表达也可能在刺激肿瘤免疫中发挥作用。

Sugita 等研究了 PCNSL 中 PD-L1 的免疫组化表达。PCNSL 患者肿瘤细胞和间质细胞中 PD-L1 表达比例不同，EBV 患者 PD-L1 表达比例较高。PCNSL 和 EBV 患者浸润性淋巴细胞中 PD-1 表达量较高，浸润性淋巴细胞中 TIA-1 表达量较低，TIA-1 是细胞毒性 T 细胞的标志。以上结果提示，EBV 感染也可诱导 PCNSL 肿瘤细胞和间质细胞中 PD-L1 的表达，提示 PD-L1 表达可能在 PCNSL 肿瘤免疫中具有重要作用。

在 PCNSL 的肿瘤微环境中，PD-1/PD-L1 也发挥重要作用。PCNSL 肿瘤细胞中 PD-L1 高表达，肿瘤浸润淋巴细胞（TIL）PD-1 也高表达。此外，PD-L1/CD68 双免疫组化证实 PD-L1 在肿瘤相关巨噬细胞（TAM）中呈阳性表达。这些结果表明，PD1/PD-L1 轴在 PCNSL 微环境中上调，起到免疫抑制作用。EBV 的存在可能通过直接相互作用影响 PCNSL 的微环境免疫，而不涉及 PD-1/PD-L1 途径。在 EBV 阳性病例中，淋巴瘤细胞显示 PD-L1 强免疫组化表达，而 TIL 为 PD-1 阴性。在这种情况下，EBV 的存在可以更强烈地影响 PCNSL 的微环境免疫。这提示淋巴瘤细胞和 TAM

的 PD-L1 表达可能介导了 TIL 的转移,这可能解释了 PCNSL 的免疫逃逸过程。

免疫功能正常的原发性中枢神经系统 B 细胞淋巴瘤患者中 SHP-1 的表达反映了正常 B 细胞的成熟阶段

SHP-1 是一种非跨膜磷酸酪氨酸磷酸酶,主要表达于造血系细胞。SHP-1 是一种重要的负调控因子,通过细胞因子/生长因子受体传递信号。在几种类型的 B 细胞淋巴瘤中,SHP-1 表达的差异模式与正常 B 细胞中的表达模式非常相似,如图 7.3 所示。原发性中枢神经系统淋巴瘤可表现为 SHP-1(+)/Bcl-6(+)/CD10(+)/CD138(-),SHP-1(+)/Bcl6(+)/CD10(-)/CD138(-),SHP-1(+)/Bcl-6(-)/CD10(+)/CD138(-),

SHP-1(+)/Bcl6(-)/CD10(+)/CD138(-)的表型,则意义不明。Paessler 等检测了 SHP-1 在移植后淋巴增生性疾病中的表达,观察了 SHP-1(+)/Bcl-6(-)/CD10(-)/CD138(-) 和 SHP-1(+)/Bcl6(+)/CD10(-)/CD138(-) 的表型系列。他们认为 SHP-1(+)/Bcl6(-)/CD10(-)/CD138(-)代表了生发后中心分化的早期阶段,CD10 和 Bcl-6 表达下调,SHP-1 表达上调;然而,细胞尚未充分分化,无法表达 CD138。SHP-1(+)/Bcl6(+)/CD10(-)/CD138 被认为对应于较早的生发后中心细胞表型,具有 Bcl-6 表达;或者对应于较晚的生发中心或过渡阶段,具有明显过早强表达的 SHP-1;后者发生的可能性比前者小。根据以往的研究结果,我们认为 PCNSL 的 SHP-1(+)/Bcl-6

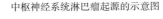

中枢神经系统淋巴瘤起源的示意图

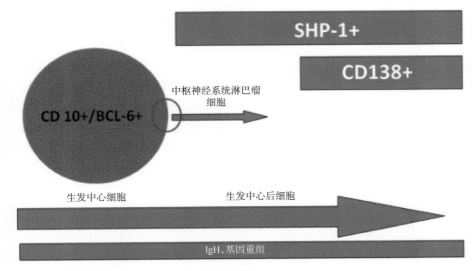

图 7.3　原发性中枢神经系统淋巴瘤与正常 B 细胞分化阶段的关系示意图。引自 Primary Central Nervous System lymphomas and related diseases: biology, pathology and treatment. Edited by Yasuo Sugita, MD, Japan。

（+）/CD10（+）/CD138（-）、SHP1（+）/Bcl-6（+）/CD10（-）/CD138（-）和 SHP-1（+）/Bcl-6（+）/CD138（-）或 SHP-1（+）/Bcl-6（-）/CD10（+）/CD138（-）表型要么代表较早的生发后中心细胞表型，Bcl-6 和（或）CD10 表达异常保留，要么代表较晚的生发中心或过渡阶段，SHP-1 明显过早强表达。SHP-1（+）/Bcl6（-）/CD10（-）/CD138（-）似乎代表了生发后中心分化的早期阶段。这些结果表明，免疫功能正常的 PCNSL 可能起源于不同的淋巴瘤，起源于生发后期中心到生发后早期中心。同时，结合免疫表型和免疫球蛋白重链聚合酶链式反应分析有助于 PCNSL 的诊断，特别是对脑立体定向穿刺活检中神经胶质肿瘤的鉴别。总之，免疫功能正常的宿主 PCNSL 细胞可能起源于生发中心晚期到生发后中心早期阶段。

单细胞测序条件下 PCNSL 的肿瘤学特性及免疫微环境全貌

单细胞测序条件下 PCNSL 的肿瘤学特性

Radke J 等对 PCNSL 进行了全面的基因组分析，并与系统性 DLBCL 和滤泡性淋巴瘤（FL）进行了比较。

研究使用了全基因组测序（WGS）、RNA 测序和其他分子分析方法，对大型 PCNSL 队列中的蛋白质编码和非编码突变、拷贝数变异（CNV）、结构变异（SV）和驱动突变进行了综合分析。研究发现，PCNSL 在基因组水平上呈现出显著的遗传变异，包括在蛋白质编码和非编码区域中频繁出现的单核苷酸变异（SNV）和插入/缺失

（indel），以及在 BCR 信号通路等关键信号通路中的多个基因的突变。与非中枢神经系统 ABC-DLBCL 相比，PCNSL 共享许多遗传变异，表明它们在遗传学上与这种亚型密切相关。这项研究还发现，PCNSL 在非蛋白质编码基因中有许多经常性突变，其中一些影响到非编码 RNA（ncRNA）。ncRNA 在表观遗传调控、细胞分化和发育等过程中发挥重要作用（图 7.4）。

研究进一步探讨了 PCNSL 的主要驱动突变和遗传标志。研究确认了 CDKN2A 基因双等位性缺失、MYD88 L265P 突变和激活 BCR 信号通路的突变是 PCNSL 的重要驱动因素。与此同时，TP53 基因的变异在 PCNSL 中的作用较小，而 CDKN2A/B 基因编码的蛋白质在细胞周期调控中发挥重要作用。研究还发现，MYD88 突变的频率在以前的研究中存在差异，这可能是由于小型研究人群中的选择性偏倚或 PCNSL 定义不准确所致。通过明确定义 PCNSL 的概念和研究对象，研究揭示了 MYD88 L265P 突变在 PCNSL 中的高发生率（图 7.5）。

研究还探讨了 PCNSL 的染色体拷贝数异常（CNA）和结构变异（SV）的特点。研究发现，PCNSL 中常见的 CNV 包括 IG 重链和轻链基因的结构变异，以及 6p 染色体上的基因丢失。这些变异可能与 PCNSL 逃避细胞毒性 T 细胞识别有关，并为抗 PD1 治疗反应的预测因子提供了潜在的临床应用价值。此外，研究还发现了涉及 PIK3C3 和 EPHA4 基因的潜在增强子窃取事件，这些基因的抑制在许多癌症模型中显示出治疗优势（图 7.6）。

研究还对 PCNSL 的全基因组表达谱进行了深入分析。研究结果表明，PCNSL 在基因表达水平上与 DLBCL 和 FL 具有明

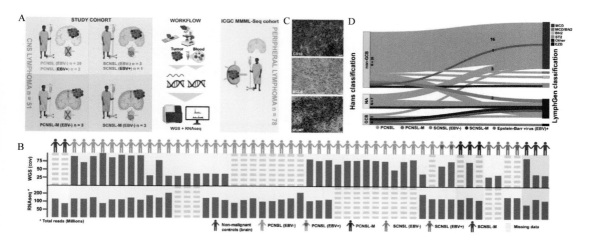

图 7.4　CNSL 队列的研究设计和多组学分析。（A）展示了研究设计、研究队列，以及样本量和测序方法。中枢神经系统淋巴瘤（CNSL）队列由 51 名原发性和继发性淋巴瘤（PCNSL 和 SCNSL）患者组成。使用肿瘤组织和匹配的外周血样本进行全基因组测序。对于 RNA 测序，研究分析了正常对照[非恶性脑组织（额叶）]，并纳入无 CNS 表现的外周淋巴瘤的数据进行验证（ICGC MMML-seq 队列）。（B）列出了源自 PCNSL 或 SCNSL 患者，以及对照的所有 CNS 淋巴瘤。每个肿瘤样本均给出全基因组测序的覆盖深度（cov）和 RNA 测序的读取总数。全基因组测序数据来自 38 名 PCNSL/SCNSL 患者。RNA 测序数据来自 37 名 PCNSL/SCNSL 患者和 2 名正常对照。在 24 个 PCNSL/SCNSL 病例中，该研究获得了患者匹配的全基因组和 RNA 测序数据。条纹条表示单个样本缺少数据集。根据 Hans 分类（CD10、BCL6 和 MUM1，C 图）对 CNSL 标本进行检查。此外，该研究使用 Wright 等（D）描述的 LymphGen 算法，根据遗传 DLBCL 亚型对所有 38 个全基因组测序 CNSL 样本进行分类。结果显示在桑基图中。

显区别。特别是通过对 IG 常数基因表达的研究发现，B 细胞成熟在 PCNSL 和其他淋巴瘤的分类中起着重要作用（图 7.7）。

PCNSL 表现出高度增殖的特点，与此相关的是端粒酶活化（TERT）的表达增加。然而，在 TERT 启动子中常见的突变在 PCNSL 中并不常见，而是通过提高 TERT 的表达水平来维持细胞的无限增殖能力。此外，PCNSL 表现出显著的 DNA 复制相关突变特征，这进一步支持了其高度增殖的特点（图 7.8）。

总的来说，这项研究通过全面的基因组分析和基因表达谱研究，深入了解了 PCNSL 的遗传特征。研究结果表明，PCNSL 与系统性 DLBCL 有明显的遗传差异，并具有独特的基因表达谱和遗传变异特征。这些发现对于深入理解 PCNSL 的发病机制、发现新的治疗靶点和预测因子具有重要意义。然而，还需要进一步的研究来验证这些结果，并将其应用于临床实践，以改善 PCNSL 患者的治疗效果和预后。

单细胞测序条件下 PCNSL 的免疫微环境全貌

这篇研究详细探讨了原发性中枢神经系统淋巴瘤（PCNSL）的肿瘤微环境（TME）以及与之相关的治疗策略。通过结合单细胞和空间转录组技术，研究人员绘制了 PCNSL TME 的全貌，并还原了各种细胞类型在 TME 中的空间分布信息。这一综

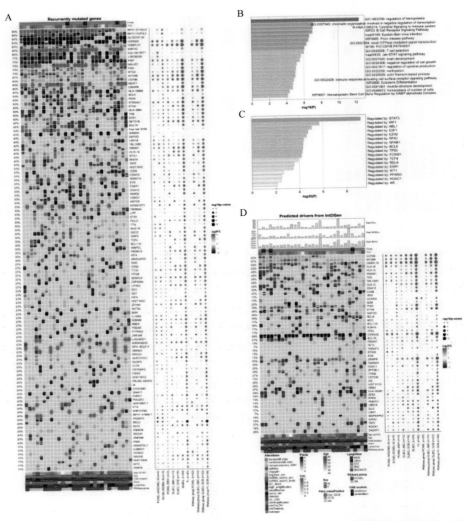

图 7.5　PCNSL 中反复出现的编码突变和基因组驱动因素。反复突变的基因的肿瘤图谱，不包括 IG 和 Y 染色体基因（A）。突变的基因根据其改变频率从上到下排列。相应的点阵图反映了与 PCNSL 相比，其他亚群和 RNAseq 亚群中改变频率的对数倍变化和意义。用 Metascape 分析反复突变的基因（列在肿瘤图谱中的 A），以确定路径和过程的丰富性（B）和转录调控网络（TRRUST）（C）。Metascape 采用超几何检验，并采用 Benjamini-Hochberg 校正进行多重检验。PCNSL 的驱动基因的肿瘤图谱（D）。肿瘤图谱的顶部显示了结构变异（SV）、小插入/删除（INDEL）、单核苷酸变异（SNV）、估计倍性和基因组肿瘤细胞含量（TCC）的总数。相应的点阵图反映了与 PCNSL 相比，其他亚群和 RNAseq 亚群中改变频率的对数倍变化和意义。

合性的研究方法不仅保证了高分辨率，而且还保持了完整的 TME 状态，恢复了 PCNSL 细胞的空间位置信息，

　　探索了 PCNSL 微环境中肿瘤细胞的空间异质性，并根据其空间定位和功能进行了进一步的定义，创新性地通过功能分析将肿瘤亚群分为防御者、攻击者、侵略者、组织者、工程师和能量供应者。

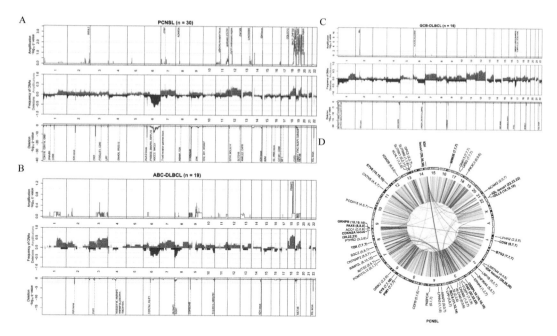

图 7.6　PCNSL 的基因组结构变异。PCNSL（A）、ABC-DLBCL（B）和 GCB-DLBCL（C）中复发的体细胞 CNA。肿瘤样本中体细胞拷贝数畸变的相对发生率,显示至少存在一种拷贝数增加（橙色条）、拷贝数丢失（蓝色条）,作为分析样本的比例。可见显著（q<0.25）扩增和删除的区域和候选基因。对于 GCB-DL-BCL,我们添加了 TP53,因为这是在显著的广泛缺失中检测到的（Gistic2 p 值 0.0311）,并且焦点峰落在包括 TP53 的区域。PCNSL 中基因组重排的循环可视化（D）。这些面板（从外到内）代表每个基因的重复、染色体表意文字和染色体编号。在基因名称旁边,报告了直接位于该基因上、距离该基因 100 kbp 以内且最接近该基因的 SV 断点数量。染色体间易位在显示屏中央用黑色（全部）和红色（如果在 20% 的样本中受影响则突出显示）弧线呈现。使用 GISTIC 2.0 排列检验和 Benjamini-Hochberg 校正进行多重检验来计算 CNV 的显著性。

在过去的研究中,长期以来人们认为大脑是一个免疫特权区域。然而,研究表明肿瘤发生后,血脑屏障的渗透性增加,使得大脑的 TME 与脑外类似,除了大脑细胞外。这一新的概念表明,研究中枢神经系统的 TME 对于其他 TME 也具有参考价值。另一方面, TME 中的免疫细胞浸润程度与 TME 形成前该区域的免疫情况相关。易受免疫细胞浸润的器官或组织更容易将 TME 推向热环境,反之亦然。然而,在 TME 形成前,大脑中免疫细胞很少,使得 TME 在肿瘤发生之前,像 PCNSL 一样具有相对干净的背景。这种模式在 TME 研究中可能具有一定优势。

通过空间伪时间序列分析,研究人员发现肿瘤细胞通过 TME 重塑模式进行进化,并填补了 PCNSL 中肿瘤分期不明确的领域。以往的研究中,这四种 TME 之间的联系并不清楚,并且根据浸润 T 细胞的程度对 TME 进行分类。本研究揭示了每个肿瘤亚群的发展顺序和功能相关性。与以往的研究相比,我们发现介于热状态和冷状态之间的 IMS 是热状态后肿瘤进展的过渡状态,而过去被认为是过渡状态的 IME 则是

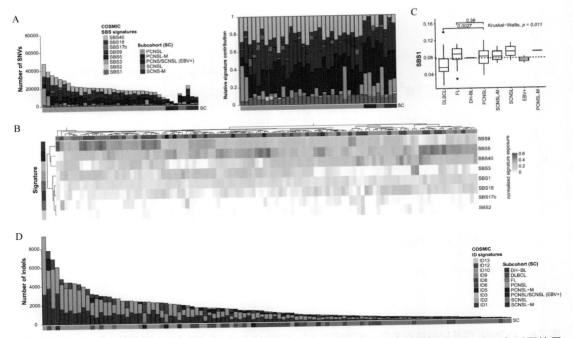

图 7.7　PCNSL 中的突变特征。PCNSL 和 SCNSL 中的单碱基替换（SBS）特征贡献。堆积条形图按子组排序，然后递减突变负载（A）。左边的条形图显示了 SNV 的数量，右边的条形图显示了标准化的特征暴露。每种颜色对应一个突变特征，颜色的比例反映了由某个突变特征解释的 SNV 的数量或比例。热图显示了所有 CNSL 和外周淋巴瘤中 SBS 突变特征的聚类模式（B），其中揭示了突变特征分组 SBS5、SBS9 和 SBS40。 PCNSL 与 DLBCL 或 FL 的配对比较（Mann-Whitney U 检验）表明，与 DLBCL 相比，PCNSL 中的特征 SBS1 显著富集（0.027；C）。箱线图和虚线图显示中位数（中心线）、上下四分位数（方框），以及数据范围（虚线），不包括异常值。 CNSL 和外周淋巴瘤（D）中的小插入和缺失（ID）特征表明，PCNSL 中复制的 DNA 链（ID1）和模板 DNA 链（ID2）的 DNA 复制过程中与滑移相关的插入缺失和突变模式数量增加。

与冷状态类似的肿瘤进展的终末状态，但属于不同的细胞命运。我们还发现，肿瘤细胞的命运选择很可能基于 T 细胞负荷，我们称之为免疫压力感知模型。当 TME 中具有免疫杀伤能力的 T 细胞很少时，肿瘤常常选择进入冷状态，并进行强烈的增殖和扩张。然而，当 T 细胞负荷很重时，比如在靠近血管的区域，可能存在大量备份 T 细胞，肿瘤通常选择进入 IME 状态，并在这些区域形成紧密连接，将免疫细胞与 TME 隔离开来。以往的研究倾向于针对单个 TME 提供自己的治疗方案，并且每个微环境中的具体靶点大多基于单个微环境的筛选。然而，它们未能充分考虑到不同微环境可能共存，并且彼此具有时间和空间连续性。本研究首次在相同的层次和时间轴上整合了四个主要的微环境，并充分考虑了不同微环境之间的联系。在此基础上，我们筛选出了从热状态到两个终末状态的肿瘤转变的关键分子，并提供了更有意义的参考靶点（图 7.9）。

在 PCNSL 的治疗方面取得了显著进展，基于化疗的方法仍然是主要的治疗手段。然而，目前的治疗效果仍然不尽如人

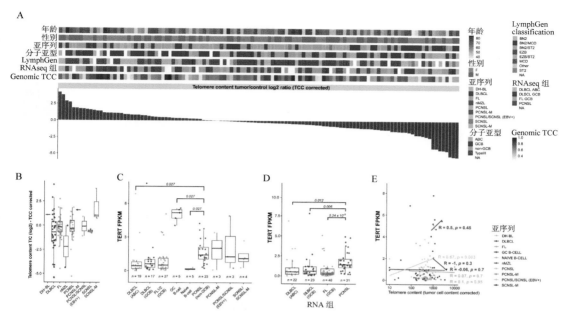

图 7.8　PCNSL 中 TERT 表达与端粒含量相关。使用 Telomere Hunter 根据 WGS 数据估算 DLBCL、FL、PCNSL 和 SCNSL 中的端粒含量。在约 1/3 的样本中，肿瘤中的端粒含量高于对照样本（A）。PCNSL 和其他亚组之间的端粒含量没有统计学差异（B）。与亚组 ABC-DLBCL（C），以及与 RNA 亚组 ABC-DLBCL、GCB-DLBCL 和 FL（D）相比，PCNSL 中的 TERT 表达显著较高。（C，D）中的 P 值是使用单侧 Wilcox 检验计算的，并使用 Holm-Bonferroni 方法针对多重检验进行调整。箱线图和虚线图显示中位数（中心线）、上下四分位数（方框），以及数据范围（虚线），不包括异常值。仅在 PCNSL（E）中观察到 TERT 表达与端粒含量之间的显著正相关，使用皮尔逊相关系数检验，无须对多重检验进行校正。引自 Radke J, Ishaque N, Koll R, Gu Z, etal. The genomic and transcriptional landscape of primary central nervous system lymphoma. Nat Commun. 2022, 13（1）：2558。

意，因此迫切需要更有效的治疗策略。根据本研究对 PCNSL TME 的深入了解，研究人员提出了一种新的治疗策略，即结合免疫治疗和靶向治疗的联合策略。在研究中发现，肿瘤细胞与 TME 中的不同细胞类型之间存在复杂的相互作用。免疫细胞的浸润与肿瘤细胞的进展密切相关，因此免疫治疗可以增强肿瘤细胞对免疫细胞的杀伤作用。此外，研究人员还发现了多个与 PCNSL TME 相关的潜在靶点，包括特定的细胞因子和信号通路。通过靶向这些关键分子，可以更有效地抑制肿瘤细胞的增殖和扩张，并改善治疗效果（图 7.10 至图 7.14）。

综上所述，这项研究通过综合应用单细胞和空间转录组技术，深入探索了 PCNSL 的肿瘤微环境以及与之相关的治疗策略。通过揭示 PCNSL TME 的空间分布信息和细胞类型特征，研究人员提供了对 PCNSL TME 的全面理解，并定义了不同肿瘤亚群的功能和空间定位。此外，研究人员还提出了结合免疫治疗和靶向治疗的联合策略，为 PCNSL 的治疗开辟了新的途径。这些发现为 PCNSL 的研究和治疗提供了重要的指导，并为深入理解其他肿瘤类型的肿瘤微环境提供了借鉴和启示。然而，需要进一步的研究来验证这些发现，并探索更多的治疗策

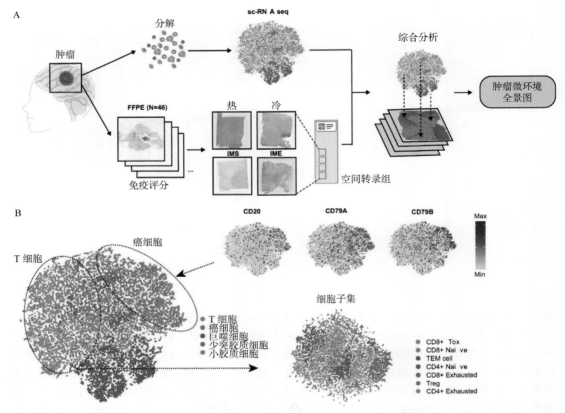

图 7.9　PCNSL TME 的景观。（A）患者样本筛选、单细胞测序、空间转录组学和综合分析的工作流程。（B）主要细胞类型和肿瘤细胞标志物的验证，以及 PCNSL 患者 TME 中的 T 细胞亚群。

略，以改善 PCNSL 患者的预后和生存率。

淋巴瘤分子诊断的临床应用

　　分子生物学检测在淋巴瘤的诊断及预后中发挥着重要的价值。首先，IgH 与 TCR 基因重排分析可以从 DNA 水平证实可疑细胞的来源是肿瘤的单克隆增生性的，还是免疫反应的多克隆性的，起到快速鉴别肿瘤的作用，也能早于转录与表达水平更敏感、更精确的在亚病理和亚临床阶段查出恶性克隆。其次，分子遗传学检测联合免疫组化检测不仅对淋巴瘤各亚型的鉴定起到重要作用，更对淋巴瘤预后的早期研判具有重要

价值。重要的是，很多基因突变的位点已经成为治疗淋巴瘤的重要靶点，有助于制定个体化治疗方案，进一步提升患者的疗效。

　　对基因突变的检测发展极为迅速，以往局限在淋巴瘤原位组织的基因检测仍然广泛使用，近期学者又开发出与淋巴瘤原位组织检测具有相似效果，但更加简便、易操作的循环 DNA（ct DNA）检测。ct DNA 是指存在于血或其他体液中的游离 DNA 片段，它们来自肿瘤细胞的死亡、坏死或主动释放。与肿瘤原位 DNA 检测相比，循环 DNA 也可以检测淋巴瘤相关的基因突变、基因重排，确定肿瘤的存在和类型，评估疗效和疾病的进展，对早期疾病的复发有着显

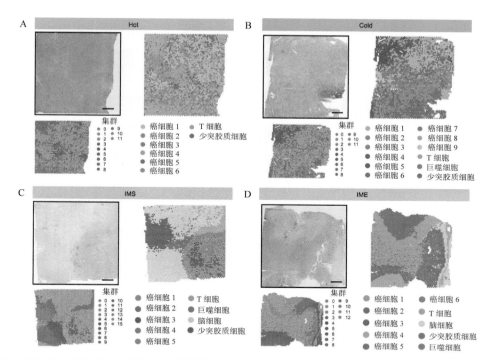

图 7.10　PCNSL TME 的空间形态和异质性。（A）"热"TME 区域的苏木精和伊红（H&E）染色，以及相应的无偏 ST 点聚类以及 "热"TME 中注释后每个细胞亚群的空间分布。比例尺 1 mm。（B）"冷"TME 区域的苏木精和伊红（H&E）染色，以及相应的 ST 点无偏聚类以及 "冷"TME 中注释后每个细胞亚群的空间分布。比例尺 1 mm。（C）"IMS"TME 区域的苏木精和伊红（H&E）染色，以及相应的 ST 点无偏聚类以及 "IMS"TME 中注释后每个细胞亚群的空间分布。比例尺 1 mm。（D）"IME"TME 区域的苏木精和伊红（H&E）染色，以及相应的 ST 点无偏聚类以及 "IME"TME 中注释后每个细胞亚群的空间分布。比例尺 1 mm。

著的预警价值。更重要的是，ct DNA 可以用于淋巴瘤微小残留病检测（MRD），MRD 是指治疗后残留在患者体内极少量的肿瘤细胞，是评估治疗效果和预后的重要指标。检测 ct DNA 中特定的肿瘤相关标记物，可以高灵敏度地检测 MRD 的存在，帮助评估患者的疗效深度及预后。然而 ct DNA 在 PCNSL 中的应用价值目前尚无定论。下面将对临床常用的针对 B 细胞淋巴瘤基因检测套餐中的基因检测意义进行简要解读（按照字母顺序）。我们已经对所涉及的基因进行了进一步的分类和整理。考虑到基因数量的复杂性，我们根据文献检索的结果将它们分为两个主要类别：常见基因和不常见基因。

常见基因

这些常见基因在人群中较为普遍，具有重要的生物功能。通过收集专业的研究和大规模的数据分析，我们已经整理出与常见基因相关的详尽资料，以便更深入地了解它们的作用和意义。

BCL2 基因

BCL2 基因位于染色体 18q21.33 区域。BCL2 基因编码 BCL2 蛋白，是一种抗凋亡蛋白。

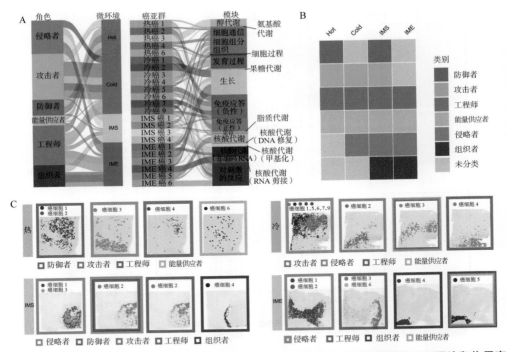

图 7.11 PCNSL 细胞亚群的定义和符号。(A) 四种 TME 的每个肿瘤细胞亚群的 GO 通路和作用定义。(B) 每个 TME 的肿瘤细胞角色类型。(C) 每个 TME 中肿瘤细胞不同角色类型的亚群及其空间分布。

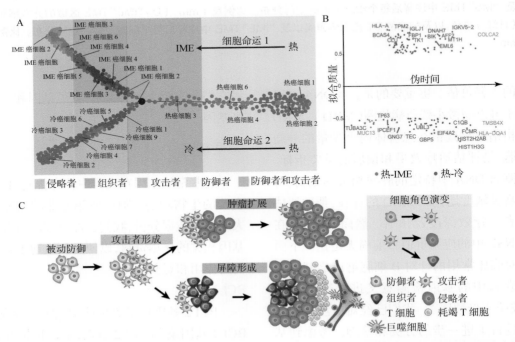

图 7.12 TME 重塑模式和免疫压力传感模型。(A) TME 重塑模式的形成轨迹。(B) TME 重塑模式的两种细胞命运的基因开关分析和关键调控基因的散点图。(C) 免疫压力传感模型示意图。

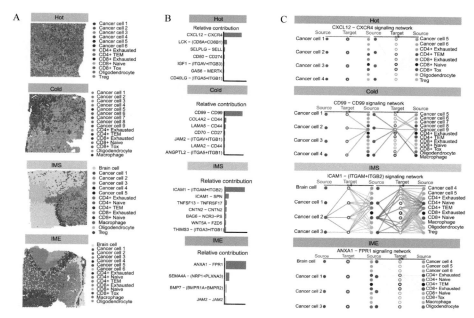

图 7.13　TME 重塑模式的分子机制。（A）每个 TME 中免疫细胞和肿瘤细胞亚群的空间分布。（B）每个 TME 中受体配体的相对贡献。（C）每个 TME 的细胞间通信目标。

BCL2 蛋白在细胞凋亡调控中起着重要作用。它通过抑制细胞凋亡的执行器，如半胱氨酸蛋白酶家族成员，来维持细胞的存活。BCL2 蛋白的过度表达或功能异常可能导致细胞凋亡的抑制，从而促进细胞的无限增殖和生存，与肿瘤的发生和进展相关。BCL2 蛋白是细胞凋亡调控网络中的一员，对于维持正常细胞生存和调控细胞凋亡（程序性细胞死亡）起着关键的作用。BCL2 蛋白通过抑制凋亡信号的传递和调节线粒体的膜通透性来发挥其功能。在正常的细胞中，BCL2 蛋白的表达水平通常较低，它可以阻止线粒体的膜通透性增加，从而抑制凋亡的发生。这样，细胞能够存活并维持正常的功能。然而，当细胞遭受损伤、感染、DNA 损伤或其他异常情况时，细胞凋亡的信号通路会被激活，导致 BCL2 蛋白的表达水平下降，线粒体膜通透性增加，细胞凋亡被触发。BCL2

基因的异常表达与多种疾病的发生和发展密切相关，特别是肿瘤。过度表达 BCL2 会导致细胞凋亡的抑制，从而促进肿瘤细胞的存活和增殖。BCL2 基因的染色体易位、基因突变与多种肿瘤的发生有关，例如非霍奇金淋巴瘤（NHL）、慢性淋巴细胞性白血病（CLL）、白血病等。因此，BCL2 蛋白和相关的凋亡调控网络成了癌症研究和治疗的重要靶点，如 BCL2 抑制剂维奈克拉。研究发现，BCL2 突变是生发中心 B 细胞转化为恶性肿瘤的主要原因，其易位是高度恶性 B 细胞淋巴瘤的危险因素；利妥昔单抗并不改善 BCL2 突变的 FL 患者预后不良；BCL2 融合的 DLBCL 患者对免疫化疗疗效较好。具有涉及 MYC 和 BCL2 或 BCL6 易位的高级别 B 细胞淋巴瘤，通常称为双打击淋巴瘤（DHL），这是一种侵袭性血液学恶性肿瘤，具有明显的遗传特征和较差的临床预后。目前的标准

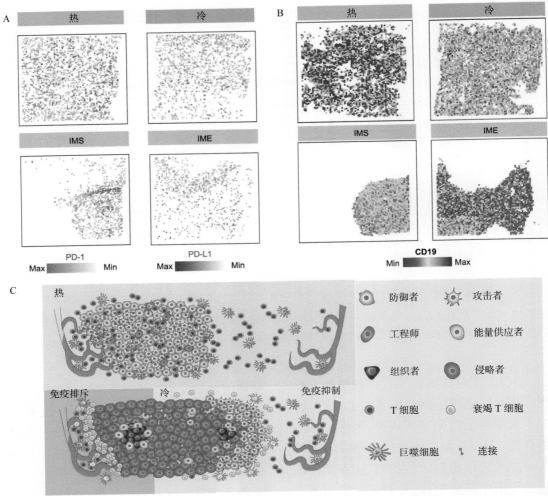

图 7.14 TME 重塑模式的免疫治疗创新。（A）每个 TME 中 PD-1（红色）和 PD-L1（蓝色）表达的空间特征图。（B）每个 TME 中 CD19 表达的空间特征图。（C）PCNSL 中 TME 重塑模式的模式图。引自 Xia Y, Sun T, Li G, Li M.et al. Spatial single cell analysis of tumor microenvironment remodeling pattern in primary central nervous system lymphoma. Leukemia. 2023 Apr 29. doi：10.1038/s41375-023-01908-x. Epub ahead of print. PMID：37120690。

化学免疫疗法无法带来令人满意的结果，并且很少有靶向疗法可用于治疗 DHL。最近，对肿瘤遗传景观的描绘提供了对生物学和靶向治疗的深入了解。因此，必须了解 DHL 改变的信号通路，以制定具有更好临床益处的治疗策略。弥漫性大 B 细胞淋巴瘤在 MYC、BCL2 和（或）BCL6 中因遗传改变或蛋白表达而出现畸变，代表一组高级别 B 细胞淋巴瘤，在使用标准 RCHOP 化疗时预后较差。因此，已建议强化诱导方案以努力改善结果。迄今为止的结论主要来自回顾性数据，尽管前瞻性数据正在慢慢出现。化学免疫疗法的无效性是有问题的，而且复发率很高。双重打击淋巴瘤患者似乎增加了中枢神经系统受累的风险，因此建议采取预防措施。新出现的生物亚群和新的预后标志物对标准化疗免疫疗法治疗侵袭性 B 细胞淋巴瘤后的可治愈性有明显的不利影响。研究人员同时发现，MYC 和 B 细胞 CLL/淋巴瘤 2（BCL2）失调，无论是在基因组层面还是蛋白质层面，都为研究侵袭性 B 细胞淋巴瘤的最常见亚型开启了一个新的时代。双打击巴瘤（DHL），定义为 MYC 和 BCL2 和（或）B 细胞 CLL/淋巴瘤 6（BCL6）基因的双重重排，是一个不常见的亚型，占所有弥漫性大 B 细胞淋巴瘤（DLBCL）的 5%~7%，长期生存者很少。双重表达型淋巴瘤（DEL），定义为 MYC 和 BCL2 蛋白的过度表达，与潜在的染色体重排无关，在目前世界卫生组织的分类中不是一个独特的实体，但占 DLBCL 病例的 20%~30%，也有较差的结果。在识别、确定预后和管理 DHL 和 DEL 方面有许多实际考虑。

BTK 基因

　　BTK 基因位于 X 染色体上的 Xq21.3 区域。BTK 基因编码 BTK 蛋白，是一种酪氨酸激酶。

　　BTK 蛋白在 B 细胞发育和免疫反应中起关键作用。它是 B 细胞受体（BCR）信号通路的重要组成部分，参与 B 细胞的成熟、活化和抗体产生过程。BTK 蛋白被激活后，会磷酸化下游信号分子，触发一系列信号转导事件，包括钙离子通道的开放、细胞增殖和生存信号的激活等。

　　布鲁顿酪氨酸激酶（BTK）是 B 细胞受体（BCR）信号通路的关键调节因子，在不同类型恶性血液病中广泛表达，参与 B 细胞的增殖、分化与凋亡。BTK 基因对 Akt、ERK、NK-κB 等信号通路的激活具有重要作用，并帮助 CLL 肿瘤细胞存活。目前，针对 BTK 基因的靶向药伊布替尼已获批用于 CLL 和 MCL。但文献指出 BTK 基因如发生 C481S 突变则会导致伊布替尼耐药的发生。BTK 是一种非受体激酶，在致癌信号传导中起着至关重要的作用，而致癌信号传导对于许多 B 细胞恶性肿瘤中白血病细胞的增殖和存活至关重要。BTK 最初被证明在原发性免疫缺陷 X 连锁无丙种球蛋白血症（XLA）中存在缺陷，并且对于 B 细胞发育和成熟 B 细胞的功能都是必不可少的。此发现后不久，BTK 被置于 B 细胞抗原受体（BCR）下游的信号转导通路中。最近，这种激酶的小分子抑制剂已显示出出色的抗肿瘤活性，首先是在动物模型中，随后是在临床研究中。特别是，口服不可逆 BTK 抑制剂依鲁替尼与复发/难治性慢性淋巴细胞白血病（CLL）和套细胞淋巴瘤（MCL）患者（包括具有高危遗传病变的患者）的高反应率相关。由于依鲁替尼普遍耐受性良好，单药疗效持久，因此在 2016 年迅速获批用于 CLL 患者的一线治疗。迄今为止，依鲁替尼在各种其他 B 细胞恶性肿瘤中的疗效正在积累证据。BTK 抑制具有超出其在 BCR 信号传导中的经典作用的分子效应。这些涉及 B 细胞内在信号通路，这些通路对细胞存活、增殖或在支持性淋巴生态位中的保留至关重要。此外，BTK 在代表肿瘤微环境重要组成部分的几个骨髓细胞群中发挥作用。因此，目前人们对 BTK 抑制作为一种抗癌疗法非常感兴趣，不仅在 B 细胞恶性肿瘤中，而且在实体瘤中。BTK 抑制作为单一药物疗法的疗效很强，但可能会产生耐药性，从而推动改善临床反应的联合疗法的发展。

CARD11 基因

　　CARD11 基因是人类基因组中的一个重要基因，它位于染色体 7q11.23 区域，编码 CARD11 蛋白。CARD11 蛋白在免疫系统中发挥着关键的调控作用。研究人员在一些 B 细胞非霍奇金淋巴瘤（B-NHL）患者中发现了 CARD11 基因的激酶活性突变，这些突变会导致 CARD11 蛋白的激酶活性增强，进而激活信号通路，促进淋巴瘤细胞的增殖和存活。激活突变 IgG4 相关淋巴瘤发生密切相关，一些 IgG4 相关淋巴瘤患者中也发现了 CARD11 基因的激活突变。这些突变导致 CARD11 信号通路的异常激活，进而促进淋巴瘤细胞的生长和增殖。一些研究在外周 T 细胞淋巴瘤（PTCL）患者中观察到了 CARD11 基因的异常表达。该基因的过度表达可能与 PTCL 的发生和进展相关。

此外，CARD11 与滤泡淋巴瘤（FL）预后相关。体外实验表明该基因突变可导致 BCR 抑制剂伊布替尼和 NF-κB 抑制剂来那度胺耐药。CARD11 作为一个关键的信号支架，在适应性免疫反应期间控制抗原诱导的淋巴细胞激活。CARD11 的体细胞突变经常在非霍奇金淋巴瘤中发现，并且至少三类种系 CARD11 突变已被描述为原发性免疫缺陷的基础。研究发现 CARD11 隶属于半胱天冬酶激活和募集域卷曲螺旋（CARD-CC）蛋白家族，该家族包括 CARD9、CARD10、CARD11 和 CARD14 在身体的几乎所有组织中共同表达，并且是免疫信号的重要介质，是免疫系统的一部分。CBM 蛋白的功能障碍或失调与许多称为 "CBM 病症" 的临床表现有关。CBM 病症范围从皮肤黏膜真菌感染和牛皮癣到联合免疫缺陷和淋巴增生性疾病等；然而，越来越多的证据表明，CARD-CC 家族成员也参与了过敏性炎症和过敏性疾病的发病机制和进展。副半胱天冬酶 MALT1 已成为免疫信号的关键调节因子，它还通过癌细胞内在和外在机制促进肿瘤

发展。作为 CARD11-BCL10-MALT1（CBM）信号复合物的一个完整亚基，MALT1 在淋巴细胞中具有有趣的双重功能。MALT1 作为一种支架蛋白来驱动 NF-κB 转录因子的激活，并作为一种蛋白酶通过切割不同的底物来调节信号和免疫激活。异常的 MALT1 活性对于恶性癌细胞的 NF-κB 依赖性存活和增殖至关重要，这是由副胱天蛋白酶催化的经典 NF-κB 通路负调节因子（如 A20、CYLD 和 RelB）失活促进的。具体而言，一些淋巴瘤强烈依赖于这种癌细胞固有的 MALT1 蛋白酶功能，而且某些实体癌的存活、增殖和转移对 MALT1 抑制敏感。除此之外，MALT1 蛋白酶通过维持肿瘤微环境（TME）中调节性 T（Treg）细胞的免疫抑制功能发挥癌细胞外在作用。MALT1 抑制能够将实体癌 TME 中的免疫抑制性 Treg 细胞转化为促炎性 Treg 细胞，从而引发强大的抗肿瘤免疫力，从而增强检查点抑制剂的作用。因此，促进 MALT1 蛋白酶功能的癌细胞内在和外在肿瘤提供了独特的治疗机会，这推动了目前正在进行临床前和临床评估的有效和选择性 MALT1 抑制剂的开发。

CD79B 基因

CD79B 基因位于染色体 17q23 区域，编码 CD79B 蛋白（CD79B protein）。CD79B 蛋白是 B 细胞受体（BCR）复合物中的一部分，它在 B 细胞的免疫应答中起着重要的作用。BCR 是 B 细胞表面上的一种抗原受体，由 IgM 或 IgD 等免疫球蛋白与 CD79 A 和 CD79B 两个信号传导链组成。CD79B 与 CD79 A 形成一个异二聚体，作为 BCR 复合物的一部分，负责传导外界抗原信号进入 B 细胞内部，从而触发细胞的激活和免疫应答。

该基因突变与 MYD88 突变共存的

DBLCB 患者对伊布替尼敏感性较好。该基因突变与 MYD88-L265P 共存的 DLBCL 患者为 MCD 型，疗效较差。在中枢神经系统淋巴瘤中突变率较高，是其诊断标记和治疗靶标。

CD79B 为癌基因。该基因编码 CD79β 蛋白，其与 CD78α 及膜免疫球蛋白共同组成 B 细胞表面受体，其突变可慢性激活 B 细胞受体通路而导致 NF-κB 通路的激活，多可与 MYD88、PIM1 突变伴随，该基因突变多见于 DLBCL（约 14.8%）。在 DLBCL 中，携带 CD79B 突变的 DLBCL 患者多为预后较差的 ABC 亚型。原发性睾丸淋巴瘤（PTL）是 60 岁以上男性最常见的睾丸癌类型。PTL 占所有非霍奇金淋巴瘤的 1%~2%，大多数表现为局部疾病，但尽管如此，结果仍很差。大多数病例代表弥漫性大 B 细胞淋巴瘤（DLBCL）的结外表现，称为原发性睾丸 DLBCL（PT-DLBCL）。基因表达谱分析已经确定，超过 75% 的 PT-DLBCL 类似于激活的 B 细胞样（ABC）或结节性 DLBCL 的非生发中心亚型。在提炼特定突变景观和免疫表型概况时，免疫逃逸和持续信号转导为 PT-DLBCL 的显著特征。这些包括在抗原呈递的核心成分（CIITA、B2M 和 HLA 位点）和程序性死亡配体 1（CD274）和 2（PDCD1LG2）的结构重排中产生的基因组改变。NF-κB 通路基因（MYD88、CD79B、NFKBIZ、BCL10 和 MALT1）内体细胞突变的富集在 PT-DLBCL 中也具有显著特征。综上所述，PT-DLBCL 独特的分子和临床特征揭示了这种器官型淋巴瘤的独特疾病生物学特征，可能会指导合理的治疗策略。将抗 CD79b 抗体药物结合物 polatuzumab vedotin 加 R-CHP 和抗 BCL2 药物 venetoclax 加 R-CHOP，显示有希望的结果。基于 DLBCL 不同分子亚型的定制疗法为特征的新策略的初步数据令人鼓舞，显示出比标准 R-CHOP 更多的益处。二代测序发现了瓦尔登斯特伦巨球蛋白血症（WM）中反复出现的体细胞突变，包括 MYD88（95%~97%）、CXCR4（30%~40%）、ARID1A（17%）和 CD79B（8%~15%）。

CREBBP 和 EP300 基因

CREBBP 和 EP300 基因是人类基因组中两个相关的基因。它们位于不同的染色体上，CREBBP 位于染色体 16p13.3 区域，而 EP300 位于染色体 22q13.2 区域。

CREBBP 和 EP300 基因编码 CREBBP 蛋白和 EP300 蛋白，它们都属于组蛋白乙酰转移酶（HAT）家族。这些蛋白在调节基因转录过程中发挥重要作用，通过乙酰化组蛋白，影响染色质结构和转录因子的活性，从而调控基因的表达。作为预后因子在 FL 的 IPI 评分为 0.05 分；该基因突变的 DLBCL 患者 OS、PFS 和 EFS 较差。遗传分类有助于揭示弥漫性大 B 细胞淋巴瘤的分子异质性和治疗意义。在 337 名新诊断的 DLBCL 患者中使用全外显子组/基因组测序、RNA 测序和荧光原位杂交，研究者基于 35 个基因的突变信息和 3 个基因的重排信息建立了一个简化的 38 基因算法（称为"LymphPlex"），确定了不同的遗传亚型：TP53Mut（TP53 突变），MCD 样（MYD88、CD79B、PIM1、MPEG1、BTG1、TBL1XR1、PRDM1、IRF4 突变），BN2 样（BCL6 融合、NOTCH2、CD70、DTX1、BTG2、TNFAIP3、CCND3 突变），N1 样（NOTCH1 突变），EZB 样（BCL2 fusion、EZH2、TNFRSF14、KMT2D、B2M、FAS、CREBBP、ARID1A、EP300、CIITA、STAT6、GNA13 突变，有或没有 MYC 重排）和 ST2 样（SGK1、TET2、SOCS1、DDX3X、ZFP36L1、DUSP2、

STAT3、IRF8 突变)。对 1001 名 DLBCL 患者的扩展验证揭示了每种基因亚型的临床相关性和生物学特征。TP53Mut 亚型预后较差,其特征是 p53 信号失调、免疫缺陷和 PI3K 激活。MCD 样亚型与预后不良、活化 B 细胞(ABC)来源、BCL2/MYC 双表达和 NF-κB 激活相关。BN2 样亚型在 ABC-DLBCL 中显示出良好的结果,并具有 NF-κB 激活的特征。N1 样和 EZB 样亚型分别以 ABC-DLBCL 和生发中心 B 细胞(GCB)-DLBCL 为主。EZB-like-MYC+ 亚型以免疫抑制性肿瘤微环境为特征,而 EZB-like-MYC- 亚型以 NOTCH 激活为特征。ST2 样亚型在 GCB-DLBCL 中显示出良好的结果,并具有 stromal-1 调节的特征。当与免疫化疗相结合时,遗传亚型引导的靶向药物取得了令人鼓舞的临床反应。总的来说,LymphPlex 提供了高疗效和可行性,代表着 DLBCL 的基于机制的靶向治疗向前迈进了一步。编码组蛋白乙酰转移酶(HAT)、CREBB 结合蛋白(CREBBP)和 EP300 的基因通常在生发中心衍生的 B 细胞淋巴瘤中发生突变,并且它们的失活被认为有助于淋巴瘤形成。CREBBP 和 EP300 为参与组蛋白修饰的表观遗传学相关基因,其失活性突变可造成细胞组蛋白乙酰化缺陷,并引起原癌基因 BCL6 的激活及抑癌基因 TP53 的抑制,进而导致部分 B-NHL 的发生。CREBBP 和 EP300 常见于 FL 及 DLBCL 中。EP300 在 DLBCL 中变异检出率约 10%;CREBBP 在生发中心 B 细胞样(GCB)亚型的 DLBCL,以及活化 B 细胞样(ABC)亚型的 DLBCL 中检出率分别为 32% 及 13%。CREBBP 和 EP300 突变可能对组蛋白去乙酰化酶抑制剂(HDACi)敏感。无序的组蛋白乙酰化已成为促进血液学恶性肿瘤的一个关键机制。

CREB 结合蛋白(CREBBP)和 E1 A 结合蛋白 P300(EP300)是两个关键的乙酰化转移酶和转录辅助因子,通过调节组蛋白和非组蛋白的乙酰化水平来调节基因表达。CREBBP/EP300 失调和含有 CREBBP/EP300 的复合物对血液学恶性肿瘤的启动、进展和化疗抗性至关重要。CREBBP/EP300 还通过调控多种免疫细胞的分化和功能参与肿瘤免疫反应。目前,CREBBP/EP300 是有吸引力的药物开发目标,并越来越多地被用于血液学恶性肿瘤临床前研究的有力工具。作为预后因子在 FL 的 IPI 评分为 0.33 分;该基因突变的 DLBCL 患者 OS、PFS 和 EFS 较差。表观遗传失调是 GCB-DLBCL 和 FL 的标志,在组蛋白甲基转移酶 EZH2 中具有功能获得(GOF)突变,在组蛋白乙酰转移酶 CREBBP 和 EP300,以及组蛋白甲基转移酶 KMT2D 中具有功能丧失(LOF)。突变代表驱动这些疾病的最普遍的遗传病变。这些突变通过减少抗原呈递,以及对 IFN-γ 和 CD40 信号通路的反应,对破坏淋巴瘤细胞与免疫微环境起到共同作用。这表明免疫逃避是 GC B 细胞淋巴瘤形成的关键步骤。EZH2 抑制剂现已获准用于治疗 FL,并且正在开发选择性 HDAC3 抑制剂来抵消 CREBBP LOF 突变的影响。这些治疗可以帮助恢复 GCB 淋巴瘤的免疫控制,并可能代表与免疫疗法更有效结合的最佳候选药物。

CXCR4 基因

CXCR4 基因位于染色体 2q21 区域,编码 CXCR4 蛋白。CXCR4 蛋白是一种 G 蛋白偶联受体,属于趋化因子受体家族,它在细胞信号传导和调节免疫反应中起着重要的作用。CXCR4 蛋白是一种受体,它能够与化学趋化因子 CXCL12(也被称为 SDF-1)结合。CXCR4 与 CXCL12 的结合触发细胞内信号转导,参与多个生物学过程,包括细胞迁移、增殖、存活、血管生成等。CXCR4 基因是 LPL 中除 MYD88 基因外突变率最高的基因,其主要以截短型突变为主(无义突变或移码突变)。另已证实 CXCR4 突变与 WHIM 综合征相关。该基因在 LPL 中突变率约为 30%,且可偶见于 DLBCL 和 MZL 中。目前研究表明,携带 CXCR4 截短型突变的患者中位生存期更短,预后显著不良,且对依鲁替尼产生耐药。人们对涉及趋化因子受体 CXCR4 及其配体 SDF-1/CXL12 的信号转导已研究多年,因为它可能在癌症进展和发病机制中发挥作用。近年来临床研究中出现的证据进一步确立了 CXCR4 信号的诊断和预后重要性。据报道,CXCR4 和 SDF-1 在肿瘤、远处转移中升高,这与患者的生存率低有关。这些发现激起了人们对调节 CXCR4/SDF-1 表达机制的兴趣。值得注意的是,人们对 CXCR4 信号的表观遗传调控特别感兴趣,这可能是原发性和转移性癌症中 CXCR4 上调的原因。CXCR4 是 MCL 预后不良的一个独立因素,也是成像和放射性配体治疗的一个有希望的目标。在 PET 成像中,[^{68}Ga]-BL02 显示出高对比度,可以看到表达 CXCR4 的异种细胞,而[^{177}Lu]-BL02 在 MCL 的临床前模型中可以诱导肿瘤快速消退。

KMT2D 基因

KMT2D 基因也称为 MLL2 基因,位于染色体 12q13.12 区域。KMT2D 蛋白是一个组蛋白甲基转移酶,属于 KMT2 家族的成员之一。

KMT2D 蛋白在细胞中起着关键的调控作用,参与基因的转录和表达调控。它能够催化组蛋白 H3 上的甲基化,影响染色质的结构和基因的表达。KMT2D 蛋白在胚胎发育和细胞分化过程中具有重要作用。

突变可见于 PCNSL、T 细胞淋巴瘤、成人高级别 B 细胞淋巴瘤、眼边缘区淋巴瘤、结内边缘区淋巴瘤、皮肤 T 细胞淋巴瘤。携带 KMT2D 的 PTCL-NOS(非特指型外周 T 细胞淋巴瘤)患者可能从西达本胺获益,KMT2D 突变与 I 型 Kabuki 综合征密切相关。由于研究人员在分子发病机制、预后和较新的治疗方法方面不断取得进展,套细胞淋巴瘤(MCL)领域已经见证了显著的进步。MCL 由一系列的临床亚型组成。罕见的是,不典型的细胞周期蛋白 D1 阴性 MCL 和原位 MCL 肿瘤被发现。通过识别体细胞突变(如 TP53、NSD2、KMT2D)、甲基化状态、染色质组织模式、SOX-11 表达、最小残留病(MRD)和基因组集群,MCL 的预后得到进一步完善。在滤泡性淋巴瘤中几乎普遍发现了表观遗传突变,最常见的是涉及组蛋白-赖氨酸 N-甲基转移酶 2D(KMT2D)、组蛋白乙酰转移酶、cAMP 反应元件结合蛋白(CREBBP)和 E1 A 结合蛋白 P300(EP300),以及组蛋白甲基转移酶 Zeste 同源增强子 2(EZH2)。其他增殖/生存途径,如 B 细胞受体、RAS、mTOR 和 JAK-STAT 途径,以及免疫逃逸突变也常被发现。根据对各种免疫细胞亚群和基因表达特征与结果相关的研究,宿主的免疫反应也起着关键作用。在过去 10 年中,除了常用的苯达莫司汀-利妥昔单抗诱导方案外,还有许多治疗方案已经出现或正在研究中。

MYC 基因

MYC 基因位于染色体 8q24.21 区域,编码 MYC 蛋白。MYC 是一种转录因子,属于 MYC 家族的成员之一。MYC 蛋白在细胞中起着关键的调控作用,参与多种生物学过程,包括细胞增殖、分化、凋亡、代谢等。它能够结合到 DNA 上,调控大量基因的转录活性。MYC 是一个强效的转录激活因子,可以促进基因的表达。该基因是 Burkitt 淋巴瘤的标志性基因易位,可作为鉴别诊断的依据,该基因异常与 DLBCL 的不良预后相关。MYC 致癌基因与许多人类癌症的发生有关。最近研究人员对其表达和功能的深入了解为治疗带来了机会。溴结构域蛋白对 MYC 的激活可被药物样分子抑制,从而导致体内肿瘤抑制。肿瘤生长也可以通过药理学解偶联生物能途径来抑制,这些途径涉及来自 Myc 诱导的细胞生物量积累的葡萄糖或谷氨酰胺代谢。阻止 Myc 进入癌症路径的其他方法包括靶向 Myc-Max 二聚化或 Myc 诱导的 microRNA 表达。MYC 基因由 3 个旁系同源物 C-MYC、N-MYC 和 L-MYC 组成,是人类癌症中最常失调的驱动基因之一。由于其高度放松管制及其在癌症形成、维持和进展中的因果作用,靶向 MYC 在理论上是治疗癌症的有吸引力的策略。作为一个潜在的抗癌靶点,MYC 传统上被认为是不可成药的,因为它没有适合低分子量抑制剂高亲和力结合的口袋。然而,近年来,一些直接或间接抑制 MYC 的化合物已被证明在临床前肿瘤模型中具有抗癌活性。在针对 MYC 的最详细研究策略中,包括抑制其与专性相互作用伙伴 MAX 的结合、防止 MYC 表达和阻断表现出合成致死性的基因,以及 MYC 的过表达。研究最广泛的 MYC 抑制剂之一是称为 OmoMYC 的肽/微型蛋白。 OmoMYC 通过阻断所有 3 种形式的 MYC 与其目标启动子的结合发挥作用,已被证明在各种临床前模型中表现出抗癌活性,且副作用最小。基于其广泛的疗效和有限的毒性,OmoMYC 目前正在开发用于临床试验评估。尽管还没有直接靶向 MYC 的化合物进入临床试验阶段,但

部分通过降低 MYC 表达起作用的 APTO-253 目前正在进行针对复发/难治性急性髓性白血病或骨髓增生异常综合征患者的 I 期临床试验伯基特淋巴瘤(BL)是一种侵袭性 B 细胞淋巴瘤,可影响儿童和成人。BL 的研究导致了淋巴瘤中第一个复发性染色体畸变的鉴定,t(8;14)(q24;q32),随后发现了 MYC 和 Epstein-Barr 病毒(EBV)在肿瘤发生中的核心作用。大多数 BL 患者通过化疗治愈,但那些复发或难治性疾病的患者通常死于淋巴瘤。从历史上看,地方性 BL、非地方性散发性 BL 和免疫缺陷相关 BL 已得到认可,但这些流行病学变异的分化被 EBV 阳性的频率所混淆。分型为 EBV+ 和 EBV-BL 可能更好地描述疾病的生物学异质性。在表型上类似于生发中心 B 细胞,所有类型的 BL 的特点是 MYC 失调,这是由于通过与 3 个免疫球蛋白位点之一并列的增强子激活。其他分子变化通常会影响 B 细胞受体和 1- 磷酸鞘氨醇信号传导、增殖、存活和 SWI-SNF 染色质重塑。BL 的诊断基于形态学和 MYC 的高表达。儿童和青少年的 BL 可以通过短时间的高剂量强度多药化疗方案得到有效治疗。成人更容易受到毒性作用的影响,但可以通过化学疗法有效治疗,包括修改后的儿科方案。在高收入国家,BL 患者的预后良好,死亡率低且晚期反应很少,但在低收入和中等收入国家,BL 诊断较晚,通常采用效果较差的方案治疗,影响总体良好预后在患有这种淋巴瘤的患者中 t(8;14)具有 MYC 和 BCL2 和(或)BCL6 重排的高级 B 细胞淋巴瘤(HGBL-DH/TH)是最新世界卫生组织分类中新定义的实体。准确的诊断似乎需要对所有具有弥漫性大 B 细胞淋巴瘤(DLBCL)形态的肿瘤进行荧光原位杂交(FISH)。

MYD88 基因

MYD88 基因位于染色体 3p22.2 区域，编码髓样巨噬细胞相关介导者 88（Myeloid Differentiation Primary Response 88）。MYD88 是一种适配器蛋白，参与免疫应答的信号传导。

MYD88 蛋白在免疫细胞中发挥重要的调控作用，特别是在 Toll 样受体（TLR）和白细胞介素-1 受体超家族（IL-1R）信号通路中。它与 TLR 和 IL-1R 的细胞外结构相互作用，通过其结构域传递信号，激活下游的转录因子 NF-κB 和 MAPK 等，提高了淋巴瘤细胞的存活能力，介导了淋巴瘤发生。其 L265P 等 TIR 结构域热点突变可在 LPL（约 90%）、ABC-DLBCL（约 30%）、PCNSL（38%~86%）等多种淋巴瘤中检出。MYD88 突变相关预后影响目前尚存争议。如 Ibrutinib（伊布替尼）等相关通路抑制剂治疗 LPL、DLBCL（联合化疗）的研究尚处于临床试验阶段。突变可见于淋巴浆细胞淋巴瘤/华氏巨球蛋白血症、脾边缘区淋巴瘤、原发皮肤弥漫大 B 细胞淋巴瘤腿型（PCLBCL-LT）、CLL；在 PCLBCL-LT 中，与短的生存期相关，在治疗华氏巨球蛋白血症中，MYD88 基因的突变状态会影响到 BTK 小分子抑制剂依鲁替尼的疗效。二代测序发现了瓦尔登斯特伦巨球蛋白血症（WM）中反复出现的体细胞突变，包括 MYD88（95%~97%）、CXCR4（30%~40%）、ARID1A（17%）和 CD79B（8%~15%）。涉及 6q 染色体的缺失在突变的 MYD88 患者中很常见，包括调节 NFKB、BCL2、布鲁顿酪氨酸激酶（BTK）和凋亡的基因。具有野生型 MYD88 WM 的患者显示出转化和死亡的风险增加，并表现出在弥漫性大 B 细胞淋巴瘤中发现的许多突变。在 WM 中发现的 MYD88 和 CXCR4 突变促进了合理的药物开发，包括开发 BTK 和 CXCR4 抑制剂。对许多常用于治疗 WM 的药物的反应，包括 BTK 抑制剂伊布替尼，都受到 MYD88 和（或）CXCR4 突变状态的影响。MYD88 和 CXCR4 的突变状态可用于精确指导的 WM 治疗方法包括 MYD88（95%~97%）。异常的 B 细胞受体/NF-κB 信号传导是 B 细胞非霍奇金淋巴瘤的一个标志性特征，尤其是在弥漫性大 B 细胞淋巴瘤（DLBCL）中。该级联中的反复突变，例如 CD79B、CARD11 或 NFKBIZ，以及 Toll 样受体通路转导器 MyD88 中的突变，都会解除对 NF-κB 的调节，但它们对淋巴瘤发展和生物学的不同影响仍有待确定。MyD88 或 CARD11 突变体 Eμ-myc 淋巴瘤表现出免疫检查点介质程序性细胞死亡配体 1（PD-L1）的高水平表达，从而阻止了它们被适应性宿主免疫有效清除。相反，这些突变体特异性依赖性可通过抗程序性细胞死亡 1 检查点封锁在治疗上加以利用，从而导致主要但不完全是衰老淋巴瘤细胞的直接 T 细胞介导裂解。重要的是，基于小鼠的突变体 MyD88 和 CARD11 衍生的特征标记 DLBCL 亚组在衰老诱导、巨噬细胞吸引和细胞毒性 T 细胞免疫逃避三联征方面表现出镜像表型。

PIM1 基因

PIM1 基因位于染色体 6p21.2 区域，编码 Pim-1 蛋白激酶。Pim-1 是一种丝氨酸/苏氨酸激酶，属于 Pim 家族的成员之一。

Pim-1 激酶在细胞生长、增殖和存活等多个生物学过程中发挥重要作用。它可以通过调节底物蛋白的磷酸化状态来调控细胞的信号传导和功能。Pim-1 激酶主要参与细胞周期的调控，促进细胞的增殖和抑制细胞凋亡。

基因突变使氨基酸序列改变而导致PIM1 蛋白高表达,研究表明 PIM1 高表达与化疗反应性低和总生存相关。基因突变可能导致细胞对依鲁替尼耐药。Pim 激酶在淋巴增生性疾病中的坚实作用。在JAK/STAT 和酪氨酸激酶受体信号传导后,Pim 激酶经常上调,调节细胞增殖、生存、代谢、细胞贩运和信号传导。靶向 Pim 激酶是一种有趣的方法,因为敲除 Pim 激酶会导致体内的非致命表型,这表明临床上抑制 Pim 的副作用可能较小。此外,ATP 结合位点提供了独特的特性,可用于开发针对一种或所有 Pim 异构体的小抑制剂。弥漫性大 B 细胞淋巴瘤(DLBCL)是最常见的淋巴瘤,自免疫化学疗法问世以来,一线治疗并未改善总体结果。通过将DNA 和基因表达数据与临床反应数据配对,研究发现了非 GCB DLBCL 患者的高风险子集,其特征在于能够维持炎症环境的基因组改变和表达特征。这些突变改变[PIM1、SPEN 和 MYD88(L265P)]和表达特征(NF-κB、IRF4 和 JAK-STAT 参与)与增殖信号相关,并且被发现在接受 RCHOP治疗且经历不利情况的患者中丰富结果。

PRDM1 基因

PRDM1 基因位于染色体 6q21 区域,编码 PRDM1,也被称为 Blimp-1。

PRDM1 是一种转录因子,对决定细胞命运和细胞分化起着重要作用。它主要在淋巴细胞、浆细胞和一些非淋巴细胞中表达,并参与免疫调节和细胞分化等过程。PRDM1 基因突变多见于 DLBCL 的 ABC亚型和原发于中枢神经系统的 DLBCL,可作为与其他类 型的淋巴瘤鉴别。PRDM1为抑癌基因,突变和缺失会导致抑癌作用消失,可能与预后不良关联。浆母细胞淋巴瘤是一种罕见的侵袭性非霍奇金 B 细胞

淋巴瘤类型,定义为具有 浆细胞表型的高级别大 B 细胞肿瘤。在一定比例(约60%)的浆母细胞淋巴瘤病例中发现 了MYC 的遗传改变,并导致 MYC 蛋白过度表达。研究人员对 36 例浆母细胞淋巴瘤病例 进行了遗传和表达谱分析,证明MYC 过表达并不局限于 MYC 易位(46%)或 MYC 扩增病例(11%)。研究也证明在 50% 的浆母细胞淋巴瘤病例(评估的 16 例病例中有 8 例)中发现了PRDM1 的复发性体细胞突变。这些突变针对参与调节不同靶标(如 MYC)的关键功能域(PR 基序、富含脯氨酸的域、酸性区域和 DNA 结合锌指域)。此外,经常发现这些突变与 MYC 易位相关(9 个中有 5个,56% 的 MYC 易位病例是 PRDM1 突变),但不限于这些病例,并导致 PRDM1/Blimp1α 蛋白受损的表达。研究表明,浆母细胞淋巴瘤中的 PRDM1 突变不会损害终末 B 细胞分化,但有助于 MYC 的致癌性,通常通过 MYC 易位或 MYC 扩增失调。总之,由于遗传变化导致的 MYC 和PRDM1/Blimp1α 的异常共表达是浆母细胞淋巴瘤病例表型的原因。

STAT3/STAT5B 基因

STAT3/STAT5B 基因分别位于染色体17q21.2 和 17q11.2 区域。它们编码信号转导与转录激活子 3(STAT3)和信号转导与转录激活子 5B(STAT5B)蛋白。STAT3 和STAT5B 是一类细胞内信号传导分子,参与细胞的生长、分化和免疫调节等生物过程。它们被激活后会形成二聚体,并通过转位到细胞核中结合到靶基因的调控区域,从而调控基因的转录活性。

STAT3 和 STAT5B 均属 STATs 家族重要成员,在细胞内信号转导和转录激活调控中发挥重要作用。其突变多发生在

Src 同源区 2（SH2）结构域,导致编码蛋白持续磷酸化,过度激活 JAK/STAT 通路,从而致使肿瘤的发生 STAT3/STAT5B 可在 NK/T 等等多种淋巴组织肿瘤中检出。如 STAT3 突变可见于 40% 的 LGL、10%的 NK/T、6% 的 DLBCL 等等。信号转导和转录激活因子 3（STAT3）是 Janus 激酶（JAK）/STAT 信号通路中重要且研究最多的转录因子。 STAT3 介导各种基因的表达,这些基因在许多细胞和生物过程中发挥关键作用,例如细胞增殖、存活、分化、迁移、血管生成和炎症。 STAT3 和相关的 JAK 在正常免疫反应中被多种细胞因子和生长因子及其受体激活和严格调节。然而,STAT3 的异常表达导致其组成型激活,从而在许多人类癌症中通过致癌基因表达促进恶性转化和肿瘤进展。人类淋巴瘤是 T 和 B 细胞的异质性恶性肿瘤。 STAT3 的本构信号是几种类型的 B 细胞淋巴瘤和大多数 T 细胞淋巴瘤的致癌驱动因素。异常的 STAT3 激活还可以诱导参与肿瘤免疫逃避的基因（如 PD-L1）的不当表达。套细胞淋巴瘤（MCL）是一种预后不佳的高级别 B 细胞淋巴瘤。氟达拉滨可单独或联合用于复发和晚期的 MCL。信号转导和转录激活因子 5B（STAT5B）基因的表达与实体瘤的肿瘤发生有关,与 PB 淋巴细胞相比,STAT5B 在 LN 衍生的 MCL 细胞中显著上调。 STAT5B 的表达增加与 MCL 细胞增殖增加和细胞凋亡减少有关,并且与耐药性和 Akt 激活有关。STAT5B 通过激活 Akt 信号通路促进人 MCL 细胞增殖和耐药。

TBL1XR1 基因

　　TBL1XR1 基因位于染色体 3q26.31 区域,编码 TBL1XR1 蛋白。TBL1XR1 是一个核蛋白,参与转录调控和信号传导等生物过程。TBL1XR1 蛋白是核转录共激活子复合物（NCoR/SMRT）的成员之一,与转录因子核受体共激活蛋白（NCOR1/2）和维持转录抑制蛋白（HDAC3）等蛋白相互作用,共同调控基因的转录活性。TBL1XR1 蛋白的功能主要是通过促进转录因子的附着和去乙酰化酶活性的调节,从而影响基因的转录。

　　在 MZL 中的突变率为 18%,是 MZL 发病的主要驱动基因。最具侵袭性的 B 细胞淋巴瘤经常表现出结外分布,并在特征不明确的基因 TBL1XR1 中携带体细胞突变。研究表明 TBL1XR1 突变使体液免疫反应偏向产生异常的未成熟记忆 B 细胞（MB）,同时损害浆细胞分化。在分子水平上, TBL1XR1 突变体以牺牲生发中心（GC）TF BCL6 为代价,共同选择 SMRT/HDAC3 抑制复合物结合 MB 细胞转录因子（TF）BACH2,从而导致前记忆转录重编程和细胞命运偏见。抗原召回后,TBL1XR1 突变体 MB 细胞无法分化为浆细胞,而是优先重新进入新的 GC 反应,为循环再入淋巴瘤形成机制提供证据。最终,TBL1XR1 的改变导致了一种与人类疾病相似的惊人的结外免疫母细胞淋巴瘤表型。人类和小鼠淋巴瘤都具有扩大的 MB 样细胞群,与 MB 细胞起源一致,并描绘了免疫系统恶性转化的不可预见途径。具有 TBL1XR1 突变的患者预后较差,部分原因是肿瘤的侵袭和浸润更大。研究表明,TBL1XR1 突变可作为预测 PTL 预后的指标,并可作为未来治疗 PTL 的有希望的新靶点。

TP53 基因

　　TP53 基因位于染色体 17p13,是人体重要的抑癌基因。p53 是一种转录因子,对于细胞的生长调控、DNA 修复、细胞周期控制以及细胞凋亡等方面起着重要作用。TP53 基因在正常细胞中具有抑制肿瘤发生的作用。当细胞遭受到 DNA 损伤或其他异常情况时，p53 蛋白会被激活，进而调控多个下游靶基因的表达，参与细胞修复和凋亡等过程，以维持基因组的稳定性。TP53 基因突变几乎可见于所有髓系和淋系肿瘤（如 DLBCL 约 20%，CLL 约 10%，ALL 约 19%）。TP53 基因突变可发生在编码区全长，多数位于 DNA 结合域上（exon 4~9，AA102~292），30% 的突变位点为 p.R175、p.G245、p.R248、p.R249、p.R273 及 p.R282。其突变与放化疗不敏感、原发耐药、疾病进展复发及不良预后等相关。TP53 基因 DBD 区域的突变与 DLBCL 预后不良显著相关，其中位总生存时间和无进展生存时间都较野生型 TP53 患者显著降低。然而，TP53 基因的缺失突变与 DLBCL 患者的预后并无直接关系。通过免疫组化检测 p53 蛋白水平的表达发现，>50% 的 p53 蛋白表达是判断 DLBCL 患者预后的最好的阈值。按照治疗后缓解率及 5 年总体和无复发生存率分析，TP53 RS1625895 多态性的 G/G 基因型与 DLBCL 患者 R-CHOP 治疗失败的概率相关。TP53 突变识别表型明显和高度侵袭性的 MCL 形式，对阿糖胞苷、利妥昔单抗和自体干细胞移植（ASCT）有不良反应或无应答。我们建议 MCL 患者应根据 TP53 状态分层，并且 TP53 突变患者应被考虑用于探索新药物的实验前线试验。

不常见的基因

我们将在本节中介绍一些不常见的基因。尽管在整体 PCNSL 中出现的频率较低，但这些基因可能在特定的生理过程或疾病发展中扮演重要角色。通过对这些基因的分类和整理，提供关于它们的详细信息，

我们可以更好地了解它们的特点和可能的影响。

ARID1A 基因

ARID1A 基因位于染色体 1p36.11 区域。ARID1A 基因编码 ARID1A 蛋白，属于 SWI/SNF 染色质重塑复合物的组成成员之一。ARID1A 蛋白是一个转录调控因子，参与染色质重塑和基因表达调控。它通过与其他蛋白相互作用，调节染色质结构的变化，影响基因的转录活性。

该基因过表达是可引起 ATRA 耐药，突变阳性者预后不良，复发风险高。编码 SWI/SNF 染色质重塑复合体亚单位的基因在大约 20% 的人类癌症中集体发生突变。ARID1A 是一个 SWI/SNF 亚单位基因，其蛋白产物与 DNA 结合。ARID1A 基因的改变导致了功能的丧失。它是 SWI/SNF 复合物中最常见的突变成员，在 6% 的癌症中出现异常，包括卵巢透明细胞癌（45% 的患者）和子宫内膜样癌（37%）。ARID1A 在调节驱动致癌或抑制肿瘤的基因表达方面具有关键作用。特别是，ARID1A 参与控制 PI3K/AKT/mTOR 途径、对癌症的免疫反应性、EZH2 甲基转移酶活性、类固醇受体调节、DNA 损伤检查点，以及调节 p53 靶点和 KRAS 信号 FL。各种化合物可能对 ARID1A 改变的癌症有好处：免疫检查点阻断，以及 mTOR、EZH2、组蛋白去乙酰化酶、ATR 和（或）PARP 的抑制剂。ARID1A 的改变也可能介导对铂类化疗和雌激素受体降解剂/调节剂的抗性。表观遗传基因（如 ARID1A、KDM6 和 BAP1）中携带突变的肿瘤对 EZH2 抑制高度敏感，因此增加了其作为治疗靶点的潜力。

ATM 基因

ATM 基因位于染色体 11q22.3 区域。ATM 基因编码 ATM 蛋白，属于 PI3K 样蛋

白激酶家族。ATM 蛋白是一个重要的细胞周期和 DNA 损伤响应蛋白激酶。它在细胞中对 DNA 双链断裂的监测和修复起关键作用。当 DNA 双链断裂发生时，ATM 蛋白被激活，并启动一系列的信号传导通路，包括细胞周期调控、DNA 损伤修复和细胞凋亡等，以保持基因组的稳定性。见于血管免疫母细胞性 T 细胞淋巴瘤（1.2%）、外周 T 细胞淋巴瘤非特指型（3.6%~5%）、成人 T 细胞淋巴瘤（0.8%）。该基因缺失与 B 细胞淋巴瘤形成有关，见于 43% 套细胞淋巴瘤，对总生存期无影响，ATM 突变的 MCL 患者可采用放射治疗；该基因突变见于 40%~50% 脾边缘带淋巴瘤。在慢性淋巴细胞白血病发生率为 11%，与较短的无进展生存期相关，在晚期性淋巴细胞白血病患者中突变发生率为 20%，在相对年轻（小于 55 岁）的患者中与不良预后相关。该基因突变为 GCB 型 DLBCL 患者预后不良因素。在患有罕见遗传不稳定综合征的个体中，细胞感知和修复损伤的能力不足会增加患癌症的风险。共济失调毛细血管扩张症（A-T）这种情况与儿童期白血病和淋巴瘤的高发病率有关。虽然 A-T 是一种常染色体隐性遗传病，但在具有一个 ATM 基因突变（A-T 携带者）的个体中会出现一定的外显率，即患乳腺癌的风险增加。在 A-T 中发生突变的基因称为 ATM，与其他生物体的多个 DNA 损伤识别和细胞周期检查点控制基因同源。最近的研究表明，ATM 主要是为了响应双链断裂而被激活，双链断裂是电离辐射引起的主要细胞毒性损伤，并且可以直接结合并磷酸化 c-Abl、p53 和复制蛋白 A（RPA）。对患有 A-T 或散发性非 A-T 癌症的患者的 ATM 突变分析表明存在两类 ATM 突变，即导致 A-T 的无效突变和在杂合状态下易患癌症的显性负错

义突变。对 A-T 小鼠模型的研究有助于确定 A-T 中淋巴肿瘤发生的基础，并表明 ATM 通过确保染色体事件的高保真执行在维持遗传稳定性方面发挥着关键作用。因此，ATM 似乎充当了基因组的管理员。

B2M 基因

B2M 基因位于染色体 15q21.1 区域。B2M 基因编码 Beta-2-Microglobulin 蛋白，是 MHC-I 分子的一个组成部分。

Beta-2-Microglobulin 蛋白在免疫系统中起着重要作用。它结合到 MHC-I 分子的 α 链上，并与抗原肽结合，形成 MHC-I-抗原复合物，以呈递给 CD8+T 细胞，从而介导细胞免疫应答。此外，Beta-2-Microglobulin 蛋白还在其他生物学过程中发挥作用，如血液循环中的维持和肾小球滤过等。

B2M 突变在复发的 DLBCL 患者中与治疗反应良好的患者比较，发生率频繁；B2M 基因突变和缺失主要存在于 DLBCL（7.5%~12%），难治性 DLBCL 患者更常见，常发生错义突变和移码缺失。B2M 基因突变与淋巴瘤累及骨髓有关联，对患者无进展生存期及总生存期不产生显著影响。β_2-微球蛋白（B2M）是主要组织相容性复合体（MHC）Ⅰ 类的重要亚基，在肿瘤发生和免疫控制中发挥重要的生物学功能。越来越多的证据表明，B2M 基因和 B2M 蛋白的改变通过抑制抗原呈递导致对癌症免疫疗法的不良反应。HL 的恶性细胞由于各种基因的改变，通过改变 PDL1/2、B2M 和 MHC Ⅰ 和 Ⅱ 类的表达来逃避免疫系统。原发性睾丸淋巴瘤（PTL）是 60 岁以上男性中最普遍的睾丸癌类型。原发性睾丸淋巴瘤约占所有非霍奇金淋巴瘤的 1%~2%，大多数表现为局部疾病，但尽管如此，结果还是很差。大多数病例是弥漫性大 B 细胞淋巴瘤（DL-BCL）的结外表现，被称为原发性睾丸

DLBCL（PT-DLBCL）。基因表达分析表明，超过75%的PT-DLBCL与激活的B细胞样（ABC）或非生殖中心的结节性DLBCL亚型相似。在提炼特定的突变图谱和免疫表型图谱时，免疫逃逸和持续信号传导成为PT-DLBCL的突出特征。这包括抗原表达的核心成分（CIITA、B2M和HLA位点）的基因组改变和程序性死亡配体1（CD274）和2（PDCD1LG2）的结构重排。

BCOR基因

BCOR基因位于染色体Xp11.4区域。BCOR基因编码BCOR蛋白，也称为BCL-6协同抑制分子。BCOR蛋白在基因转录调控中发挥重要作用，它与多个转录因子和共抑制因子相互作用，参与染色质修饰和转录抑制过程。BCOR蛋白与BCL-6蛋白形成复合物，共同调节基因表达，特别是在淋巴细胞发育和B细胞发育中起着重要作用。

BCOR蛋白是一种转录抑制因子，参与细胞分化、增殖和凋亡等多种生物学过程的调控。BCOR重排的遗传学异常，在一些特定的淋巴瘤亚型中被广泛报道。BCOR-CCNB3重排淋巴瘤：是一种罕见的B细胞淋巴瘤，主要发生在儿童和年轻人中，特征是BCOR基因与CCNB3（cyclin B3）基因的重排。它通常表现为淋巴结肿大、软组织肿块或骨骼损害。BCOR基因重排在少数非霍奇金淋巴瘤患者中被观察到，但其频率相对较低。

BCOR突变可作为AML的预后因子。与MDS预后差相关。 BCOR很可能在ENKTL中起到抑癌基因的作用。二代测序技术已经发现，各种血液学恶性肿瘤的PRC2基因，如EZH2、EED和SUZ12，以及PRC1.1基因，如BCOR和BCORL1，都藏有突变。除了在淋巴瘤中检测到的激活性EZH2突变，这些突变大多损害PRC功能，并经常与化疗药物的抗性和不良预后有关。BCL6核心抑制因子（BCOR）是一个转录因子，参与控制胚胎发育、间质干细胞功能、造血和淋巴发育。在一些血液学恶性肿瘤和再生障碍性贫血中发现了BCOR基因及其同源物BCORL1的反复体细胞克隆性突变。它们散布在整个基因的长度上，主要代表框架转移（缺失、插入）、无意义和缺失突变。这些破坏性事件导致了全长BCOR蛋白的丢失，以及该蛋白截断形式的缺乏或低表达，这都与BCOR的肿瘤抑制作用相一致。

BIRC3基因

BIRC3基因位于染色体11q22.2区域。BIRC3基因编码BIRC3蛋白，也被称为c-IAP2蛋白，属于IAP家族。BIRC3蛋白是一种抗凋亡蛋白，通过抑制细胞凋亡的执行器半胱氨酸蛋白酶家族成员来促进细胞的存活。BIRC3蛋白的主要功能是通过结合和抑制半胱氨酸蛋白酶家族成员如caspase-3、caspase-7、caspase-9等，从而抑制细胞凋亡的进行。

在CLL中突变率为8.6%，该基因突变的患者接受强化治疗方案时PFS较差；是胶质母细胞瘤患者中辐射和替莫唑胺的治疗靶标。逃避细胞凋亡是大多数肿瘤采用的常见策略，而细胞凋亡蛋白抑制剂（IAP）是研究最多的分子和治疗目标之一。BIRC3（细胞IAP2）和BIRC5（生存素）是人类IAP家族8个成员中的2个。该家族的特点是存在参与蛋白质-蛋白质相互作用的杆状病毒IAP重复（BIR）结构域。除了BIR结构域，IAP还包含其他重要的结构域，如C端泛素结合（UBC）结构域、caspase募集（CARD）结构域和C端环状锌指（RING）结构域。BIRC3和BIRC5已在一些实体瘤和血液病肿瘤中得到证实，是被称为"Smac 拟态"的药物家族的治疗目标。许多证据表明，BIRC3 在癌细胞中具有促进生存和抗凋亡的作用，然而，并非所有的数据都是一致的，所产生的情况也是不一样的。例如，由于缺失或点突变导致的 BIRC3 基因失活与慢性淋巴细胞白血病患者的无进展生存期较短和预后较差始终相关。BIRC3 失活也与化疗免疫疗法的抗性有关。黏膜相关淋巴组织结外边缘区淋巴瘤（MALT 淋巴瘤）总是产生于不同黏膜部位的慢性微生物感染和（或）自身免疫性疾病的背景。长期的慢性感染和（或）自身免疫产生活跃的免疫和炎症反应，为自体反应性 B 细胞的进化和发展提供了环境，它们在获得基因变化后扩张并最终发生恶性转化。免疫反应在维持转化细胞的生长和存活方面也起着关键作用，如胃部、眼部附近和皮肤的高比例 MALT 淋巴瘤在抗微生物治疗后完全消退。自身抗原的 B 细胞受体参与以及 T 细胞的帮助，包括认知互动和通过可溶性配体如 CD40 L 和 BAFF 的旁观者帮助，被认为是在淋巴瘤发展中分别通过激活经典和非经典 NF-κB 途径的免疫驱动。同样，3 个 MALT 淋巴瘤相关的染色体易位，即 t（1；14）（p22；q32）/BCL10-IGH，t（14；18）（q32；q21）/IGH-MALT1，t（11；18）（q21；q21）/BIRC3（API2）-MALT1，也能够激活典型和非典型的 NF-κB 通路。此外，TNFAIP3（A20）通过缺失和（或）突变失活，取消了对包括 BCR 和 TLR 在内的几种信号的自动负反馈，这些信号连接到典型的 NF-κB 激活途径。因此，免疫驱动和体细胞遗传变化所调节的分子途径有相当大的重叠，有力地论证了它们在 MALT 淋巴瘤发展中的致癌合作。

BRAF 基因

BRAF 基因位于染色体 7q34 区域。BRAF 基因编码 BRAF 蛋白，是一种丝氨酸/苏氨酸激酶。BRAF 蛋白在细胞信号传导通路中发挥重要作用，特别是 MAPK 信号通路。该通路参与细胞的增殖、分化和生存等重要生物学过程。BRAF 蛋白在 MAPK 信号通路中的激活可引发级联反应，促进细胞内的信号转导，并最终调控基因表达。

BRAF 可能是某些 DLBCL 患者的驱动基因，一项 II 期临床试验表明 BRAF 抑制剂 vemurafenib 可能对复发或难治的毛细胞白血病有效。有症状的一线毛细胞白血病（HCL）患者需要使用嘌呤核苷类似物（PNA）进行风险适应性治疗。使用 PNA 后使用利妥昔单抗是另一种选择。进行性或难治性疾病的管理基于 BRAF 抑制剂与 MEK 抑制剂、靶向 CD22 或 BCR 抑制剂的重组免疫偶联物的联合使用或不联合使用。毛细胞白血病（HCL）是一种慢性成熟 B 细胞肿瘤，具有独特的临床病理特征，最初对嘌呤类似物的化疗非常敏感；然而，该病会复发，常常反复发作。最近，HCL 神秘的发病机制通过发现其潜在的遗传原因--BRAF-V600E 激酶激活突变而得以澄清，该突变在整个疾病谱和临床过程中几乎都存在于所有患者的体细胞和克隆。通过异常激活 RAF-MEK-ERK 信号通路，BRAF-V600E 形成了 HCL 的关键生物学特征，包括其特定的表达特征、多毛形态和抗凋亡行为。伴随着 KLF2 转录因子或 CDKN1B/p27 细胞周期抑制剂的突变在 16% 的 HCL 患者中反复出现，并可能在 HCL 发病机制中与 BRAF-V600E 合作。相反，BRAF-V600E 在其他 B 细胞肿瘤中不存在，包括需要不同治疗方法的 HCL 的模仿者（如 HCL-变异型和脾边缘区淋巴瘤）。因此，检测 BRAF-V600E 可以对 HCL 和 HCL 样肿瘤进行基于遗传学的鉴别诊断,甚至可以在常规血样中进行无创检测。BRAF-V600E 还代表了一个新的治疗目标。患者的白血病细胞在体外暴露于 BRAF 抑制剂后会被破坏其 HCL 特性,然后发生凋亡。在对使用嘌呤类似物后多次复发或对嘌呤类似物难治的 HCL 患者的临床试验中,口服 BRAF 抑制剂 vemurafenib 的一个短疗程产生了几乎 100% 的反应率,包括 35%~42% 的完全缓解率,而没有骨髓毒性。为了进一步改善这些结果,重要的是澄清维莫非尼不完全根除白血病细胞的机制,并探索 BRAF 抑制剂与其他靶向药物[如 MEK 抑制剂和(或)抗 CD20 单克隆抗体]的无化疗组合。

CCND1 基因

CCND1 基因位于染色体 11q13 区域,编码 Cyclin D1 蛋白。CCND1 基因是细胞周期调控的关键因子之一。Cyclin D1 蛋白是一个细胞周期蛋白,与 Cyclin 依赖性激酶(CDK)形成复合物,促进细胞周期的进行。Cyclin D1-CDK 复合物参与了 G1 期的细胞周期调控,促进细胞从 G1 期进入 S 期,从而推动细胞的增殖和分裂。

CCND1 基因异常可见于套细胞淋巴瘤、常与 IGH 发生融合形成 CCND1/IGH 融合基因。在骨髓瘤及某些 DLBCL 淋巴瘤中亦可见。在套细胞淋巴瘤中,CCND1 突变是预后重要的分子标记。CCND1 突变与 MM 生存负性相关。套细胞淋巴瘤(MCL)是一种罕见的成熟 B 细胞淋巴恶性肿瘤,具有易位 t(11;14)(q13,q32)的病理标志,导致细胞周期蛋白 D1(CCND1)的过度表达。该疾病的特征还在于存在大量反复发生的基因改变,其中包括几种细胞通路的畸变。MCL 是一种异质性疾病,具

有广泛的临床表现,大多数表现为晚期侵袭性疾病。最近的分子细胞遗传学技术发现绝大多数检查病例都有染色体异常。转位大多涉及 IGH 基因座与各种伙伴基因(CCND1、FGFR3、c-maf)的非法转换重排。这类事件在 MM 的发展中起着关键作用。编码和调节区域的突变,以及一些致癌基因(c-myc, ras)和肿瘤抑制基因(p16, p15)的异常表达模式已经被报道。细胞程序性死亡(BCL-2,Fas)、肿瘤扩张(金属蛋白酶)和药物反应性(拓扑异构酶 IIα)的关键调节器也与这种血液学恶性肿瘤的发病机制有关。

CCND2 基因

CCND2 基因位于染色体 12p13 区域,编码 Cyclin D2 蛋白。Cyclin D2 蛋白是细胞周期蛋白,与 Cyclin 依赖性激酶(CDK)形成复合物,参与 G1 期的细胞周期调控。Cyclin D2-CDK 复合物的活化促进细胞从 G1 期进入 S 期,从而推动细胞的增殖和分裂。

AML、CCND2 重排常见于 cyclin D1(-)MCL,发生 CCND2 和 CCND1 的伴 t(8;21)AML 患者,与野生型 CCND2 和 CCND1 的病人,临床特点和预后无显著性差异。套细胞淋巴瘤(MCL)是一种成熟的 B 细胞淋巴瘤,在大多数情况下具有众所周知的标志性遗传改变,即 t(11,14)(q13q32)/CCND1-IGH。然而,多年来,我们对 MCL 遗传和表观遗传改变的理解不断发展,现在已知涉及 CCND2 的易位,或 IGK 或 IGL 基因增强子元件的隐性插入,也可导致 MCL。

研究发现 CCND2 基因异常表达还与 DLBCL 的发病和预后相关。在一些 DLBCL 患者中,CCND2 基因被过度表达,这可能促进肿瘤细胞的增殖和存活。

Burkitt 淋巴瘤也是一种高度增殖的 B 细胞淋巴瘤,其发病与 MYC 基因和 CCND2 基因的异常表达相关。在一些 Burkitt 淋巴瘤患者中, CCND2 基因被染色体易位或基因突变所影响,导致其过度表达,从而促进肿瘤细胞的增殖。

CCND3 基因

CCND3 基因位于染色体 6p21.1 区域,编码 Cyclin D3 蛋白。Cyclin D3 蛋白也是细胞周期蛋白,与 Cyclin 依赖性激酶（CDK）形成复合物,参与 G1 期的细胞周期调控,促进细胞从 G1 期进入 S 期,从而促进细胞的增殖和分裂。该基因重排可发生在血管免疫母细胞性 T 细胞淋巴瘤、AML、ALL、FL、DLBCL、BL、套细胞淋巴瘤等淋巴瘤中。CCND3 突变可能与 MYC 重排阳性的 BL 的疾病进展阶段相关。新的疾病克隆标志物,如 AXL 和 JAK3 体细胞变异支持 NK 细胞肠病的肿瘤性质。胃肠道 B 细胞淋巴增生会议专门讨论了主要发生在胃肠道（即十二指肠型滤泡淋巴瘤）或优先涉及消化道的 B 细胞淋巴增生性疾病,如 IRF4 易位的大 B 细胞淋巴瘤和套细胞淋巴瘤（MCL）包括各种分子亚型（即 CCND3 阳性 MCL 模仿 MALT 淋巴瘤）。具有复杂基因图谱的高级别 B 细胞淋巴瘤的挑战性病例证明了新型分子诊断方法（如定向 NGS）在识别具有潜在临床影响的高风险基因特征方面的作用。套细胞淋巴瘤（MCL）是一种成熟的 B 细胞非霍奇金淋巴瘤,通常以 t(11;14)(q13;q32) 或 CCND1 易位和 Cyclin D1 过度表达为特征。一个非常小的 MCL 亚群可能缺乏 t(11;14)(q13;q32) 易位和 Cyclin D1 过度表达,但显示涉及 CCND2 和 CCND3 的替代易位,以及 SOX11 的过度表达。一般说来, MCL 被认为是一种非常具有侵略性和

不可治愈的淋巴瘤, MCL 患者的预后通常很差。然而,不稳定的变体,包括原位套细胞瘤和最近确认的白血病非结节性 MCL 确实存在。

CD36 基因

CD36 基因位于染色体 7q11.2 区域,编码 CD36 蛋白。CD36 蛋白是一种细胞膜受体,也被称为脂负荷受体或血小板膜糖蛋白 4（GPIV）。CD36 蛋白在人体中广泛表达,尤其在脂负荷细胞（如巨噬细胞、肌肉细胞和脂肪细胞）中高表达。它参与多种生物学过程,包括脂负荷、脂代谢、炎症、血小板聚集和信号转导等。

DLBCL、B 淋巴母细胞白血病等疾病可见 CD36 表达上调, CD36 表达是一个独立的 DLBCL 患者生存及 rituximab 治疗的因素,表达 CD36 的 B 淋巴母细胞白血病病人预后较差。CD36 是一种在多种细胞类型中表达的清道夫受体,介导脂质吸收、免疫学识别、炎症、分子黏附和凋亡。CD36 是一种跨膜糖蛋白,含有几个翻译后修饰位点,并与不同的配体结合,包括凋亡细胞、血栓软骨素-1（TSP-1）和脂肪酸（FAs）。除了通过增强脂质吸收和脂肪酸氧化来助长肿瘤转移和耐药性外, CD36 还通过与 TSP1 结合,从而诱导肿瘤微血管内皮细胞凋亡或阻断血管内皮生长因子受体 2 的途径来减少血管生成。此外, CD36 驱动的脂质代谢重编程和肿瘤相关免疫细胞的功能导致了肿瘤免疫耐受和癌症发展。在证明支配 CD36 不同生理特性的调控网络方面已经取得了显著的进展,这使得针对 CD36 的治疗成为一种潜在的癌症治疗策略。

CD58 基因

CD58 基因也称为 LFA-3 基因。它位于染色体 1p13.3 区域,编码 CD58 蛋白

（LFA-3 蛋白）。CD58 蛋白是一种细胞表面分子，属于免疫球蛋白超家族成员之一。它主要在抗原呈递细胞表面表达，并与其他细胞的 CD2 受体结合。CD58 和 CD2 的相互作用在 T 细胞和自然杀伤细胞的免疫应答中起着重要的调节作用。突变或缺失是 DLBCL 独立的预后不良指标；CD38+CD58-是 PH 染色体阴性的 B-ALL 患者独立的预后不良标记，3 年 EFS 和 OS 较短，复发率较高。

CD58 的天然配体 CD2 主要在 T/NK 细胞表面表达。CD2-CD58 的相互作用是免疫学突触（IS）的重要组成部分，除了促进细胞黏附和识别外，还能诱导 T/NK 细胞的激活和增殖，并分别在 T/NK 细胞和靶细胞中引发一系列的细胞内信号传导。此外，CD58 的可溶性形式（sCD58）也存在于体外的细胞上清液和体内的局部组织中。sCD58 通过影响 CD2-CD58 的相互作用，作为一种免疫抑制因子参与到 T/NK 细胞介导的免疫反应。sCD58 的积累改变可能导致肿瘤微环境中 T/NK 细胞的免疫抑制，使 sCD58 成为一个新的免疫治疗靶点。最近，代价刺激分子 CD58 在免疫调节中的关键作用似乎重新吸引了研究者的兴趣。特别是，CD2-CD58 的相互作用参与了抗病毒反应、自身免疫性疾病的炎症反应、移植的免疫排斥和肿瘤细胞的免疫逃避的调节。弥漫性大 B 细胞淋巴瘤（DLBCL）占所有非霍奇金淋巴瘤（NHL）的 30%~40%，是一种具有侵袭性行为的疾病。由于大约 1/3 的 DLBCL 患者对标准疗法难以治疗或耐药，因此多项研究侧重于识别新的个体预后和风险分层生物标志物以及新的潜在治疗靶点。与广泛研究肿瘤微环境的其他类型的癌症相比，它在 DLBCL 发病机制和患者生存中的作用仍

然知之甚少，尽管很少有研究取得有希望的结果。TME 的组成及其与肿瘤细胞的相互作用可能解释了几种基因（β2-微球蛋白基因、CD58 基因）、受体样程序性细胞死亡-1（PD-1）及其配体（PD-L1）或其他细胞成分（Treg）在肿瘤中逃避免疫监视，导致肿瘤进展。

CHD2 基因

CHD2 基因位于染色体 15q26.1 区域，编码 CHD2 蛋白。CHD2 蛋白属于 CHD 蛋白家族，是一种调控基因转录和染色质结构的蛋白。CHD2 蛋白具有 DNA 结合和染色质重塑的功能。它参与了基因的表达调控、染色质的装配和重塑、DNA 修复等生物学过程。CHD2 蛋白在神经系统中的表达较为丰富，对神经发育和功能具有重要作用。

见于单克隆 B 细胞增多症、CLL。突变频率差异最大（>5%）的基因是 TP53、ATM、KMT2 A、MAP3K14、BTK、TRAF2、CHD2、TLR2、ARID2、RIMS2、NOTCH2、TET2、SPEN、NSD2、CARD11、CCND1、SP140、CDKN2 A 和 S1PR1。这些发现为 MCL 的突变情况提供了一个总结。突变频率变化最大的基因应被纳入未来研究的定向下一代测序板中。这些发现还强调了对 MCL 的系列样本进行分析的必要性。MCL 流行性突变的患者层面的数据提供了额外的证据，强调了在推进 MCL 精准医疗计划中的分子变异性。

DDX3X 基因

DDX3X 基因位于染色体 Xp11.4 区域，编码 DDX3X 蛋白。DDX3X 蛋白属于 DEAD-box 蛋白家族，是一种 RNA 解旋酶。DDX3X 蛋白在细胞中具有多种功能，包括 RNA 结构重塑、转录调控、mRNA 运输和翻译等。它参与了多个生物学过程，如细胞周

期调控、细胞凋亡、病毒感染和抗病毒免疫等。

NKTCL 结外 NK/T 细胞淋巴瘤鼻型在 B-ALL 中可见 USP9X-DDX3X 融合基因，在儿童 T-ALL 中可见 DDX3X-MLLT 融合基因。一项 CLL 的研究表明，接受雷那度胺治疗的携带 DDX3X 突变患者，OR 较差；携带 DDX3X 突变的 NKTCL 患者预后较差。DEAD-box 解旋酶家族成员 DDX3X（DBX，DDX3）在 RNA 代谢的几乎所有阶段都起作用，并参与许多疾病的进展，包括病毒感染、炎症、智力障碍和癌症。20 多年来，许多研究逐渐揭示了 DDX3X 在肿瘤发生和进展中的作用。事实上，DDX3X 在癌症生物学中具有众多功能，并且与许多众所周知的分子密切相关。DDX3X 是一种普遍表达的 RNA 解旋酶，参与 RNA 生物发生的多个阶段。DDX3X 在伯基特淋巴瘤中经常发生突变，但其功能基础尚不清楚。研究表明功能丧失的 DDX3X 突变也富集在 MYC 易位的弥漫性大 B 细胞淋巴瘤中，并揭示突变体 DDX3X 和 MYC 之间的功能合作。DDX3X 促进核心翻译机制的 mRNA 编码组件的翻译，从而推动全球蛋白质合成。功能丧失的 DDX3X 突变会缓和 MYC 驱动的全局蛋白质合成，从而在早期淋巴瘤形成过程中缓冲 MYC 诱导的蛋白毒性应激。已建立的淋巴瘤细胞通过 DDX3Y 的异常表达恢复完整的蛋白质合成能力。DDX3Y 是一种 Y 染色体同系物，其表达通常仅限于睾丸。这些发现表明，DDX3X 功能丧失可以缓冲 MYC 驱动的蛋白毒性应激，并突出显示雄性 B 细胞淋巴瘤随后通过异位 DDX3Y 表达补偿这种损失的能力。

EGR2 基因

EGR2 基因位于染色体 10q21.1 区域，编码 EGR2 蛋白。EGR2 蛋白是一种转录因子，属于早期生长应答基因家族。EGR2 蛋白在细胞中起着重要的调控作用，参与多个生物学过程，包括神经发育、骨骼肌发育、免疫应答和组织修复等。它能够调控多个基因的转录，从而影响细胞的分化、增殖和功能。

在 CLL 中，EGR2 突变与发病年龄低、病程进展快、预后极差相关。最近的证据表明，基因突变对慢性淋巴细胞白血病（CLL）患者的预后影响可能因免疫球蛋白重变量（IGHV）基因体细胞超突变（SHM）状态而异。研究显示，使用 time-to-first 评估了来自 4580 名 CLL 患者的治疗前样本中 9 个反复突变基因（BIRC3、EGR2、MYD88、NFKBIE、NOTCH1、POT1、SF3B1、TP53 和 XPO1）的影响-治疗（TTFT）作为与 IGHV 基因 SHM 状态相关的主要终点。在 1588 名（34.7%）患者中检测到突变，频率范围为 2.3%~9.8%，其中 NOTCH1 突变最为常见。在单变量和多变量分析中，除 MYD88 外的所有基因突变都与显著缩短的 TTFT 相关。在对 IGHV 突变（M-CLL）和未突变 CLL（U-CLL）分别进行的 Binet A 期患者的多变量分析中，不同的基因改变谱独立预测了两个亚组内的短 TTFT。虽然 SF3B1 和 XPO1 突变是 U-CLL 和 M-CLL 中的独立预后变量，但 TP53、BIRC3 和 EGR2 畸变仅在 U-CLL 中是重要的预测因子，而 NOTCH1 和 NFKBIE 仅在 M-CLL 中是重要的预测因子。这项研究强调需要一种区分的方法来识别高风险患者，尤其是 M-CLL 患者，这对分层管理具有潜在影响。

EZH2 基因

EZH2 基因位于染色体 7q36.1 区域，编码 EZH2 蛋白。EZH2 蛋白属于多聚蛋白群体 Polycomb 蛋白复合体 2（Polycomb Repressive Complex 2，PRC2）的主要组成成员。EZH2 蛋白在细胞中起着重要的表观遗传调控作用。它具有组蛋白甲基转移酶活性，能够催化组蛋白 H3 上的赖氨酸 9 位点进行三甲基化修饰（H3K27me3），从而引起染色质的紧缩和基因的沉默。

突变可见于 FL、脾边缘带淋巴瘤（SMZL），携带 EZH2 突变的 FL 患者疾病风险较低，预后较好；携带 EZH2 突变的 FL 患者可能从低强度的 R-CHOP 方案受益；也可考虑应用 EZH2 选择性抑制剂，一些抑制剂正在进行 Ⅰ/Ⅱ 临床试验。自从确定了 DNA 甲基化和组蛋白修饰后，人们发现，编码表观遗传修饰因子的基因在局部和全局调节基因表达方面在正常发育和癌症进展中起着关键作用。组蛋白甲基转移酶 2（EZH2）是多瘤复合物 2（PRC2）的酶催化亚单位，可以通过三甲基化组蛋白 3（H3K27）上的赖氨酸 27 而改变基因表达。EZH2 参与全球转录抑制，主要针对肿瘤抑制基因。EZH2 在癌症中普遍过度表达，并在淋巴瘤的亚型中显示出激活性突变。广泛的研究揭示了 EZH2 在癌症进展中的重要作用，并认为它可能是一个有用的治疗目标。此外，其他表观遗传基因如 ARID1A、KDM6 和 BAP1 发生突变的肿瘤对 EZH2 的抑制高度敏感，从而增加了其作为治疗靶点的潜力。最近的研究还表明，对 EZH2 的抑制会增强对肿瘤免疫疗法的反应。许多小分子抑制剂已经被开发出来，以 EZH2 或 PRC2 复合物为靶点，其中一些抑制剂现在已经进入早期临床试验，报告了临床反应和可接受的耐受性。EZH2 为组蛋白赖氨酸氨基转移酶，其参与控制干细胞的维持与分化。EZH2 的部分功能性获得性突变可提高 H3K27 三甲

基化水平而与多种淋巴瘤的发生相关。该基因突变可见于 22% 的 DLBCL、7% 的 FL 等淋巴组织肿瘤中，其在 DLBCL 中多属于 ABC 亚型。目前，已有 Tazemetostat（EPZ-6438）等 EZH2 抑制剂处于临床试验阶段。Tazemetostat 是第一个被批准用于治疗滤泡性淋巴瘤（FL）的表观遗传疗法。它抑制 zeste 同系物 2（EZH2）组蛋白甲基转移酶增强子的活性，这是众多表观遗传调节因子中的第一个，已被确定为在 FL 和生发中心弥漫性大 B 细胞淋巴瘤中反复发生突变。

FBXW7 基因

FBXW7 基因是人类基因组中的一个重要基因，位于染色体 4q31.3 区域，编码 FBXW7 蛋白。FBXW7 蛋白是一个成员为 F-box 蛋白家族的蛋白，它是泛素连接酶复合物（SCF 复合物）的一个组成部分。FBXW7 蛋白在细胞中起着重要的调控作用，它通过介导废旧蛋白的泛素化降解来调节多个信号通路的活性。FBXW7 蛋白在调控细胞周期、细胞增殖、细胞分化和细胞凋亡等生物学过程中发挥重要作用。

突变可见于 T 细胞非霍奇金淋巴瘤，仅携带 FBXW7 突变的 T-ALL 病人与良好预后有较强的相关性。F-box 和 WD 重复结构域蛋白 7（FBW7），也称为 FBXW7、AGO 或 hCDC4，是一种具有七个串联 WD40 重复序列的 F-box 蛋白。FBW7 是 Skp1-Cul1-F-box-蛋白 E3 泛素连接酶的关键底物识别亚基。FBW7 以泛素化和破坏许多关键转录因子和原癌基因为目标，包括细胞周期蛋白 E、c-Myc、c-Jun、Notch 和 MCL-1。FBW7 是一种充分表征的肿瘤抑制因子，其基因在各种类型的人类癌症中经常发生突变或缺失，包括结直肠癌、胃癌、卵巢癌和不同类型的白血病。越来越多的

证据表明,FBW7 的异常表达参与血液肿瘤的发生发展,包括 T 细胞急性淋巴细胞白血病、成人 T 细胞白血病/淋巴瘤、慢性淋巴细胞白血病和多发性骨髓瘤。

GNA13 基因

GNA13 基因位于染色体 17q24.3 区域,编码 GNA13 蛋白。GNA13 蛋白属于 G 蛋白偶联受体(GPCR)信号传导家族的亚单位。GNA13 蛋白在细胞信号传导中发挥重要作用,它是 G 蛋白的 α 亚单位,能够调节多个信号通路的活性。GNA13 蛋白参与调控细胞的增殖、迁移、极性和转录等生物学过程。它的活性受到 G 蛋白偶联受体的激活和磷酸化等调控。

BL、DLBCL、PCNSL、HL、FL,应用 R-CHOP 治疗的携带 GNA13 突变 ABC 型 DLBCL 患者预后不佳,GNA13 基因突变与 PCNSL 患者 OS 短相关。G12 蛋白包含异源三聚体 GTP 结合蛋白(G 蛋白)的 G-alpha 亚基的一个亚科,它将特定细胞表面 G 蛋白偶联受体(GPCR)连接到下游信号分子,并在人体生理学中发挥重要作用。 G12 亚家族包含两个家族成员:Gα12 和 Gα13(分别由 GNA12 和 GNA13 基因编码),与所有 G 蛋白一样,它们的活性受其与鸟嘌呤核苷酸结合的能力调节。在过去十年中, Gα12 和 Gα13 的表达增加及其增强的信号传导与多种癌症类型的肿瘤发生和肿瘤进展有关。尽管存在这些密切关联,但 Gα12/13 蛋白在癌症领域仍未得到充分重视。随着对 G 蛋白参与致癌信号传导的理解的发展,很明显 Gα12/13 信号传导具有多效性,并在不同肿瘤类型中激活特定的下游效应器。此外,Gα12/13 蛋白的表达通过一系列转录和转录后机制进行调节,其中一些机制在癌症中经常失调。随着对 Gα12/13 蛋白驱动的致瘤过程

的了解不断加深,以特定背景方式靶向 Gα12/13 信号转导可以提供一种新策略来改善许多实体瘤的治疗效果,这一点变得越来越清楚。

HIST1H1E 基因

HIST1H1E 基因位于染色体 6p22.2 区域,编码 HIST1H1E 蛋白。HIST1H1E 蛋白属于组蛋白 H1 家族,是染色质结构中的一部分。HIST1H1E 蛋白在细胞核中起着重要的结构和调控作用,参与维持染色质的结构紧密性和基因表达的调控。它与 DNA 缠绕在一起,稳定染色质结构,并在转录、DNA 复制和修复等过程中发挥作用。

FL、原发性皮肤弥漫性大 B 细胞淋巴瘤(腿型)、MM,在原发性皮肤弥漫性大 B 细胞淋巴瘤(腿型)的突变率约为 41%。原发性中枢神经系统淋巴瘤(PCNSL)是弥漫性大 B 细胞淋巴瘤中一种罕见且独特的实体,可能对潜在的分子异质性具有不同的反应率。多组学数据的共识聚类揭示了四个稳健、不重叠、具有预后意义的聚类(CS)的一致分类。 CS1 和 CS2 组呈现出免疫冷高甲基化特征,但具有明显的临床行为。“免疫热”CS4 组富含增强 Janus 激酶(JAK)-信号转导和转录激活因子(STAT)和核因子-κB 活性的突变,具有最有利的临床结果,而异质免疫 CS3 组预后较差可能是由于其与脑膜浸润和丰富的 HIST1H1E 突变有关[76]。所有 HIV-DLBCL 均显示突变异常,最常见的是 TP53(37%)、MYC(30%)、STAT3(27%)、HIST1H1E(23%)、EP300(20%)、TET2(20%)、SOCS1(17%)和 SGK1(17%)。

ID3 基因

ID3 基因位于染色体 1p36.13 区域,编码 ID3 蛋白。ID3 蛋白是一种转录抑制因

子,属于蛋白家族 ID 家族的成员之一。

ID3 蛋白在细胞中起着重要的调控作用,参与细胞增殖、分化和发育过程。它通过与其他转录因子相互作用,形成 ID3-转录因子复合物,从而抑制转录因子的结合 DNA 和启动转录的能力。因此,ID3 蛋白在细胞命运决定和分化调控中发挥关键作用。

BL、DLBCL,ID3 突变与 MYC 重排阳性的 BL 进展阶段密切相关。伯基特淋巴瘤(BL)是一种侵袭性、MYC 驱动的淋巴瘤,包括 3 种不同的临床亚型:发生在世界范围内的散发性 BL、主要发生在撒哈拉以南非洲的地方性 BL 以及主要发生在 HIV 环境中的免疫缺陷相关 BL。研究表明,通过代表 BL 所有 3 种亚型的 101 个肿瘤的全基因组测序(WGS)全面描述了 BL 的基因组基础,以确定 72 个驱动基因。这些研究还通过 BL 细胞系中的 CRISPR 筛选获得,以在功能上注释致癌驱动因素的作用。几乎每个驱动基因都被发现具有编码和非编码突变,突出了 WGS 对于识别驱动事件的重要性。研究涉及 IGLL5、BACH2、SIN3 A 和 DNMT1 中的编码和非编码突变。EB 病毒(EBV)感染与较高的突变负荷相关,1 型 EBV 的突变负荷高于 2 型 EBV。尽管散发性和免疫缺陷相关的 BL 具有相似的遗传特征,但地方性 BL 在 BCL7 A 和 BCL6 中表现出更频繁的突变,在 DNMT1、SNTB2 和 CTCF 中表现出更少的遗传改变。ID3 中的沉默突变是所有 3 种 BL 亚型的共同特征。在体外,基于质谱的蛋白质组学证明 ID3 蛋白主要与 TCF3 和 TCF4 结合。ID3 的体内敲除增强了 MYC 的作用,导致快速肿瘤发生和肿瘤表型与在人类疾病中观察到的一致。

IKBKB 基因

IKBKB 基因位于染色体 8p11.21 区域,编码 IKB 激酶 β。IKBKB 是 IκB 激酶复合物的一个关键组成部分。IκB 激酶复合物包括 IκB 激酶 α(IKKα)、IκB 激酶 β(IKKβ)和 IκB 激酶 γ(IKKγ),它们共同调控核因子 κB(NF-κB)信号通路的活性。NF-κB 是一个重要的转录因子,参与调控多种生物学过程,包括细胞生存、炎症反应、免疫应答和细胞增殖等。

IKBKB 蛋白在细胞中起着重要的调控作用,它通过磷酸化特定底物来激活 NF-κB 信号通路。IKBKB 激酶的活性可以被多种外部信号激活,如细胞因子、病原体感染和细胞应激等。有研究发现富集的中枢基因是 INHBE、UBC、HSPA1 A、HSP90AB1、IKBKB 和 BAG3。这些 DEG。通过肿瘤组和对照组之间的总体存活率和基因表达分析得到进一步验证。最后,pristimerin 效应在由 IM9 和 U266 MM 细胞组成的细胞系模型中独立验证。Pristimerin 以剂量依赖性方式在 MM 细胞中诱导体外细胞毒性。在生物信息学发现的验证中,pristimerin 抑制 NF-κB,诱导泛素化蛋白的积累并抑制 HSP60,而 pristimerin 诱导的 caspase-3 和 PARP 裂解证实了细胞死亡。研究鉴定出的 DEG 与 pristimerin 治疗在 MM 细胞系中诱导的细胞凋亡密切相关,并且源自 pristimerin 的组合疗法可以作为新型抗骨髓瘤多功能药物。灰区淋巴瘤(GZL)的突变情况尚未确定,与相关实体的差异在很大程度上是未知的。有研究表明胸腺微环境受累(前纵隔肿块)的 GZL 病例表现出与 cHL 和 PMBCL 非常相似的突变谱,其中 SOCS1(45%)、B2M(45%)、TNFAIP3(35%)、GNA13(35%)、LRRN3(32%),和 NFKBIA(29%)是最常见的突变基因。相比之下,没有胸腺生态位受累的 GZL 病例(n = 18)具有明显不同的模式,即富含与细胞凋亡缺陷相关的突变[TP53(39%)、BCL2(28%)、BIRC6(22%)]并在 GNA13、XPO1 或 NF-κB 信号通路突变(TNFAIP3、NFK-BIE、IKBKB、NFKBIA)。与胸腺 GZL 相比,它们还表现出更多的 BCL2/BCL6 重排。与 EBV-GZL 相比,Poly-EBV-L 病例呈现出独特的突变特征,包括 STAT3 突变和显著较低的编码突变负荷。这些研究强调了 GZL 中与胸腺生态位相关的特征性突变模式,表明与相关前纵隔淋巴瘤重叠的共同起源细胞和疾病演变。

ITPKB 基因

ITPKB 基因位于染色体 15q24.2 区域,编码肌醇三磷酸激酶 β。ITPKB 蛋白是一种酶,参与细胞信号传导中的磷脂信号通路。ITPKB 蛋白通过磷酸化肌醇三磷酸(IP3)来生成磷酸二酰肌醇(IP2),进而调节细胞内钙离子的释放和平衡。钙离子是细胞内重要的信号分子,在细胞增殖、分化和存活等生物学过程中发挥关键作用。

DLBCL、霍奇金淋巴瘤,在 DLBCL 两种 COO 亚型中均存在突变,突变分析显示 SOCS1、IL4R、ITPKB 和 STAT6 以及 CD83 和 BIRC3 经常发生体细胞基因突变,后者的基因受影响的频率明显高于 GCB DLBCL 或 bf-PMBL。

KLHL6 基因

KLHL6 基因位于染色体 3p21.31 区域,编码 Kelch-like 蛋白 6。KLHL6 蛋白属于 Kelch-like 家族,具有结构域 Kelch 重复序列。KLHL6 蛋白在细胞中扮演着调控和介导蛋白质降解的重要角色。它是 Cullin-RING E3 连接酶(CRL)复合物的一部分,与 Cullin 和 RBX1 蛋白相互作用,参与靶蛋白的泛素化和降解。KLHL6 蛋白通过与特定靶蛋白结合,调节其稳定性和功能。

原发性皮肤弥漫性大 B 细胞淋巴瘤(腿型)、脑硬膜边缘带淋巴瘤、FL、CLLKL-HL6 突变,在伴 IGH 突变 CLL 患者的较多。泛素蛋白酶体系统(UPS)在细胞稳态中起着关键作用。UPS 的失调常见于人类疾病,包括癌症。Kelch 样蛋白 6(KLHL6)是一种 E3 连接酶基因,在弥漫性大 B 细胞淋巴瘤(DLBCL)中发生突变。

LRP1B 基因

LRP1B 基因位于染色体 2q22.1 区域,编码低密度脂蛋白相关蛋白 1B。LRP1B 蛋白属于 LRP 家族,是细胞表面的受体蛋白。

LRP1B 蛋白在细胞中扮演多种重要的生物学功能。它参与多个信号通路的调控,包括胞内信号传导、细胞增殖和细胞凋亡等。LRP1B 蛋白通过与多种配体相互作用,参与胞内信号的传递和细胞功能的调节。MM、黑色素瘤、肺癌,在浆液性卵巢癌中,LRP1B 缺失与获得性多柔比星脂质体耐药相关,LRP1B 突变可能与获得性纯红细胞再生障碍性贫血相关。LRP1B 基因缺失与胶质瘤预后差相关。原发性皮肤间变性大细胞淋巴瘤(pcALCL)是一种由皮肤归巢 CD30+ 恶性 T 细胞引起的血液肿瘤,是原发性皮肤 CD30+ 淋巴组织增生性疾病的一部分。迄今为止,在 pcALCL 中仅描述了少量的分子改变,并且迄今为止,在患者中还没有出现可以解释该疾病发病起源的明确统一主题。又研究通过使用全基因组测序、全外显子组测序和 RNA 测序对这种淋巴瘤(n=12)进行了高分辨率遗传分析(基因组/转录组)。揭示了这种恶性肿瘤背后的新基因组重排、拷贝数改变和小规模突变,揭示了细胞周期、T 细胞生理学调节、转录和通过 PI-3-K、MAPK 和 G 蛋白途径的信号传导是通常受 pcALCL 患者分子改变影响的细胞过程。影响癌症相关基因的复发事件包括 PRDM1 和 TNFRSF14 的缺失、EZH2 和 TNFRSF8 的增加、LRP1B、PDPK1 和 PIK3R1 的小规模突变。

MAP2K1 基因

MAP2K1 基因位于染色体 15q22.31 区域,编码丝裂原活化蛋白激酶 1,也被称为 MEK1。MAP2K1 蛋白是丝裂原活化蛋白激酶(MAPK)信号通路的一个重要组成部分。它与 MAPK 信号通路中的下游激酶 ERK 相互作用,通过磷酸化和激活 ERK,进而调节细胞的增殖、分化和存活等生物学过程。

滤泡性淋巴瘤(FL)、节外(NK)/T-细胞淋巴瘤、毛细胞白血病,MAP2K1 突变是儿童 FL 最常见的突变。MAP2K1 突变与脾弥漫性红髓小 B 细胞淋巴瘤疾病进展相关. 小儿型结节滤泡性淋巴瘤 PTNFL 被认为是 FL 的一个局部变体,具有高级别的形态和良性的临床过程,与典型的成人 FL 的区别在于没有 t(14;18)(q32;q21)易位和缺乏 BCL2 的表达。在世界卫生组织 2016 年的淋巴肿瘤分类中,PTNFL 被认为是一个明确的临床病理实体,不限于儿科年龄,因为它也发生在成人,尽管很少。尽管对成人 FL 的突变情况进行了广泛的研究,但迄今为止,只有三项研究报告了涉及 PTNFL 发病机制的少数基因改变。在成人 FL 反复突变的基因中,只有 TNFRSF14 和 IRF8 的改变在 PTNFL 中被发现。IRF8 DNA 结合域的突变和激活 MAP2K1 的突变,被认为是 PTNFL 发展的潜在动力。

MED12 基因

MED12 基因位于染色体 Xq13.1 区域,编码介导转录的调节因子 MED12。

MED12 是 Mediator 复合物的一个亚基,与其他亚基一起参与基因转录的调控。

Mediator 复合物是一个多亚基蛋白复合体,连接转录因子和 RNA 聚合酶 II,调节基因的转录过程。MED12 作为 Mediator 复合物的一部分,通过与其他亚基相互作用,调控转录因子与 RNA 聚合酶 II 的相互作用,影响转录的起始、停止和调控。

CLL 患者中出现该基因突变,提示预后较差。 MED12 蛋白的 N 端突变在子宫肌瘤和乳腺纤维上皮肿瘤中出现的频率很高,并经常在慢性淋巴细胞白血病(CLL)中发现。MED12 突变以前与异常的 Cyclin C-CDK8 激酶活性有关,但在 CLL 中的确切致癌功能尚不清楚。有研究对 CLL 中的 MED12 突变进行了鉴定,研究结果表明,MED12 突变可能通过激活 NOTCH 信号而对 CLL 的发病机制作出贡献。利用 TP53、SF3B1、ATM、NOTCH1、XPO1、SAMHD1、MED12、BIRC3 和 MYD88 基因的定向下一代测序,对纳入前瞻性试验的 114 名复发/难治性患者的基因组进行筛选。研究发现这种多发情况与中位无进展生存期 12 个月有关,而其余患者为 22.5 个月(P = 0.003)。并发基因突变在复发/难治性 CLL 患者中很常见,并与较差的结果有关。

MEF2B 基因

MEF2B 基因突变可见于 FL、DLBCL。编码 MEF2B 转录因子的基因在生殖中心(GC)衍生的 B 细胞淋巴瘤中发生突变,但其在 GC 发育和淋巴瘤发生中的作用尚不清楚。研究发现 Mef2b 缺失会减少小鼠的 GC 形成,并确定了 MEF2B 在 GC 中的转录靶点,在细胞增殖、凋亡、GC 封闭和分化中发挥作用。最常见的淋巴瘤相关的 MEF2B 突变体(MEF2BD83 V)是低态的,但能逃脱 HUCA 复合物和 IIa 类 HDAC 成分的结合和负调控。Mef2bD83 V 在小鼠中的表达导致 GC 增大和淋巴瘤的发展,这种表型在与 BCL2 去调控相结合时变得完全渗透,这是与人类 MEF2B 突变相关的事件。这些结果确定了 MEF2B 是一个关键的 GC 调节器和淋巴瘤发生中的一个驱动性致癌基因。MEF2B 被认为是 BCL6 的转录调节因子。MEF2B 是 BCL6 基因转录复合物的重要组成部分,可通过促进 BCL6 表达来调节 DLBCL 生长。除了在 DLBCL 生长中的调节作用外, MEF2B 表达与 BCL6 和 CD10 表达呈正相关,并且优先在 GBC-DLBCL 组中表达 MEF2B 是理想的免疫组织化学标记物,可突出结节性淋巴细胞为主的霍奇金淋巴瘤中的肿瘤性 LP 细胞。

NOTCH1 基因

NOTCH1 基因位于染色体 9q34.3 区域,编码 Notch1 受体。Notch1 是一个跨膜受体蛋白,属于 Notch 信号通路的关键成员之一。

Notch 信号通路在多个发育过程和组织维持中发挥重要作用。Notch1 受体通过与其配体的结合,激活信号转导,参与细胞命运决定、增殖、分化和凋亡等生物学过程。

BRD4 涉及在癌基因 MYC 的转录调节和 NOTCH1 下游的靶标中发挥作用,有研究证明它在 CD44 的转录调节中的作用。因此,以 BRD4 为目标将拆除 NOTCH1-MYC-CD44 轴。作为概念证明,使用蛋白水解靶向嵌合体(PROTAC)ARV-825 降解 BRD4,可延长小鼠在 Notch1 突变患者来源异种移植物(PDX)和 T-ALL 遗传模型(ΔPTEN)中的存活时间。依鲁替尼强大的临床活性。ibrutinib 的临床疗效与 NOTCH1 活性下调有关,随着时间的推移加深。研究表明 NOTCH1 作为 BCR 信号

传导中的新分子伙伴,具有进一步改善 CLL 靶向治疗的潜力。

NOTCH2 基因

NOTCH2 基因位于染色体 1p12-p11 区域,编码 Notch2 受体。Notch2 是 Notch 信号通路的一个成员,与 Notch1 一起调控细胞命运决定、增殖和分化等生物学过程。

Notch 信号通路在细胞间通讯和组织发育中起着重要作用。Notch2 受体与其配体结合后,激活信号转导路径,从而调控细胞的转录活性和基因表达,影响细胞的命运决定和分化状态。

可作为 MZL 与 CLL、MCL、FL 和 HCL 的鉴别诊断标志,对预后影响不明确。弥漫性大 B 细胞淋巴瘤(DLBCL)是非霍奇金淋巴瘤中最常见的亚型。高达 40% 的 DLBCL 患者在接受标准化疗(R-CHOP;利妥昔单抗、环磷酰胺、多柔比星、长春新碱和泼尼松)后表现出难治性疾病或复发,导致大量发病和死亡。对 DLBCL 的化疗耐药性的分子机制仍不完全了解。利用基于 CULLIN-RING 连接酶的 CRISPR-Cas9 库,研究发现 E3 泛素连接酶 KLHL6 的失活会促进 DLBCL 的化疗抵抗。此外,蛋白质组学方法确定 KLHL6 是通过蛋白酶体依赖性降解的质膜相关 NOTCH2 的一个新的主调节器。在 CHOP 耐药的 DLBCL 肿瘤中, NOTCH2 的突变导致一种蛋白质逃脱了泛素依赖性蛋白分解的机制,导致蛋白质稳定和致癌性 RAS 信号通路的激活。用 3 期临床试验分子 nirogacestat(一种选择性 g-分泌酶抑制剂)和 ipatasertib(一种泛 AKT 抑制剂)针对耐 CHOP 的 DLBCL 肿瘤,可协同促进 DLBCL 死亡。这些发现确立了针对 KLHL6 或 NOTCH2 突变的 DLBCL 中激活的致癌途径的治疗策略的理论依据。Notch 通路是一种重要

的信号系统,允许相邻细胞进行通信并在生理条件下完成其适当的发育作用。然而,关于其在病理条件下的功能,尤其是在癌症中的功能,存在许多争议。已发现表观遗传调控、翻译后修饰、基因过表达和突变可能导致 Notch 通路失调。此外,Notch 介导的信号可以支持某些类型癌症的肿瘤抑制机制,或者可能在其他癌症中具有致癌功能。Notch2 是一种在多种癌细胞中普遍表达的受体,包括胃癌、血液癌和肺癌。此外,它可能在其他疾病中失调。为了解释 Notch2 在癌症发病机制中的作用,最近的研究表明该受体与 miRNA、肿瘤相关基质细胞和肿瘤细胞调节失调之间存在关联。因此,Notch2 在致癌过程中的功能是毋庸置疑的,而根据其对肿瘤的抑制作用的信息仍然不清楚。

PCLO 基因

PCLO 基因位于染色体 7q11.23 区域,编码 Piccolo 蛋白。Piccolo 蛋白是一种细胞骨架蛋白,在突触前膜区域发挥重要作用。

Piccolo 蛋白主要存在于神经元突触前膜的活动区域,参与神经元的信号传导和突触功能的调控。它与其他突触相关蛋白相互作用,组成细胞骨架结构,促进突触囊泡的释放和神经递质的转运。

在 DLBCL 中易发生突变,但其突变与淋巴瘤预后意义不明,也未见其与其他血液病相关报道。

PIK3CA 基因

PIK3CA 基因位于染色体 3q26.3 区域,编码磷脂酰肌醇 3 激酶 α。PIK3CA 是磷脂酰肌醇 3 激酶(PI3K)家族的成员之一。PIK3CA 蛋白是 PI3K 信号通路中的重要组成部分,参与细胞的增殖、存活、分化和代谢等生物学过程。它催化磷脂酰肌醇-4,5-二磷酸(PIP2)转化为磷脂酰肌醇-3,4,5-三磷酸(PIP3),从而激活下游的信号传导通路,如 AKT(蛋白激酶 B)通路。

PIK3CA 基因发生于弥漫大 B 型淋巴瘤,该基因突变对 PI3K 抑制剂敏感。血清中 VEGF、IL-8 和 IL-10 的水平以及肿瘤组织中 RIP2 和 PIK3CA 的表达与 DLBCL 的临床特征高度相关,这些指标的高表达水平可能对 DLBCL 患者的预后有不利影响。KIF15 在 BL 中高度表达。敲除 KIF15 可以抑制增殖和迁移,促进细胞凋亡和停止细胞周期。此外,KIF15 通过调节凋亡相关蛋白(Caspase3、Caspase8、HTRA、IGFBP-6、p53、SMAC、sTNF-R1、TNF-β 和 Bcl-2)的表达和下游通路,如 p-Akt、CCND1、CDK6 和 PIK3CA,参与 BL 细胞的活动。这些发现证明了寻找靶向 KIF15 的小分子抑制剂作为 BL 的一种新的治疗策略[101]。

RET 基因

RET 基因位于染色体 10q11.2 区域,编码 rearranged during transfection(RET)受体酪氨酸激酶。RET 基因是一个重要的细胞表面受体,属于家族性多发性内分泌肿瘤综合征(MEN)类型 2 家族中的关键成员。

RET 受体酪氨酸激酶参与调节细胞增殖、分化和存活等重要过程。它是神经峡瘤、甲状腺髓样癌和嗜铬细胞瘤等肿瘤的关键驱动基因。RET 受体激活后,触发下游信号通路,包括 RAS-MAPK 和 PI3K-AKT 等,影响细胞的增殖和存活。

酪氨酸激酶家族成员,伯基特淋巴瘤中易发生 RET 突变,但未见其和淋巴瘤临床意义相关报道;伯基特淋巴瘤的特点是 MYC 的失调,但其他基因突变对该疾病的贡献在很大程度上是未知的。有研究描述了第一个完全测序的伯基特淋巴瘤肿瘤的基因组和同一受影响个体的生殖系 DNA。进一步对 59 个伯基特淋巴瘤的外显子进行了测序，并与 94 个弥漫性大 B 细胞淋巴瘤（DLBCL）肿瘤的外显子进行了比较。研究确定了 70 个在伯基特淋巴瘤中反复突变的基因，包括 ID3、GNA13、RET、PIK3R1 和 SWI/SNF 基因 ARID1A 和 SMARCA4。这些研究首次将一些基因牵涉到癌症，包括 CCT6B、SALL3、FTCD 和 PC。

RIPK1 基因

RIPK1 基因是人类基因组中的一个重要基因，位于染色体 6p25.2 区域，编码受体相互作用蛋白激酶 1。RIPK1 是一种关键的细胞死亡信号传导分子，参与多个细胞生存和死亡途径的调控。

RIPK1 蛋白在细胞内具有复杂的功能。它可以参与细胞凋亡、坏死和炎症等多种细胞死亡途径的调控。RIPK1 蛋白与其他蛋白质相互作用，形成复合物，调控信号通路的激活和抑制，影响细胞的命运决定。在一些淋巴瘤中，RIPK1 的异常表达可能与细胞凋亡的调控失衡、炎症反应和肿瘤微环境的形成有关。RIPK1 的突变或异常激活可能对淋巴瘤细胞的生存和增殖产生影响，进一步影响淋巴瘤的发展和治疗反应。

SAMHD1 基因

SAMHD1 基因位于染色体 20q11.23 区域，编码 SAMHD1 蛋白。SAMHD1 是一种三磷酸腺苷酸水解酶，具有调控细胞核苷酸代谢的功能。SAMHD1 蛋白主要存在于多种细胞类型中，特别是在免疫细胞、造血细胞和神经系统细胞中表达较高。它在细胞内调节脱氧核苷酸的浓度，通过降低脱氧核苷酸的水解来限制细胞内的储备，从而抑制病毒感染和细胞增殖。

研究发现，在滤泡性淋巴瘤和弥漫大 B 细胞淋巴瘤中，SAMHD1 基因的突变可能与淋巴瘤的发生和预后相关。

SPEN 基因

SPEN 基因位于染色体 1p36.13 区域，编码 SPEN 蛋白。SPEN 蛋白是一种转录抑制因子，参与基因表达的调控。

SPEN 蛋白在转录调控中起着重要作用，它能与其他转录因子和共抑制因子相互作用，形成复合物，并参与基因的沉默和抑制。SPEN 蛋白通过与转录因子和组蛋白修饰酶相互作用，调节染色质结构和转录启动复合物的形成，从而影响基因的转录。

SPEN 突变可见于 2% DLBCL 患者，而且 SPEN 突变的 DLBCL 患者 OS 短，Q1727X 突变形式常见。

STAT6 基因

STAT6 基因位于染色体 12q13.3 区域，编码 STAT6 蛋白。STAT6 是 STAT 家族中的成员之一，它在细胞信号转导和转录调控中发挥重要作用。

STAT6 蛋白参与调控免疫和炎症反应过程，主要通过细胞表面的细胞因子受体激活。当细胞受到信号分子（如 IL-4、IL-13 等）的刺激时，STAT6 会被激活，形成二聚体并进入细胞核，结合到靶基因的调控区域，从而调控相关基因的转录。

此基因可能是 XPO1 的下游基因，其突变可见于 36% 原发纵隔 B 细胞淋巴瘤（PMBL）患者，如 E571K。FL（11%），以及 FL 转化来的 DLBCL 患者可发生 STAT6 突变，且突变热点是 D419 氨基酸位点（p.419D/G，p419D/A，p419D/H），GCB-rrDLBCL 和 rrTLy 患者发生 STAT6 D419 突变的比例分别是 36% 和 38%。而 ABC rrDLBCL 无此突变。

TCF3 基因

TCF3 基因位于染色体 19p13.3 区域。TCF3 编码转录因子 3，是 E 蛋白家族的成员之一。

TCF3 蛋白在转录调控中起着重要作用，它是一个转录因子，参与调控基因的转录过程。TCF3 主要通过结合到 DNA 序列上的特定区域，调控目标基因的表达。它在细胞分化、增殖和发育等生物过程中发挥关键作用。

该基因属于 ID3-TCF3-CCND3 信号通路成员，在伯基特淋巴瘤中突变率为13%，与伯基特淋巴瘤发病机制中的二次打击高度相关，伯基特淋巴瘤（BL）通常可以通过强化化疗治愈，但这种疗法的毒性阻碍了它在老年人和发展中国家地方性 BL 患者中的应用，因此需要新的策略。正常生发中心 B 细胞是 BL 和弥漫性大 B 细胞淋巴瘤（DLBCL）的假定起源细胞，但基因表达分析表明这些恶性肿瘤可能使用不同的致癌途径。BL 被细分为在发达国家诊断出的散发性亚型、Epstein-Barr 病毒相关地方病亚型和 HIV 相关亚型，但尚不清楚这些亚型是否使用相似或不同的致癌机制。在这里，我们使用高通量 RNA 测序和 RNA 干扰筛选来发现 BL 中与 MYC（这种癌症的定义癌基因）合作的重要调控途径。在 70% 的散发性 BL 病例中，影响转录因子 TCF3（E2A）或其负调节因子 ID3 的突变促进了 TCF3 依赖性。TCF3 激活了 BL 中促存活的磷脂酰肌醇-3-OH 激酶通路，部分是通过增强强直性 B 细胞受体信号传导。在 38% 的散发性 BL 病例中，致癌性 CCND3 突变产生高度稳定的细胞周期蛋白 D3 亚型，驱动细胞周期进程。这些发现表明有机会改善 BL 患者的治疗。

TET2 基因

TET2 基因位于染色体 4q24 区域，编码 TET2 蛋白。TET2 是一个 DNA 甲基转移酶相关蛋白，参与 DNA 甲基化修饰的调控。

TET2 蛋白在基因表达和表观遗传调控中发挥重要作用。它能够氧化 5-甲基胞嘧啶（5mC），将其转化为 5-羟甲基胞嘧啶（5hmC），进而参与 DNA 去甲基化的过程。这对于细胞的分化、增殖和基因转录等调控非常重要。

TET2 基因位于染色体 4q24，编码一种催化 5-甲基胞嘧啶（5-mC）为 5-羟甲基胞嘧啶（5-hmC）的去甲基化酶，参与 DNA 表观修饰调控。TET2 基因主要以无义突变或插入/缺失造成的截短型突变为主。TET2 基因突变可见于多种血液疾病中，如可见于 19%~26% 的 MDS、约 50%~60% 的 CMML、12%~28% 的原发 AML、47% 的 AITL、38% 的 PTCL-NOS、12% 的 DLBCL 及 20-40% 的系统性肥大细胞增多症等疾病。TET2 突变预后大多不良。目前，TET2 突变患者可能运用去甲基化药物（HMA），如地西他滨及阿扎胞苷等治疗而获益。先天性免疫错误的分子解剖有助于阐明单个基因的非冗余功能。有研究发现已知的基因表达表观遗传调节因子：10~11 易位甲基胞嘧啶双加氧酶 2（TET2）中发现了罕见的纯合胚系错义或无义变异。突变的 TET2 蛋白缺失或 5-羟甲基化活性存在酶促缺陷，导致全血 DNA 超甲基化。3 名患者中有 2 名循环 T 细胞显示出异常的免疫表型，包括扩大的双阴性但耗尽的滤泡辅助细胞、T 细胞区室和受损的 Fas 依赖性细胞凋亡。此外，缺乏 TET2 的 B 细胞显示出有缺陷的类别转换重组。源自患者的诱导性多能干细胞的造血潜能偏向骨髓谱系。这些是首次报道的人类常染色体隐性种系 TET2 缺陷病例,导致临床上显著的免疫缺陷和自身免疫性淋巴组织增生综合征,具有明显的淋巴瘤易感性。这种疾病表型证明了 TET2 在人体免疫系统中的广泛作用。发生在 3 个不同群体（免疫缺陷相关的、年轻的和老年的）的 EBV 阳性弥漫性大 B 细胞淋巴瘤显示出相似的病理特征。TET2 和 LILRB1 突变的频率在老年 EBV 阳性弥漫性大 B 细胞淋巴瘤患者中很高。

TNFAIP3 基因

TNFAIP3 基因位于染色体 6q23.3 区域。TNFAIP3 编码肿瘤坏死因子 α 诱导蛋白 3,也被称为 A20 蛋白。TNFAIP3 蛋白是一个负调控因子,参与多种信号转导通路的负调控。它主要通过去泛素化和负调控信号分子的降解来调节信号通路的活性。TNFAIP3 蛋白可以通过降解关键信号分子（如 TRAF6、NEMO 等）来抑制多个信号通路,包括 NF-κB、MAPK 和 IRF 等信号通路。

在套细胞淋巴瘤发生率为 31%（缺失）在弥漫大 B 细胞淋巴瘤中突变率为 10.2%~38%,其中缺失在 ABC 弥漫大 B 细胞淋巴瘤中发生率为 50%,GCB 弥漫大 B 细胞淋巴瘤中发生率为 22.2%,在滤泡性淋巴瘤中突变率为 26%（缺失）,且与组织学分级相关,NK 细胞淋巴瘤中突变率为 18.5%（缺失）黏膜相关淋巴组织淋巴瘤突变率为 17.2%（缺失）,与眼附属器黏膜相关性淋巴组织淋巴瘤具有较强的相关性,见于 54% 眼边缘区淋巴瘤 15,极少发生于其他类型黏膜相关淋巴组织淋巴瘤,在脾边缘区淋巴瘤突变率为 20%。TNFAIP3 基因又称 A20,位于染色体 6q23,是机体免疫系统重要"刹车机关",参与负向调节 NF-κB 通路及 TNF 介导的细胞凋亡等生物学过程。

TNFAIP3 基因失活性突变可导致 NF-κB 通路的组成性激活。该基因突变可见于多种 B 细胞淋巴瘤中,如 33.3% 的结节硬化型 HL、21.8% 的 MALT、18% 的 EMZL、33% 的 NMZL、8% 的 SMZL、36% 的 PMBL 及 7.8% 的 DLBCL 等疾病中均可发生 TNFAIP3 基因突变。

TNFRSF14 基因

TNFRSF14 基因位于染色体 1p36.32 区域。TNFRSF14 编码肿瘤坏死因子受体超家族成员 14,也被称为 HVEM 蛋白。TNFRSF14 蛋白是一种细胞膜上的受体蛋白,属于肿瘤坏死因子受体超家族成员。它在免疫调节和细胞凋亡等过程中发挥重要作用。TNFRSF14 蛋白通过与相应配体（如 BTLA、LIGHT）结合,调控多种信号通路的激活,包括 NF-κB 和 MAPK 等信号通路。

外周 T 细胞淋巴瘤非特指型见于 18%~46% 滤泡性淋巴瘤,在儿童滤泡淋巴瘤中突变率为 54% 见于复发/难治弥漫大 B 细胞淋巴瘤（8%）,其中复发/难治 GCB 弥漫大 B 细胞淋巴瘤中为 18%。滤泡性淋巴瘤（FL）是最常见的惰性非霍奇金 B 细胞淋巴瘤,是免疫微环境对疾病发作、进展和异质性的贡献的范例。在过去几年中,最先进的技术,包括全外显子组测序、单细胞 RNA 测序和质谱流式细胞术,已经精确剖析了 FL 微环境网络中存在的特定细胞表型及其在疾病中的作用. 反复出现的突变（包括 KMT2D、CREBBP、EZH2 和 TNFRSF14）具有显著的贡献作用,其中一些突变微调了 FL 对其微环境的这种微妙依赖性。黏膜相关淋巴组织（MALT）的结外边缘区淋巴瘤的发展是由慢性炎症反应和获得性遗传变化驱动的。有研究者对 131 个 MALT 淋巴瘤（包括 76 个来自甲状腺的淋巴瘤）的 93 个基因进行了定向测序。发现在甲状腺 MALT 淋巴瘤中 TET2（86%）、CD274（53%）、TNFRSF14（53%）和 TNFAIP3（30%）经常发生有害的突变。甲状腺 MALT 淋巴瘤 B 细胞中的 CD274/TNFRSF14 失活可能会解除它们与 T 细胞的相互作用，促进共刺激并损害外周耐受性。

XPO1 基因

XPO1 基因也被称为 CRM1 基因。XPO1 基因位于染色体 2p15 区域，编码 XPO1 蛋白，它是核质转运蛋白家族中的一员。

XPO1 蛋白在细胞核和细胞质之间起着重要的运输功能。它参与调节核内蛋白和 RNA 的转运，特别是对于核糖核酸蛋白（RNP）复合物的运输具有重要作用。XPO1 蛋白通过与核孔复合物中的核孔蛋白相互作用，调节物质的出核转运。

发生于 24% 左右的 PMBL 和 HL 患者中，E571K 为热点突变，阳性患者 PFS 较短。Exportin 1（XPO1），也称为染色体区域维护蛋白 1，通过调节从细胞核到细胞质的一系列货物（包括蛋白质和几类 RNA）的输出，在维持细胞稳态中起着至关重要的作用。这种蛋白质的失调在各种实体和血液恶性肿瘤的发展中起着关键作用。此外，XPO1 与多种标准护理疗法（包括化学疗法和靶向疗法）的耐药性相关，使其成为新型癌症疗法的一个有吸引力的目标。多年来，已开发出多种选择性核输出抑制剂。然而，只有 selinexor 经过临床验证。XPO1 抑制剂的新作用机制暗示了与其他药物不同的毒性特征，并已证明在某些情况下具有挑战性。尽管如此，来自临床试验的数据已导致批准 XPO1 抑制剂 selinexor（加地塞米松）作为多发性骨髓瘤患者的五线疗法，以及作

为复发和（或）难治性弥漫性大 B 细胞淋巴瘤患者的单一疗法。

ZMYM3 基因

ZMYM3 基因位于染色体 1q23.3 区域。ZMYM3 基因编码 ZMYM3 蛋白，属于 MYM 家族蛋白。

ZMYM3 蛋白包含多个结构域，包括 MYM 结构域、带锌指结构域和 Leucine Zipper 结构域。它参与多种生物学过程，如转录调控、染色质修饰和基因表达调控等。

该基因定位在 X 染色体，编码蛋白是组蛋白去乙酰化酶的组分，通过染色质修饰保持基因沉默，与 X 染色体失活相关，由于该基因比较保守不易发生突变，因此未见其突变与淋巴瘤或血液病相关报道。

经过对 PCNSL（原发性中枢神经系统淋巴瘤）中的基因进行分析和整理，我们已经详细总结了常见和不常见基因在该疾病中可能发挥的作用，为未来的研究提供了有价值的资料。这一分类使我们更好地理解了基因在 PCNSL 发展中的角色。常见基因在人群中普遍存在，扮演着重要的生物学功能，而不常见基因虽然频率较低，却可能在特定的生理过程和疾病机制中具有关键作用。这些工作为进一步的研究提供了一个坚实的起点，有助于我们深入探究 PCNSL 的发病机制及潜在的治疗途径。

参考文献

[1] Rosenthal Allison, Younes Anas. High grade B-cell lymphoma with rearrangements of MYC and BCL2 and/or BCL6: Double hit and triple hit lymphomas and double expressing lymphoma[J]. Blood reviews, 2017, 31（2）: 37-42.

[2] Zhuang Yuxin, Che Jinxin, Wu Meijuan, et al. Altered pathways and targeted therapy in double

hit lymphoma[J]. Journal of Hematology & Oncology, 2022, 15: 26.

[3] Hallek Michael, Al-Sawaf Othman. Chronic lymphocytic leukemia: 2022 update on diagnostic and therapeutic procedures[J]. American Journal of Hematology, 2021, 96(12): 1679–1705.

[4] Eyre Toby A, Cheah Chan Y, Wang Michael L. Therapeutic options for relapsed/refractory mantle cell lymphoma[J]. Blood, 2022, 139(5): 666-677.

[5] Pal Singh Simar, Dammeijer Floris, Hendriks Rudi W. Role of Bruton's tyrosine kinase in B cells and malignancies[J]. Molecular Cancer, 2018, 17: 57.

[6] Bedsaul Jacquelyn R, Carter Nicole M, Deibel Katelynn E, et al. Mechanisms of Regulated and Dysregulated CARD11 Signaling in Adaptive Immunity and Disease[J]. Frontiers in Immunology, 2018, 9: 2105.

[7] DeVore Stanley B, Hershey Gurjit K Khurana. The role of the CBM complex in allergic inflammation and disease[J]. Journal of Allergy and Clinical Immunology, 2022, 150(5): 1011-1030.

[8] O'Neill Thomas J, Tofaute Marie J, Krappmann Daniel. Function and targeting of MALT1 paracaspase in cancer[J]. Cancer Treatment Reviews, 2023, 117.

[9] Twa David D W, Mottok Anja, Savage Kerry J, et al. The pathobiology of primary testicular diffuse large B-cell lymphoma: Implications for novel therapies[J]. Blood Reviews, 2018, 32(3): 249–255.

[10] Poletto Stefano, Novo Mattia, Paruzzo Luca, et al. Treatment strategies for patients with diffuse large B-cell lymphoma[J]. Cancer Treatment Reviews, 2022, 110.

[11] Treon Steven P, Xu Lian, Guerrera Maria Luisa, et al. Genomic Landscape of Waldenström Macroglobulinemia and Its Impact on Treatment Strategies[J]. Journal of Clinical Oncology, 2020, 38(11): 1198-1208.

[12] Shen Rong, Fu Di, Dong Lei, et al. Simplified algorithm for genetic subtyping in diffuse large B-cell lymphoma[J]. Signal Transduction and Targeted Therapy, 2023, 8(1): 1–11.

[13] Bannard Oliver. Scoring a HAT-Trick against Lymphoma[J]. Immunity, 2019, 51(3): 420-423.

[14] Huang Yao-Hui, Cai Kun, Xu Peng-Peng, et al. CREBBP/EP300 mutations promoted tumor progression in diffuse large B-cell lymphoma through altering tumor-associated macrophage polarization via FBXW7-NOTCH-CCL2/CSF1 axis[J]. Signal Transduction and Targeted Therapy, 2021, 6(1): 1–14.

[15] Zhu Yu, Wang Zi, Li Yanan, et al. The Role of CREBBP/EP300 and Its Therapeutic Implications in Hematological Malignancies[J]. Cancers, 2023, 15(4): 1219.

[16] Serganova Inna, Chakraborty Sanjukta, Yamshon Samuel, et al. Epigenetic, Metabolic, and Immune Crosstalk in Germinal-Center-Derived B-Cell Lymphomas: Unveiling New Vulnerabilities for Rational Combination Therapies[J]. Frontiers in Cell and Developmental Biology, 2022, 9: 805195.

[17] Alsayed Reem Khaled M E, Khan Abdul Q, Ahmad Fareed, et al. Epigenetic regulation of CXCR4 signaling in cancer pathogenesis and progression[J]. Seminars in Cancer Biology, 2022, 86: 697–708.

[18] Kwon Daniel, Takata Katsuyoshi, Zhang Zhengxing, et al. Targeting Refractory Mantle Cell Lymphoma for Imaging and Therapy Using C-X-C Chemokine Receptor Type 4 Radioligands[J]. Clinical Cancer Research, 2022, 28(8): 1628-1639.

[19] Ramis-Zaldivar Joan Enric, Gonzalez-Farré Blanca, Balagué Olga, et al. Distinct molecular profile of IRF4-rearranged large B-cell lymphoma[J]. Blood, 2020, 135(4): 274.

[20] Rodríguez-Sevilla Juan José, Salar Antonio. Recent Advances in the Genetic of MALT Lymphomas[J]. Cancers, 2021, 14(1): 176.

[21] Cai Jun, Liu Panpan, Huang Huiqiang, et al.

Combination of anti-PD-1 antibody with P-GEMOX as a potentially effective immunochemotherapy for advanced natural killer/T cell lymphoma[J]. Signal Transduction and Targeted Therapy, 2020, 5(1): 1–9.

[22] Jain Preetesh, Wang Michael L. Mantle cell lymphoma in 2022—A comprehensive update on molecular pathogenesis, risk stratification, clinical approach, and current and novel treatments[J]. American Journal of Hematology, 2022, 97(5): 638–656.

[23] Gordon Max J, Smith Mitchell R, Nastoupil Loretta J. Follicular lymphoma: The long and winding road leading to your cure? [J]. Blood Reviews, 2023, 57: 100992.

[24] Dang Chi V. MYC on the Path to Cancer[J]. Cell, 2012, 149(1): 22-35.

[25] Duffy Michael J, O'Grady Shane, Tang Minhong, Crown John. MYC as a target for cancer treatment[J]. Cancer Treatment Reviews, 2021, 94.

[26] López Cristina, Burkhardt Birgit, Chan John K C, et al. Burkitt lymphoma[J]. Nature Reviews Disease Primers, 2022, 8(1): 1–26.

[27] Scott David W, King Rebecca L, Staiger Annette M, et al. High-grade B-cell lymphoma with MYC and BCL2 and/or BCL6 rearrangements with diffuse large B-cell lymphoma morphology[J]. Blood, 2018, 131(18): 2060-2064.

[28] Derenzini Enrico, Mazzara Saveria, Melle Federica, et al. A three-gene signature based on *MYC*, *BCL*-2 and *NFKBIA* improves risk stratification in diffuse large B-cell lymphoma[J]. Haematologica, 2021, 106(9): 2405–2416.

[29] Gertz Morie A. Waldenström macroglobulinemia: 2023 update on diagnosis, risk stratification, and management[J]. American Journal of Hematology, 2023, 98(2): 348–358.

[30] Yu Xinfang, Li Wei, Deng Qipan, et al. MYD88 L265P elicits mutation-specific ubiquitination to drive NF-κB activation and lymphomagenesis[J]. Blood, 2021, 137(12): 1615-1627.

[31] Treon Steven P, Xu Lian, Guerrera Maria Luisa, et al. Genomic Landscape of Waldenström Macroglobulinemia and Its Impact on Treatment Strategies[J]. Journal of Clinical Oncology, 2020, 38(11): 1198-1208.

[32] Reimann Maurice, Schrezenmeier Jens, Richter-Pechanska Paulina, et al. Adaptive T-cell immunity controls senescence-prone MyD88- or CARD11-mutant B-cell lymphomas[J]. Blood, 2021, 137(20): 2785–2799.

[33] Bellon Marcia, Nicot Christophe. Targeting Pim kinases in hematological cancers: molecular and clinical review[J]. Molecular Cancer, 2023, 22 (1): 18.

[34] Hartert Keenan T, Wenzl Kerstin, Krull Jordan E, et al. Targeting of inflammatory pathways with R2CHOP in high-risk DLBCL[J]. Leukemia, 2021, 35(2): 522–533.

[35] Montes-Moreno Santiago, Martinez-Magunacelaya Nerea, Zecchini-Barrese Tomás, et al. Plasmablastic lymphoma phenotype is determined by genetic alterations in MYC and PRDM1[J]. Modern Pathology, 2017, 30(1): 85-94.

[36] Shen Rong, Xu Peng - Peng, Wang Nan, et al. Influence of oncogenic mutations and tumor microenvironment alterations on extranodal invasion in diffuse large B - cell lymphoma[J]. Clinical and Translational Medicine, 2020, 10(7): e221.

[37] Nong Lin, Zheng Yalin, Li Xin, et al. The genetic deletion and protein expression of PRDM1 and its clinical implications in diffuse large B cell lymphoma: A retrospective cohort study in China[J]. Pathology - Research and Practice, 2022, 233: 153860.

[38] Song Tammy Linlin, Nairismägi Maarja-Liisa, Laurensia Yurike, et al. Oncogenic activation of the STAT3 pathway drives PD-L1 expression in natural killer/T-cell lymphoma[J]. Blood, 2018, 132(11): 1146-1158.

[39] Khodadoust Michael, Silva Oscar. Hepatosplenic T-cell lymphoma with *STAT5B* and *SETD*2 mutations recurring as cells with NK-cell immunophe-

notype[J]. Blood, 2023, 141（5）: 555–555.

[40] Zhu Fen, Wang Kevin Boyang, Rui Lixin. STAT3 Activation and Oncogenesis in Lymphoma[J]. Cancers, 2019, 12（1）: 19.

[41] Zhang Wenjun, Liang Xiping, Gong Yi, et al. The Signal Transducer and Activator of Transcription 5B（STAT5B）Gene Promotes Proliferation and Drug Resistance of Human Mantle Cell Lymphoma Cells by Activating the Akt Signaling Pathway[J]. Medical Science Monitor : International Medical Journal of Experimental and Clinical Research, 2019, 25: 2599-2608.

[42] Venturutti Leandro, Teater Matt, Zhai Andrew, et al. TBL1XR1 Mutations Drive Extranodal Lymphoma by Inducing a Pro-tumorigenic Memory Fate[J]. Cell, 2020, 182（2）: 297-316.e27.

[43] Wang Xinfeng, Xu Xiaoyu, Cai Wenzhi, et al. TBL1XR1 mutation predicts poor outcome in primary testicular diffuse large B-cell lymphoma patients[J]. Biomarker Research, 2020, 8（1）: 10.

[44] Brown Jennifer R, Eichhorst Barbara, Hillmen Peter, et al. Zanubrutinib or Ibrutinib in Relapsed or Refractory Chronic Lymphocytic Leukemia[J]. New England Journal of Medicine, 2023, 388（4）: 319-332.

[45] Hong Yuheng, Ren Tianyuan, Wang Xiaoxuan, et al. APR-246 triggers ferritinophagy and ferroptosis of diffuse large B-cell lymphoma cells with distinct TP53 mutations[J]. Leukemia, 2022, 36（9）: 2269–2280.

[46] Erazo Tatiana, Evans Chiara M, Zakheim Daniel, et al. TP53 mutations and RNA-binding protein MUSASHI-2 drive resistance to PRMT5-targeted therapy in B-cell lymphoma[J]. Nature Communications, 2022, 13（1）: 5676.

[47] Hill Holly A, Qi Xinyue, Jain Preetesh, et al. Genetic mutations and features of mantle cell lymphoma: a systematic review and meta-analysis[J]. Blood Advances, 2020, 4（13）: 2927-2938.

[48] Jain Preetesh, Wang Michael. Mantle cell lymphoma: 2019 update on the diagnosis, patho-genesis, prognostication, and management[J]. American Journal of Hematology, 2019, 94（6）: 710–725.

[49] Mullen Jaren, Kato Shumei, Sicklick Jason K, et al. Targeting ARID1A mutations in cancer[J]. Cancer Treatment Reviews, 2021, 100.

[50] Lunning M A, Green M R. Mutation of chromatin modifiers: an emerging hallmark of germinal center B-cell lymphomas[J]. Blood Cancer Journal, 2015, 5（10）: e361–e361.

[51] Eich Marie-Lisa, Athar Mohammad, Ferguson James E, et al. EZH2-targeted therapies in cancer: hype or a reality[J]. Cancer research, 2020, 80（24）: 5449-5458.

[52] Moreno Lucas, Barone Giuseppe, DuBois Steven G, et al. Accelerating drug development for neuroblastoma: Summary of the Second Neuroblastoma Drug Development Strategy forum from Innovative Therapies for Children with Cancer and International Society of Paediatric Oncology Europe Neuroblastoma[J]. European Journal of Cancer, 2020, 136: 52-68.

[53] Khanna Kum Kum. Cancer Risk and the ATM Gene: a Continuing Debate[J]. JNCI: Journal of the National Cancer Institute, 2000, 92（10）: 795-802.

[54] Pizzi M, Boi M, Bertoni F, Inghirami G. Emerging therapies provide new opportunities to reshape the multifaceted interactions between the immune system and lymphoma cells[J]. Leukemia, 2016, 30（9）: 1805–1815.

[55] Wang Hanbing, Liu Baorui, Wei Jia. Beta2-microglobulin（B2M）in cancer immunotherapies: Biological function, resistance and remedy[J]. Cancer Letters, 2021, 517: 96–104.

[56] Kaito Satoshi, Iwama Atsushi. Pathogenic Impacts of Dysregulated Polycomb Repressive Complex Function in Hematological Malignancies[J]. International Journal of Molecular Sciences, 2020, 22（1）: 74.

[57] Du Ming-Qing. MALT lymphoma: A paradigm of NF-κB dysregulation[J]. Seminars in Cancer Biology, 2016, 39: 49–60.

[58] Maitre Elsa, Cornet Edouard, Troussard Xavier. Hairy cell leukemia: 2020 update on diagnosis, risk stratification, and treatment[J]. American Journal of Hematology, 2019, 94(12): 1413-1422.

[59] Tiacci Enrico, Pettirossi Valentina, Schiavoni Gianluca, et al. Genomics of Hairy Cell Leukemia[J]. Journal of Clinical Oncology, 2017, 35(9): 1002-1010.

[60] Radhakrishnan Vivek Sulekha, Lokireddy Padmaja, Parihar Mayur, et al. Mantle cell lymphoma: A clinical review of the changing treatment paradigms with the advent of novel therapies, and an insight into Indian data[J]. Cancer Reports, 2021, 5(7): e1590.

[61] Kastrinakis N G, Gorgoulis V G, Foukas P G, et al. Molecular aspects of multiple myeloma[J]. Annals of Oncology, 2000, 11(10): 1217-1228.

[62] Sander Birgitta, Quintanilla-Martinez Leticia, Ott German, et al. Mantle cell lymphoma—a spectrum from indolent to aggressive disease[J]. Virchows Archiv, 2016, 468(3): 245-257.

[63] Montes-Moreno Santiago, King Rebecca L, Oschlies Ilske, et al. Update on lymphoproliferative disorders of the gastrointestinal tract: disease spectrum from indolent lymphoproliferations to aggressive lymphomas[J]. Virchows Archiv, 2020, 476(5): 667-681.

[64] The Pathologic Diagnosis of Mantle Cell Lymphoma[J]. Histology and Histopathology, 2021, 36(10): 1037-1051.

[65] Wang Jingchun, Li Yongsheng. CD36 tango in cancer: signaling pathways and functions[J]. Theranostics, 2019, 9(17): 4893-4908.

[66] Zhang Yalu, Liu Qiaofei, Yang Sen, Liao Quan. CD58 Immunobiology at a Glance[J]. Frontiers in Immunology, 2021, 12: 705260.

[67] Mo Jie, Liang Huifang, Su Chen, et al. DDX3X: structure, physiologic functions and cancer[J]. Molecular Cancer, 2021, 20: 38.

[68] Gong Chun, Krupka Joanna A, Gao Jie, et al. Sequential inverse dysregulation of the RNA helicases DDX3X and DDX3Y facilitates MYC-driven lymphomagenesis[J]. Molecular Cell, 2021, 81(19): 4059-4075.e11.

[69] Mansouri Larry, Thorvaldsdottir Birna, Sutton Lesley-Ann, et al. Different prognostic impact of recurrent gene mutations in chronic lymphocytic leukemia depending on IGHV gene somatic hypermutation status: a study by ERIC in HARMONY[J]. Leukemia, 2023, 37(2): 339-347.

[70] Li Boheng, Chng Wee-Joo. EZH2 abnormalities in lymphoid malignancies: underlying mechanisms and therapeutic implications[J]. Journal of Hematology & Oncology, 2019, 12: 118.

[71] Sermer David, Pasqualucci Laura, Wendel Hans-Guido, et al. Emerging epigenetic-modulating therapies in lymphoma[J]. Nature Reviews Clinical Oncology, 2019, 16(8): 494-507.

[72] Morin Ryan D, Arthur Sarah E, Assouline Sarit. Treating lymphoma is now a bit EZ-er[J]. Blood Advances, 2021, 5(8): 2256-2263.

[73] Zhu Qiaojuan, Hu Linjun, Guo Yang, et al. FBW7 in hematological tumors[J]. Oncology Letters, 2020, 19(3): 1657-1664.

[74] Rasheed Suhail Ahmed Kabeer, Subramanyan Lalitha Vaishnavi, Lim Wei Kiang, et al. The emerging roles of $G\alpha12/13$ proteins on the hallmarks of cancer in solid tumors[J]. Oncogene, 2022, 41(2): 147-158.

[75] Liu Yanquan, Shen Jianzhen, Awal Issah M, et al. CD56-positive diffuse large B-cell lymphoma/leukemia with BCL6/MYC double-hit and multiple gene mutations: an indicator of poor prognosis? [J]. The Journal of International Medical Research, 2020, 48(5): 0300060520918087.

[76] Hernández-Verdin I, Kirasic E, Wienand K, Mokhtari K, Eimer S, et al. Molecular and clinical diversity in primary central nervous system lymphoma[J]. Annals of Oncology, 2023, 34(2): 186-199.

[77] Chapman Jennifer R, Bouska Alyssa C, Zhang Weiwei, et al. EBV-positive HIV-associated diffuse large B cell lymphomas are characterized by JAK/STAT (STAT3) pathway mutations and

unique clinicopathologic features[J]. British Journal of Haematology, 2021, 194（5）: 870–878.

[78] Anonymous. Panea RI, Love CL, Shingleton JR, et al. The whole-genome landscape of Burkitt lymphoma subtypes. Blood. 2019; 134（19）: 1598-1607.[J]. Blood, 2022, 139（8）: 1256.

[79] Yamashita Takahisa, Vollbrecht Claudia, Hirsch Burkhard, et al. Integrative genomic analysis focused on cell cycle genes for MYC-driven aggressive mature B-cell lymphoma[J]. Journal of Clinical and Experimental Hematopathology : JCEH, 2020, 60（3）: 87-96.

[80] Almaghrbi Heba, Elkardawy Rehab, Udhaya Kumar S, et al. Chapter Six - Analysis of signaling cascades from myeloma cells treated with pristimerin[M]//Advances in Protein Chemistry and Structural Biology. Academic Press, 2023: 147–174.

[81] Sarkozy Clémentine, Hung Stacy S, Chavez Elizabeth A, et al. Mutational landscape of gray zone lymphoma[J]. Blood, 2021, 137（13）: 1765–1776.

[82] Duns Gerben, Viganò Elena, Ennishi Daisuke, et al. Characterization of DLBCL with a PMBL gene expression signature[J]. Blood, 2021, 138（2）: 136–148.

[83] Tiacci Enrico, Ladewig Erik, Schiavoni Gianluca, et al. Pervasive mutations of JAK-STAT pathway genes in classical Hodgkin lymphoma[J]. Blood, 2018, 131（22）: 2454-2465.

[84] Camus Vincent, Viennot Mathieu, Lequesne Justine, et al Targeted genotyping of circulating tumor DNA for classical Hodgkin lymphoma monitoring: a prospective study[J]. Haematologica, 2020, 106（1）: 154-162.

[85] Choi Jaewoo, Zhou Nan, Busino Luca. KLHL6 is a tumor suppressor gene in diffuse large B-cell lymphoma[J]. Cell Cycle, 2019, 18（3）: 249-256.

[86] Torres Armando N Bastidas, Melchers Rutger C, Grieken Liana Van, et al. Whole-genome profiling of primary cutaneous anaplastic large cell lymphoma[J]. Haematologica, 2022, 107（7）: 1619–1632.

[87] Lovisa Federica, Binatti Andrea, Coppe Alessandro, et al. A high definition picture of key genes and pathways mutated in pediatric follicular lymphoma[J]. Haematologica, 2019, 104（9）: e406–e409.

[88] Meier-Abt Fabienne, Lu Junyan, Cannizzaro Ester, et al. The protein landscape of chronic lymphocytic leukemia[J]. Blood, 2021, 138（24）: 2514–2525.

[89] Wu Bian, Słabicki Mikołaj, Sellner Leopold, et al. MED12 mutations and NOTCH signalling in chronic lymphocytic leukaemia[J]. British Journal of Haematology, 2017, 179（3）: 421–429.

[90] Guièze Romain, Robbe Pauline, Clifford Ruth, et al. Presence of multiple recurrent mutations confers poor trial outcome of relapsed/refractory CLL[J]. Blood, 2015, 126（18）: 2110–2117.

[91] Brescia Paola, Schneider Christof, Holmes Antony B, et al. MEF2B Instructs Germinal Center Development and Acts as an Oncogene in B Cell Lymphomagenesis[J]. Cancer Cell, 2018, 34（3）: 453-465.e9.

[92] Jamal Siraj M El, Grada Zakaria, Dinali Mohamed H El, et al. MEF2B is a member of the BCL6 gene transcriptional complex and induces its expression in diffuse large B-cell lymphoma of the germinal center B-cell-like type[J]. Laboratory Investigation, 2019, 99（4）: 539-550.

[93] Torabi Alireza, Fromm Jonathan R, Naresh Kikkeri N. MEF2B is the ideal immunohistochemical marker to highlight neoplastic LP cells in nodular lymphocyte - predominant Hodgkin lymphoma[J]. EJHaem, 2023, 4（2）: 517-519.

[94] Piya Sujan, Yang Yaling, Bhattacharya Seemana, et al. Targeting the NOTCH1-MYC-CD44 axis in leukemia-initiating cells in T-ALL[J]. Leukemia, 2022, 36（5）: 1261–1273.

[95] Del Papa Beatrice, Baldoni Stefano, Dorillo Er-

ica, et al. Decreased NOTCH1 Activation Correlates with Response to Ibrutinib in Chronic Lymphocytic Leukemia[J]. Clinical Cancer Research, 2019, 25(24): 7540–7553.

[96] Zhou Nan, Choi Jaewoo, Grothusen Grant Peter, et al. DLBCL associated NOTCH2 mutations escape ubiquitin-dependent degradation and promote chemo-resistance[J]. Blood Journal, 2023: blood.2022018752.

[97] Pancewicz Joanna. A brief overview of clinical significance of novel Notch2 regulators[J]. Molecular & Cellular Oncology, [日期不详], 7 (5): 1776084.

[98] Li Shan-Shan, Zhai Xiao-Hui, Liu Hai-Ling, et al. Whole-exome sequencing analysis identifies distinct mutational profile and novel prognostic biomarkers in primary gastrointestinal diffuse large B-cell lymphoma[J]. Experimental Hematology & Oncology, 2022, 11: 71.

[99] Zhao Mengjing, Li Qingjuan, Yang Jing, et al. Application of circulating tumour DNA in terms of prognosis prediction in Chinese follicular lymphoma patients[J]. Frontiers in Genetics, 2023, 14.

[100] Shen Na, Yu Yanfang, Zhang Ruiying, et al. Expression and Prognostic Value of PIK3CA, VEGF, IL-8, IL-10, and RIP2 in Diffuse Large B-Cell Lymphoma[J]. International Journal of Clinical Practice, 2022, 2022: 2637581.

[101] Wang Zhao, Chen Meiting, Fang Xiaojie, et al. KIF15 is involved in development and progression of Burkitt lymphoma[J]. Cancer Cell International, 2021, 21: 261.

[102] Love Cassandra, Sun Zhen, Jima Dereje, et al. The genetic landscape of mutations in Burkitt lymphoma[J]. Nature Genetics, 2012, 44(12): 1321–1325.

[103] Coombes Caitlin, Horikawa Keisuke, Jain Sanjiv, et al. Diffuse large B-cell lymphoma and red cell autoimmunity: clinical role and pathogenesis[J]. Pathology, 2023, 55(1): 104-112.

[104] Schmitz Roland, Young Ryan M, Ceribelli Michele, et al. Burkitt lymphoma pathogenesis and therapeutic targets from structural and functional genomics[J]. Nature, 2012, 490 (7418): 116–120.

[105] Wilke Anne C, Doebele Carmen, Zindel Alena, et al. SHMT2 inhibition disrupts the TCF3 transcriptional survival program in Burkitt lymphoma[J]. Blood, 2022, 139(4): 538-553.

[106] Stremenova Spegarova Jarmila, Lawless Dylan, Mohamad Siti Mardhiana Binti, et al. Germline TET2 loss of function causes childhood immunodeficiency and lymphoma[J]. Blood, 2020, 136(9): 1055–1066.

[107] Cho Junhun, Kim Eojin, Yoon Sang Eun, et al. TET2 and LILRB1 mutations are frequent in Epstein–Barr virus-positive diffuse large B-cell lymphoma especially in elderly patients[J]. Cancer, 2023, 129(10): 1502–1512.

[108] Ren Weicheng, Wang Xianhuo, Yang Mingyu, et al. Distinct clinical and genetic features of hepatitis B virus–associated follicular lymphoma in Chinese patients[J]. Blood Advances, 2022, 6(9): 2731-2744.

[109] Liu Fang, Zheng Jun-Ping, Wang Lu, et al. Activation of the NF-κB Pathway and Heterozygous Deletion of TNFAIP3 (A20) Confer Superior Survival in Extranodal Natural Killer/ T-Cell Lymphoma, Nasal Type[J]. American Journal of Clinical Pathology, 2019, 152(2): 243-252.

[110] Dobaño-López Cèlia, Araujo-Ayala Ferran, Serrat Neus, et al. Follicular Lymphoma Microenvironment: An Intricate Network Ready for Therapeutic Intervention[J]. Cancers, 2021, 13(4): 641.

[111] Wu Fangtian, Watanabe Natsuko, Tzioni Maria-Myrsini, et al. Thyroid MALT lymphoma: self-harm to gain potential T-cell help[J]. Leukemia, 2021, 35(12): 3497–3508.

[112] Miloudi Hadjer, Bohers Élodie, Guillonneau François, et al. XPO1E571K Mutation Modi-

fies Exportin 1 Localisation and Interactome in B-Cell Lymphoma[J]. Cancers，2020，12（10）：2829.

[113] Azmi Asfar S，Uddin Mohammed H，Mohammad Ramzi M. The nuclear export protein XPO1 — from biology to targeted therapy[J]. Nature Reviews Clinical Oncology，2021，18（3）：152–169.

[114] Xia Y，Sun T，Li G，et al. Spatial single cell analysis of tumor microenvironment remodeling pattern in primary central nervous system lymphoma. Leukemia. 2023 Apr 29. doi：10.1038/s41375-023-01908-x. Epub ahead of print. PMID：37120690.

第8章
原发性中枢神系统淋巴瘤的诊断

尉辉杰 刘 洁 王 婷 汪俊萍 蔡 莉 郭嘉禾

临床表现和实验室检查

临床表现

症状和体征

PCNSL 从症状出现到明确诊断的平均时间为 3 个月，充分体现了这种恶性淋巴肿瘤的高增殖能力。一项对 64 例有快速、进行性神经功能恶化病史的患者进行脑活检的研究显示，最常见的病因是 PCNSL，占比达 20%。使用皮质类固醇可能导致淋巴瘤细胞溶解，从而贻误或混淆诊断。因此，在得到组织病理学诊断之前，应避免使用皮质类固醇。同时，研究表明这类药物的影像学反应是一个积极的预后标记物。

PCNSL 的症状和体征通常反映了病变的神经解剖学位置。根据病变位置不同，PCNSL 通常表现为以下 4 种不同的解剖模式之一：①孤立的或多发的颅内肿块病变，常与脑室或脑膜表面接触；②软脑膜病变；③伴有或不伴有其他病变的眼淋巴瘤；④罕见的脊髓病变。

根据一项对 248 例无免疫功能缺陷的 PCNSL 患者的研究，其症状和体征包括：70%存在局灶性神经功能障碍；43%出现神经精神症状；33%因颅内压增高而出现头痛、恶心、呕吐；14%有癫痫发作；4%有眼部症状。弥漫的脑内病变引起的局灶性神经功能能障碍包括语言障碍，偏瘫和共济失调，而继发于软脑膜沉积脑神经麻痹则较少见。PCNSL 病变浸润脑室周围区域或胼胝体的白质束而引起神经精神变化，包括冷漠、抑郁、思维迟钝和神志不清。以癫痫为主要表现的患者占 10%~15%，这可能是由于 PCNSL 位于皮层下而导致的。

在不同研究中，PCNSL 发生软脑膜播散率占 7%~42%，这可能取决于不同研究中，确定软脑膜播散的方法（腰椎穿刺、尸检）。在大多数患者中，软脑膜播散没有症状。在一项研究中，发生小脑软脑膜播散的 PCNSL 患者只有不到 1/3 表现出小脑软脑膜病变的症状或体征，这说明原发性软脑膜淋巴瘤是一种罕见的疾病。

PCNSL 患者在诊断时，有 15%~25%的患者存在眼部受累，对于原发性眼内淋巴瘤（PIOL）患者，大多数情况下双眼均受累，这些患者通常报告非特异性眼部症状。在一项纳入 83 例 PIOL 患者的研究中，最常见的症状依次是视力模糊（52%）、视力下降（37%）和飞蚊症（30%）。

PCNSL 患者发生脊髓病变比较罕见，主要表现为弥漫的髓内结节。髓内脊髓淋巴瘤的症状和体征与其他髓内脊髓肿瘤相似，取决于脊髓内的位置。症状可能包括肢体感觉减退和（或）麻木,不对称性肢体无力,步态障碍,会阴麻木伴膀胱或直肠功能障碍。

对于免疫功能正常的患者,当病变表现为单发、浸润胼胝体或脑室周围,磁共振成像为均匀强化,且伴有中度脑水肿,高度提示 PCNSL。然而,除了 PCNSL 外,单个均质强化病灶周围水肿的影像学鉴别诊断还包括胶质瘤、转移瘤、脑脓肿和炎性脱髓鞘病变。PCNSL 较少表现为无任何卫星灶的弥漫性脑室周围病变,可能被误诊为多发性硬化。

实验室检查

脑脊液

与所有颅内占位性病变的病例一样,腰椎穿刺脑脊液检查应只在无脑疝风险的 PCNSL 患者中进行。脑脊液检查包括:①细胞计数、蛋白质、葡萄糖等基础检查;②细胞学和流式细胞术;③克隆免疫球蛋白基因重排 PCR 或艾滋病患者 EBV-DNA PCR。脑脊液细胞学是最常用的诊断测试,而部分临床中心可使用 PCR。在一项研究中,研究人员通过 CSF 细胞形态学和 PCR 联合检测观察到 17.4%（49/282）PCNSL 患者有 CSF 播散。

在 PCNSL 中,脑脊液的基本参数可能正常或仅有轻微异常。在一项对 96 例免疫功能正常的 PCNSL 患者脑脊液的研究中,超过 50% 患者出现轻度的白细胞增多。该研究中,70 例免疫功能正常的 PCNSL 患者经腰椎穿刺脑脊液提示,54% 患者白细胞计数升高（定义为大于 7 个细胞/mm³）,中位白细胞计数为 8 个细胞/mm³;67% 患者蛋白浓度升高,中位蛋白浓度值为 69 mg/dL;10% 患者脑脊液糖浓度较低（<38 mg/dL）。这些脑脊液表现是非特异性的,不具备诊断

价值。在另一些研究中, PCNSL 患者的脑脊液实验室检查是基本正常的。

然而,在一小部分患者中,脑脊液细胞学检查可用于诊断 PCNSL。在免疫能力正常的 PCNSL 患者群中,脑脊液细胞学阳性的发生率在 7%~42%。在一项最大规模的 PCNSL 软脑膜播散前瞻性研究中, 205 例患者进行细胞形态学评估,其中 15%（33 例）发现肿瘤细胞。

通过脑脊液细胞学诊断 PCNSL,可能需要多次脑脊液样本进行评估, 2/3 脑脊液细胞学阳性的 PCNSL 患者,首次脑脊液细胞学检查为阴性。即使是 PCNSL 侵犯软脑膜,有时也没有足够的肿瘤细胞脱落到脑脊液中,脑脊液细胞形态学并不足以诊断 PCNSL。同样,流式细胞术在 PCNSL 诊断中的应用也受到脑脊液标本细胞数低的限制。

鉴于 PCNSL 中脑脊液细胞学阳性的发生率相对较低,脑脊液聚合酶链式反应（PCR）检查是细胞学的重要补充。利用 PCR,对免疫球蛋白重链基因重排进行检测,可发现单克隆 B 细胞,从而有助于诊断 PCNSL。目前最大的前瞻性临床研究经 PCR 鉴定, 19/171（11%）受试者的脑脊液样本中存在单克隆细胞群。而这 19 名受试者中, 10 名细胞形态学结果为阴性,可用 PCR 法确定是否有脑脊液播散。

脑脊液评估对所有 PCNSL 患者都很重要,以指导治疗和随访。然而,在诊断疑似 PCNSL 的颅内占位性病变时,进行立体定向活检以快速实现诊断通常更为实际。

眼的评价

PCNSL 患者中 15%~25% 在诊断时有眼部受累。对于任何怀疑患有 PCNSL 或 PIOL 患者,眼科医生必须进行包括裂隙灯检查在内的眼科评估。眼部受累患者常伴

有玻璃体细胞浸润,伴或不伴视网膜下浸润。对于任何眼部不适和裂隙灯检查结果提示怀疑眼部淋巴瘤的患者,应行脑部和眼眶钆增强 MRI 检查。如果神经影像学提示腰椎穿刺无脑疝风险,应取脑脊液做细胞学分析。在 221 例伴有眼部病变的 PCNSL 患者中,23%的受试者和 11%的 PIOL 患者脑脊液细胞学呈阳性。如果连续脑脊液细胞学检查结果为阴性,而脑脊液 PCR 仍不能确定诊断时,则行玻璃体切割术获取病理组织,并根据是否有眼内恶性淋巴细胞来确定 PCNSL 的诊断。只有视力最差或患有玻璃体炎的患者可行玻璃体切割术。由于玻璃体中的淋巴瘤细胞会迅速退化,玻璃体标本需要病理科特殊处理。

与脑脊液分析类似,玻璃体标本也可以进行流式细胞术和(或)免疫组化。PCR 可用于检测玻璃体淋巴瘤细胞免疫球蛋白重链基因 VDJ 区克隆重排。此外,脉络膜视网膜活检或细针穿刺视网膜下病变可用于确定眼部淋巴瘤的诊断。如果患者在手术前接受了皮质类固醇,则有可能出现假阴性结果。

肿瘤活组织检查

立体定向脑活检(SBB)是获取脑淋巴瘤病理诊断所需组织的标准程序,也是 PCNSL 诊断的最直接和有效的方法。可通过定位病灶中心来避免活检标本不足以诊断的问题。

与开放开颅术相比,SBB 的优点在于皮肤切口小,可选择局部麻醉,术后恢复期短,最重要的是发病率和死亡率相对较低。切除脑实质 PCNSL 病变是否对患者有生存获益,目前仍未达成共识。因此,SBB 可获得病理组织用于诊断,损伤最小且最有效。

疾病程度评估

在通过分析脑脊液、玻璃体标本或活检标本诊断 PCNSL 后,应对每个患者进行疾病程度评估。国际 PCNSL 协作小组(IPCG)已经发布了关于这一评估的共识指南,并在表 8.1 中列出。由于无症状的眼部受累者并不少见,可能需要对眼部淋巴瘤进行特殊治疗,因此每个患者都应进行包括裂

表 8.1　临床试验基线评估 IPCG 指南

病理学	临床表现	实验室检查	影像学检查
中央病理审查	完善神经系统查体	HIV 血清学	头 MRI 增强[a]
免疫表型	散瞳电脑验光以及裂隙灯检查	乙型及丙型病毒性肝炎标志物	胸部、腹部、盆腔 CT
	记录预后相关因素(年龄及患者状态)	血清 LDH 水平	骨髓穿刺活检
	连续认知功能评估[b]	CSF 细胞学、流式细胞术、IgH、PCR	老年男性需行睾丸超声
		24 小时尿肌酐清除率[c]	

[a] 对于有 MRI 禁忌证(起搏器)或不能耐受 MRI(幽闭恐怖症)的患者,行头 CT 增强。

[b] 通常应用简易精神状态评估量表(MMSE)进行评估。

[c] 使用大剂量甲氨蝶呤的患者。

隙灯检查在内的全面眼部评估。此外,在可行腰椎穿刺的患者中,应收集脑脊液进行生化、常规、细胞形态学、流式细胞术等检查,情况允许的话还应进行 PCR 全面评估。在所有病例中都应测量血清乳酸脱氢酶(LDH)水平,因为 LDH 是 PCNSL 患者的潜在预后因素。因为 PCNSL 在艾滋病患者中很常见,所以应对每一个 PCNSL 患者进行 HIV 血清学检查。

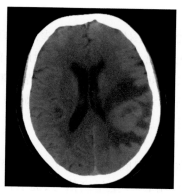

图 8.1　原发性中枢神经系统淋巴瘤的 CT 特征。

影像学检查

计算机断层扫描(CT)

原发性中枢神经系统淋巴瘤的 CT 影像表现较典型,能有效帮助医生进行诊断和治疗。首先,PCNSL 在 CT 影像上呈现为单个或多个强化偏心的占位病灶,其形态多为圆形或椭圆形,边缘清晰(图 8.1)。病灶 CT 表现为明显的高密度(有助于诊断)。其次,在 CT 增强扫描中,PCNSL 可呈现出轻度或中度强化。一般情况下,其强化程度较轻,且呈现出不均匀的环形、渐进性或斑片状强化。此外,PCNSL 主要侵犯基底节和(或)脑室周围白质(最佳诊断线索),表现为严重的脑水肿及脑白质病变(图 8.2)。

磁共振成像(MRI)

在 PCNSL 的影像学诊断中,MRI 是最重要影像学检查方法,在本节我们将从 MRI 的常见序列和特殊成像两方面详细介绍 PCNSL 的 MRI 特征。

原发性中枢神经系统淋巴瘤 MRI 常见序列的特征

T1 加权图像

T1 加权图像(T1WI)表现为低信号:PCNSL 多呈现为低信号病灶,通常比周围灰质更低。这是由于淋巴瘤细胞有较高的核浓度和细胞核-胞质比,导致 T1 信号相对较低(图 8.3)。

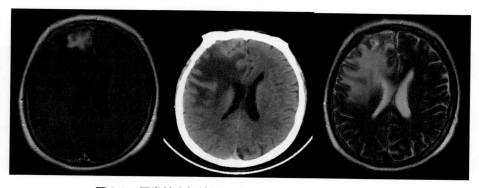

图 8.2　原发性中枢神经系统淋巴瘤引起严重的脑水肿。

T2 加权图像

T2 加权图像（T2WI）表现为高信号：PCNSL 通常呈现为高信号病灶，可能与伴随的水肿和浸润有关。病变边界清晰，周围水肿、病灶大小不一，但缺乏明显的囊变或坏死（图 8.3）。

弥散加权成像

弥散加权成像（DWI）表现为高信号：PCNSL 在 DWI 上呈高信号，提示存在高分子量的细胞组织限制。ADC 值下降，代表水分子在肿瘤细胞组织中的限制性扩散，可能还与纤维化和浸润密度高的病灶相关（图 8.3）。

强化表现

PCNSL 通常呈均一或斑点状增强，强化度介于中等到明显（图 8.3）。结节或环状强化少见。增强表现持续时间长，有助于与转移灶鉴别。

非特异性表现

由于 MRI 的非特异性表现，PCNSL 可能与其他神经系统疾病在图像上相似，因此诊断应考虑病史和临床表现的支持。MRI 检查对于 PCNSL 的诊断和鉴别诊断非常有价值（图 8.3）。总之，PCNSL 的 MRI 特征主要表现为 T1WI 低信号、T2WI 高信号、DWI 高信号、均一或斑点状增强，增强持续时间长。MRI 诊断 PCNSL 是一种非侵入性、准确、可重复和安全的方法，是临床

PCNSL 诊断和治疗方案制定的重要基础。

原发性中枢神经系统淋巴瘤 MRI 特殊序列的特征

磁敏感序列

磁敏感（SWI）序列是 MRI 检查中的一种显像技术，主要是通过产生不同磁敏感性显影的效果，来提高早期淋巴瘤的检测率（图 8.4）。

首先，SWI 序列可以明确呈现脑内淋巴瘤组织的位置和大小。MRI 图像的高灵敏度、高空间分辨率和高对比度，均可为淋巴瘤的诊断提供帮助。此外，SWI 还能够检测出多数脑内淋巴瘤的血供情况，有助于进一步评估瘤体的恶性程度。

其次，SWI 序列可以从磁敏感性信号的角度提供更为详细的影像信息。对于 PCNSL 患者，常常存在铁通道异常、微血管扩张等生物学特征，这些特征在 SWI 序列上可以更加明显地呈现出来。借助 SWI 序列，可以更好地定位淋巴瘤组织内的血供，有益于 PCNSL 的治疗计划和手术实施。

此外，SWI 序列的显影机制更适用于极小面积的淋巴瘤，可以更好地检测到淋巴瘤的早期病灶。特别是在大脑皮质和大脑基底节区域，SWI 序列的颅内显示效果更加优越。

总之，SWI 序列是 MRI 中诊断中枢神经系统淋巴瘤的重要方法之一。它可以清

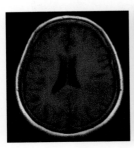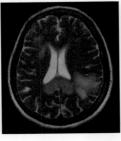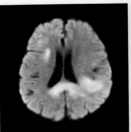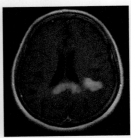

图 8.3　PCNSL 的头 MRI 影像学特征。

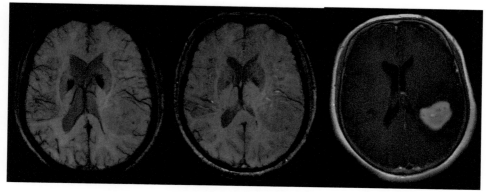

图 8.4　PCNSL 的磁性敏感成像（SWI 序列）。

晰地显示出瘤体的位置、形态和磁敏感性信号，有助于医生更好地了解患者的病情，进而制订更有效的治疗方案。对于医院和临床工作者而言，SWI 序列可以在早期实现更为准确、及时的病灶检测和治疗，提高患者的治愈率和生存质量。

磁共振波谱（MRS）

胆碱峰高、胆碱/肌酐比率倒转，NAA 显著降低，还可以看到乳酸峰（图 8.5）。

磁灌注成像

磁灌注成像（perfusion MRI）是一种非侵入性的影像学检查技术，可用于评估肿瘤血流动力学和微血管通透性等生理参数。在原发性中枢神经系统淋巴瘤的诊断中，磁灌注成像可以为病变定位和诊断提供重要信息，特别是对于小病变的发现和定位有帮助。根据以往的研究，原发性中枢神经系统淋巴瘤在磁灌注成像上具有如下特征（图 8.6）。

（1）脑血容量（CBV）：病变区域的 CBV 值与正常脑组织相比显著升高。

（2）脑血流量（CBF）：病变区域的 CBF 值一般较低。由于肿瘤的高细胞密度和异常血管生成等因素，容易引起高渗状态，从而影响局部血流。

（3）平均转运时间（MTT）：病变区域的 MTT 较正常组织显著延长。

（4）渗透性-表面积乘积（PS）：PS 值反

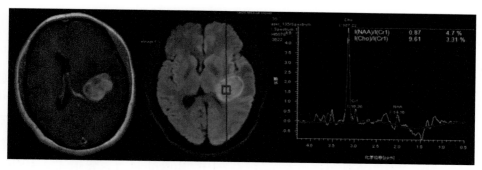

图 8.5　PCNSL 的磁共振波谱（MRS）特征。该病例在 H-MRS 上，左额颞顶叶至基底节-丘脑区病灶内肿瘤实质区可见 Cho 峰明显升高（125.49），NAA（14.33），CrI（17.66），其中（Cho/NAA=8.76）（Cho/CrI=7.11）（NAA/CrI=0.81）；瘤周水肿区可见 Cho 峰升高（Cho/NAA=3.48）。

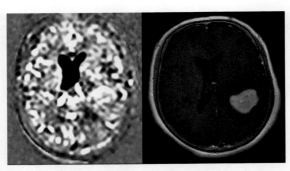

图 8.6　PCNSL 的磁共振波谱灌注成像特征。

映了微血管通透性水平。研究发现，PCNSL 病变区域的 PS 值较正常组织明显升高。

此外，有研究表明，纤维化程度对于磁灌注成像有一定影响。当病灶内纤维化程度较高时，BV 值和 PS 值会偏高，而 CBF 值和 MTT 值则会偏低。

总之，对于原发性中枢神经系统淋巴瘤的诊断和治疗，磁灌注成像技术提供了一种非常有价值的辅助手段。在临床实践中，医生应根据病灶位置、病变特点及患者情况等综合考虑，结合磁灌注成像的特征，制订诊断和治疗方案。

^{18}F-FDG　正电子发射断层扫描（PET）

虽然 PCNSL 国际协作组的磁共振成像（MRI）标准是唯一推荐随访的标准，然而 MRI 完全缓解的患者治疗后早期出现复发，引发了 MRI 在评估残留疾病方面的表现问题。

PET 在 PCNSL 诊断中的作用

（1）诊断时的特征。

正电子发射断层扫描是一种分子成像，通过用 ^{11}C 和 ^{18}F 等短寿命放射性核素标记的放射性药物靶向感兴趣的分子，实现生物目标的可视化和体内病理生理过程的检测。

如今，^{18}F-FDG 是用于脑部疾病或癌症患者的主要放射性药物。与全身性淋巴瘤相似，PCNSL 表现出葡萄糖代谢升高和对 ^{18}F-FDG 的高亲和力（比健康灰质高 2~3 倍），因为细胞密度非常高，糖酵解代谢加速。

在最近的一项荟萃分析中，包括来自 22 项研究的 486 名患者，PCNSL 的最大标准化摄取值（SUVmax）从 8.4 到 27.8 不等，平均为 18.1（95%CI，16.0~20.1），而 PCNSL 以外的炎症性或恶性脑病为 10.4。然而，由于 SUVmax 阈值可能受到扫描仪型号、成像协议或注射剂量的影响，因此优先分析肿瘤与未受影响脑组织对侧镜像区域的比率（T/N）。古普塔等研究结果表明，T/N 比值阈值为 1.66 时，区分 CNS 淋巴瘤和非淋巴瘤的 PPV 和 NPV 分别为 90%（95% CI：79%~96%）和 69%（95% CI：54%~81%）。

类固醇激素的应用可能会影响 ^{18}F-FDG-PET 对 PCNSL 的检测效果。类固醇激素可以非常迅速地诱导淋巴瘤细胞凋亡，显著缩小肿瘤，甚至在 MRI 和组织学评估中显示肿瘤消失。然而，类固醇激素对 ^{18}F-FDG 吸收的影响仍不清楚。在一个小队列中，Rosenfeld 等首先描述了类固醇激素治疗（n = 7）和未治疗病例（n = 3）之间 SUV 的差异。Yamagashi 等在一项针对 19

名患者的回顾性研究中证实了 T/N 与累积糖皮质激素剂量之间存在负相关。然而，这些差异在两项研究中均未达到显著的统计学意义。

值得注意的是，^{18}F-FDG 亲和力与肿瘤大小无关。此外，PCNSL 的非典型 MRI 表现形式（弥漫性微弱强化、缺乏强化和环形强化病灶）的摄取值明显低于典型 PCNSL。Kim 等发现 MUM1 是一种 B 细胞发育和肿瘤发生的关键调节因子的蛋白质，

低 ^{18}F-FDG 摄取与 MUM1（-）表达相关。在免疫功能正常（IC）的患者中，PCNSL 的主要鉴别诊断是高级别胶质瘤（HGG），这是脑实质最常见和最具侵袭性的原发恶性肿瘤。为了区分这两个实体，脑成像技术是有价值的工具：一方面，帮助临床医生在疑似淋巴瘤的情况下进行立体定向活检，还是在疑似 HGG 的情况下进行广泛手术；另一方面，如果患者因侵入性手术而被回避，则可以快速决定治疗管理。

然而，HGG 的 MRI 表现可以模仿 PCNSL 的表现，反之亦然。在真正的 HGG 中可以观察到具有"穿过胼胝体的蝴蝶图案"的"均匀图案"，而 IC 患者中确诊的 PCNSL 可能会显示环形强化并伴有中央坏死，通常见于 HGG。文献显示 ^{18}F-FDG PET-CT 在这种情况下具有良好的诊断性能，因为已知 PCNSL 的 ^{18}F-FDG 摄取量高于 HGG。一些研究提出 SUV 的阈值范围为 12~15，以确认 PCNSL 的诊断。最近一项针对 65 名免疫功能正常患者的研究证实，HGG 患者的 T/N 显著低于 PCNSL 患者。T/N 的敏感性和特异性分别在 90%~100% 和 75%~87% 变化，具体取决于不同团队使用的阈值。相反，肿瘤体积或病变糖酵解的总摄取值意义不大。此外，

^{18}F-FDG PET 的高 T/N（阈值 2.23）与 ASL 的低最大肿瘤血流（阈值 2.07）相结合，可以改善 PCNSL 和 HGG 之间的差异（准确度 99.1%，敏感性 95%，特异性 96.4%）[34]。

机器学习最近已成为一种重要工具。彼得森等对 23 篇论文进行了荟萃分析，其中包括 3 篇关于 ^{18}F-FDG 的论文，这些论文介绍了基于机器学习的分类算法以区分 HGG 和 PCNSL。机器学习模型似乎具有很高的准确性，因为算法能够复制经过专业培训的高级放射科医生的结果。Kong 等使用放射组学方法，最近报道所选特征的 AUC 高达 0.971~0.998。

在免疫功能缺陷（IS）患者中，尤其是 HIV 感染者中，中枢神经系统淋巴瘤和弓形体病是两种最常见的脑部疾病。虽然其由于患者管理的巨大变化，这两个实体之间的区别至关重要，但它们的 MRI 特征可能会重叠。虽然其被认为是金标准，但组织病理学证实很少可用，诊断依赖于抗弓形虫治疗测试，这可能会延迟真正中枢神经系统淋巴瘤的充分化疗的开始。铊-201 的单光子发射计算机断层扫描（SPECT）历来用于肿瘤和非肿瘤性病变的鉴别诊断，因为铊-201 通过三磷酸腺苷细胞膜活性泵促进的运输在活跃分裂的细胞中积聚，但不在感染过程中。Yang 等对 18 项研究的 667 名患者进行了荟萃分析，发现铊 201 SPECT 的敏感性和特异性分别为 92% 和 84%。^{18}F-FDG 的应用也得到了广泛的评估。所有研究均显示该技术的准确性极高，敏感性接近 100%，特异性范围为 75%~100%，即中枢神经系统淋巴瘤的代谢活动较高，而脑弓形虫的病灶内代谢活动相对于邻近脑实质正常至降低。综上所述，虽然 ^{18}F-FDG 脑部 PET 对于 IS 患者脑部病变的鉴别诊断显得高度可靠，但其在 IC 患者中的潜在作用需

要进一步分析,特别是在人工智能算法应用于 PET 的新时代。

（2）PET 在结果预测中的价值。

PCNSL 预后较差。迄今为止,唯一确定的预后因素是诊断时的年龄和体能状态[9]。目前,已经提出了两种包括临床生物学因素在内的多指标评分量表,即国际结外淋巴瘤研究组（IELSG）量表和纪念斯隆-凯特琳癌症中心（MSKCC）量表。已经确定的肿瘤的其他生物学因素或分子遗传学特征包括:诊断时高白细胞介素（IL）-10 水平,肿瘤中 MYC/BCL2 共表达与低总生存期（OS）和无进展生存期（PFS）相关。此外,MRI 中还提出了许多预后因素,包括多灶性病变、肿瘤体积大或幕下受累,但结果存在争议。有些人还分析了更高级的参数,包括扩散和灌注 MRI 序列,对于 ADC 参数或血浆体积（Vp）和体积转移常数（Ktrans）给出了有希望的结果。然而,这些结果均未得到大型患者队列研究的证实。

如前文所述,CNS 淋巴瘤的特点是高 18F-FDG 摄取。几项研究探讨了 18F-FDG 摄取强度或代谢亢进量对治疗前 PET 的作用,作为预后标志物。人们提出了各种指标,但它们并不总能得到证实。在一项纳入 17 名 IC 患者的分析中,较差的生存率与高 SUVmax（>12）值相关。Kasenda 等开发了一种基于肿瘤 SUVmax 标准化为正常小脑摄取的视觉量表（淋巴瘤代谢成像侵袭性量表 MILAS）。他们发现增加的 MILAS（与小脑比值大于 3 倍,即肿瘤的 18F-FDG 摄取比小脑的 18F-FDG 摄取高 200%）与 PFS（54.7 个月与 3.8 个月）之间呈负相关。其他研究则强调了总病变糖酵解（TLG）或代谢肿瘤体积（MTV）的潜在预后作用。Krebs 等建议将所有病变的 SUVmax 值和体积（最多 5 个）相加以预测治疗结束时的

反应,并且与疾病进展或死亡的风险相关。总之,高 18F-FDG 摄取和较大高代谢肿瘤体积似乎是不良预后的有效预测因子。然而,目前尚缺乏共识且每项研究的患者数量有限,这些参数均未在临床中广泛使用。

18F-FDG PET 在 PCNSL 治疗中的作用

（1）系统评估。

识别疑似 PCNSL 的全身性疾病对于治疗决策至关重要,因为累及中枢神经系统的全身性淋巴瘤和 PCNSL 的化疗方案有所不同,后者需要额外的 MTX 治疗。从历史上看,分期评估包括男性 CT 扫描、骨髓活检和睾丸超声检查。

18F-FDG PET 检测全身受累的评估价值较低,仅在 2% 的患者中发现。随着新型 PET-CT 系统的出现,研究表明全身 PET 可以检测出高达 10% 的患者的全身性疾病。多项研究报告称,与全身 CT 相比,全身 18F-FDG PET-CT 的诊断性能更佳（4.9%对 2.5%）。PET 的优点是通过 CT 检查来识别"胸腹骨盆"（CAP）区域之外的恶性病灶。最近一项对 1040 名患者的荟萃分析报道了上下肢骨骼、淋巴结、肾上腺、软组织、脾脏、肝脏、空肠、睾丸、甲状腺和鼻子的全身性淋巴瘤病变。尽管假阳 18F-FDG PET 结果的增加被归咎于不必要的干预,但 PET 还能够检测偶发的继发性恶性肿瘤（1.5%~3.1%）,并具有显著的治疗效果。目前,全身 18F-FDG-PET 在 PSCNL 初步诊断中排除全身性受累的作用已被多个专家协会确定,可将 PET-CT 作为首选应用。

治疗评估

在过去的几十年里,针对 PCNSL 患者的新治疗方案层出不穷。目前,包括大剂量 MTX 在内的多种药物治疗已成为年轻患者的标准治疗方案,并与全脑放疗或 ASCT 相结合。但由于神经毒性风险高,不再建议

60 岁以上患者进行全脑放疗。治疗随访一般基于国际 PCNSL 协作组（IPCG）放射学反应标准，该标准建议在正规治疗期间大约每 2 个月进行一次钆增强 MRI。然而，这种检测方法可能包括未经证实的完全缓解，因为 MRI 无法区分残留的肿瘤巢和活检相关的疤痕组织。此外，MRI 完全缓解的患者治疗后早期复发引发了 MRI 在评估残留病灶方面的敏感性问题。Van der Meulen 等研究表明，在一项针对 199 名 PCNSL 患者的 Ⅲ 期随机对照试验中，治疗方案结束时 MRI 显示达到 CR 或 PR 的患者之间的 PFS 和 OS 没有显著差异[71]。

与 MRI 不同，18F-FDG PET 在侵袭性全身性淋巴瘤中的作用已得到充分证实，但很少有研究探讨其在 PCNSL 中的价值。Birsen（n = 25）、Jo（n = 66）和 Palmedo（n = 8）等的三项研究均一致认为中期 PET 对治疗结束反应的预后影响具有较高的阴性预测值（94.74%~100 %）。此外，他们还证实 PET 比 MRI 形态学能更早地反应生物标志物。然而，目前尚不清楚如何根据患者预后，在恰当的时间进行中期和最终的 PET-CT 评估。因此，仍需要在大队列患者中进行进一步的前瞻性临床研究，以确定 PET 在 PCNSL 患者治疗管理中的应用。法国目前正在进行一项探索性前瞻性临床研究，以探讨 18F-FDG PET 在治疗期间管理 CNS 淋巴瘤中的作用。

近期，免疫逃避和免疫微环境抑制的作用已被揭示为 PCNSL 发病机制的关键因素。因此，目前正在对免疫治疗药物的新治疗进行试验。在 MRI 上，这些药物可能会产生一种称为假性进展的效应，表现为增强信号可能会增加，甚至在治疗过程中出现较治疗前更明显的信号，然而肿瘤并没有出现实质性进展，可能与 BBB 通透性改变有关。

虽然这些现象已在 PET 上的神经胶质病理学中得到了广泛研究，但尚未有该领域的相关报道。

PCNSL 中的其他 PET 示踪剂

其他 PET 示踪剂已用于 PCNSL 的诊断和治疗评估。分析最多的是 11C-蛋氨酸（11C-MET），这是一种与细胞增殖活性相关的氨基酸示踪剂，与 18F-FDG 相比，它具有在正常大脑中的低摄取的优势。在治疗前评估中，文献显示 18F-FDG 和蛋氨酸示踪剂之间具有良好的一致性，但后者没有额外的诊断或预后评估价值。11C-MET 也可用于早期检测无反应者，据描述，中期评估时（4 个周期的 MTX 后）的高摄取水平与生存率低相关。11C-MET 的主要限制是需要现场回旋加速器，因为该放射性示踪剂的半衰期较短，为 20 分钟。同样 11C-MET 的潜在评估作用尚未被发现。

除氨基酸类似物外，研究用于 CNS 淋巴瘤的其他 PET 示踪剂还包括 68Ga-Pentixafor 和 18F-氟达拉滨（18F-FDB）。68Ga-Pentixafor 专门针对淋巴瘤、白血病和骨髓瘤过度表达的 CXCR4 受体。在两项小型试点研究中，Starzer 等（n = 7）和 Herhaus 等（n = 8）证实 MRI 和 68Ga-Pentixafor 检测 PCNSL 的准确性均为 100%，病变与正常脑背景摄取之间具有高对比度。此外，CXCR4 示踪剂摄取较低的病灶与对标准 MTX 治疗反应更好相关，这表明这种新示踪剂在治疗随访应用中具有潜在作用。然而，68Ga-Pentixafor 的附加价值仍然值得怀疑，特别是对于非典型 PCNSL，因为该示踪剂依赖于血脑屏障的破坏。在临床前研究中，Hovanishyan 等研究表明 18F-FDB 是药物氟达拉滨的 PET 放射性示踪剂，可结合平衡核苷转运蛋白（ENT1），区分胶质母细胞瘤和中枢神经系统淋巴瘤，而不会受到活化的巨噬细胞和其他炎症细胞的影响。^{18}F-FDB 在中枢神经系统淋巴瘤中显示出高摄取量，而示踪剂则迅速从神经胶质瘤细胞中清除。最近这些结果在一项首次使用 PET 和 ^{18}F-FDB 的人体研究中得到了证实。^{18}F-FDB 的早期结果还表明示踪剂摄取可能与 BBB 渗漏无关，这应该可以对非典型 PCNSL 进行代谢表征。

综上，^{18}F-FDG 是该疾病中使用最广泛的放射性示踪剂，因为它被淋巴细胞大量摄取，并且获取方便且廉价。在过去的十年里，专家协会已广泛确立了其在初始诊断时系统评估中的作用。几项研究评估了其在随访期间的预后作用，但目前可用的数据多来自小型临床研究且大多是回顾性系列。此外，在机器学习的新时代，未来的生物标志物很可能是不同成像技术参数的组合，只有核医生和神经放射科医生密切合作，才能对临床医生的管理决策产生真正的影响。还有几种其他放射性示踪剂，包括 ^{11}C-MET、^{68}Ga-Pentixafor 和 ^{18}F-氟达拉滨，需要进一步的前瞻性研究来证实它们在 PCNSL 治疗中的潜在作用。

鉴别诊断

需与原发性中枢神经系统淋巴瘤（PCNSL）鉴别诊断的疾病包括：①脑部原发肿瘤，如胶质母细胞瘤、星形细胞瘤、颅内转移瘤等；②神经全身性疾病，如多发性硬化症、特发性炎症性脑病等；③感染性疾病，如结核、梅毒、艾滋病等；④脑血管疾病，如脑出血、脑梗死、脑血管畸形等。鉴别诊断的意义在于，这些疾病可能出现与 PCNSL 相似的临床症状和影像学表现，如果不能正确鉴别诊断，可能会影响治疗方案和预后。因此，综合分析病史、体格检查、脑影像学和

病理学检查等手段，以及多角度的鉴别诊断，有助于尽早明确病因，制订个体化治疗方案，并提高治疗效果和生存率。本章选择几种常见的疾病进行论述。

与继发性中枢神经系统淋巴瘤（SCNSL）的鉴别诊断

原发性中枢神经系统淋巴瘤和继发性中枢神经系统淋巴瘤是两种不同类型的中枢神经系统淋巴瘤。它们在临床表现、病理特征、治疗方法等方面都有所不同，因此需要进行鉴别诊断。

临床表现

PCNSL 主要以头痛、进行性认知和神经功能障碍、视力改变等症状为主，症状多在数周至数月内逐渐加重。SCNSL 的临床表现并不明显，一般是在全身淋巴瘤的基础上发展而来的，因此 SCNSL 的症状也可能是全身性的，如发热、乏力、贫血等。

病理特征

PCNSL 的病理特征是恶性 B 细胞淋巴瘤，多数为大 B 细胞淋巴瘤，常见的组织学类型包括弥漫大 B 细胞淋巴瘤、非霍奇金淋巴瘤等。SCNSL 则是全身淋巴瘤在中枢神经系统中出现的转移瘤。SCNSL 的病理类型因全身淋巴瘤类型而异，可以是滤泡中心 B 细胞淋巴瘤、外周 T 细胞淋巴瘤等多种类型。

影像学表现

PCNSL 在影像学表现上一般呈单发或多发的弥漫性病灶，病灶多局限于脑室系统、脑白质或灰质区域。SCNSL 的影像学表现取决于全身淋巴瘤的类型，通常为转移性的多发病灶，如图 8.7 所示。

治疗方法

PCNSL 的治疗方法主要采用化疗和放

疗相结合的综合治疗,同时还可以运用其他辅助治疗手段。SCNSL 的治疗方式则更倾向于全身淋巴瘤的治疗,包括化疗、放疗、造血干细胞移植等手段。

综合以上分析,原发性中枢神经系统淋巴瘤和继发性中枢神经系统淋巴瘤均是中枢神经系统淋巴瘤,但二者在临床表现、病理特征、影像学表现和治疗方法等方面有所不同,因此需要进行鉴别诊断。对于临床医生来说,及时准确诊断疾病是保障患者治疗和康复的重要前提。

与胶质母细胞瘤(GBM)的鉴别诊断

原发性中枢神经系统淋巴瘤和胶质母细胞瘤是两种常见的脑部肿瘤,但它们的临床表现和病理特征却有所不同。因此,在诊断过程中,医生需要通过临床表现、影像学检查和组织学检查等多种方法进行鉴别诊断,以确保正确的治疗方案。

临床表现

PCNSL 通常表现为急性或亚急性起病,出现头痛、嗜睡、记忆力减退等神经系统症状,还可伴有视力障碍、言语困难等。胶质母细胞瘤则表现为起病较缓慢,可有头痛、恶心、呕吐等脑内压增高症状,也可出现肢体无力、感觉障碍等神经功能障碍。

影像学检查

PCNSL 和胶质母细胞瘤在 CT 和 MRI 上都呈现局限性占位病变,但其特征有所不同。PCNSL 常表现为多发结节状病变,边缘清晰,增强后均匀强化,而胶质母细胞瘤则为单个圆形病变,边缘模糊,增强后强化不均匀。

组织学检查

组织学检查是诊断中最重要的方法。PCNSL 的病理特征为核染色质比胶质母细胞瘤更松散,核仁更小,且有较明显的淋巴细胞增生,同时免疫组化检查可检出 CD20、CD79a 等淋巴细胞特异性抗原表达。而胶质母细胞瘤则具有星形细胞瘤样特征,其核染色质比 PCNSL 更致密,核仁更大,免疫组化检查可检出 GFAP、S-100 等胶质母细胞瘤特异性抗原表达。

综上所述,临床表现、影像学检查和组织学检查是鉴别诊断 PCNSL 和胶质母细胞瘤的主要方法。在临床工作中,临床医生

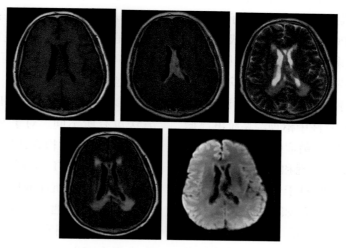

图 8.7　一例继发性中枢神经系统淋巴瘤的头 MRI 特征。

需要根据病史、体征、影像学和组织学检查等综合考虑，制订最恰当的治疗方案，如图8.8所示。

与中枢神经系统脱髓鞘症的鉴别诊断

PCNSL和中枢神经系统脱髓鞘症是两种常见的中枢神经系统疾病。因为这两种疾病的症状和影像学表现非常相似，而且有很多患者都没有清晰的既往史和病史记录，所以在鉴别诊断上非常困难。本节将对这两种疾病的鉴别诊断进行简要介绍。

首先，病史对于这两种疾病的鉴别诊断非常重要。PCNSL主要发生在50岁以上的老年人中，而脱髓鞘症则无年龄限制。此外，PCNSL的发病有很大的关联性，如免疫缺陷病毒感染、器官移植、药物使用等，而脱髓鞘症则没有这样的外部因素。

其次，疾病的临床表现也有所不同。PCNSL的症状主要包括头痛、恶心、呕吐、失眠、认知障碍等，而脱髓鞘症的症状则包括视力下降、肢体麻木、运动功能受损等。PCNSL通常表现为脑内多发结节状病变，而脱髓鞘症则通常表现为局灶性白质病变。

最后，脑脊液检查和影像学检查也是鉴别诊断的重要手段。PCNSL的脑脊液检查可见异常的蛋白质水平、淋巴细胞和单核细胞增加等，而脱髓鞘症则往往没有这些现象。影像学上，PCNSL在MRI上表现为对比增强的单个或多个形态不规则的团块，而脱髓鞘症则呈多发梭形病变，同时病灶的厚度、部位和边缘特征，也有助于鉴别诊断。

综上所述，原发性中枢神经系统淋巴瘤和中枢神经系统脱髓鞘症的鉴别诊断需要综合考虑病史、临床表现和影像学检查等因素。正确的鉴别诊断对于合理的治疗和预后有着非常重要的意义，如图8.9所示。

与弓形虫脑病的鉴别诊断

PCNSL和弓形虫脑病（TE）是两种发生于中枢神经系统的疾病。这两种疾病具有相似的症状，包括头痛、颈部僵硬、呕吐、精神障碍、癫痫等。但是，这两种疾病的病因、治疗方法和预后不同。因此，识别和区分这两种疾病的关键是提供准确的鉴别诊断。

病因学区别：PCNSL一般被认为是B细胞淋巴瘤类型，儿童和成人亦可罹患，好发于40~70岁的成人，通常由体内存在的淋巴细胞发生恶性变异引发。但TE是由宝螺壳虫引起的寄生虫性疾病，是由于摄入已被宝螺壳虫卵污染的饮用水或其他食品造成的，在热带和亚热带地区最为常见。

影像学区别：在影像学上，PCNSL和TE的病灶通常有一定差别。PCNSL在磁共振成像（MRI）中呈现为单发或多发的强化多形性增强的病变，这种病变可在神经轴突中的任何部位形成。而TE的影像表现为多发性高信号强度的弥漫性病变，并且在MRI上通常呈现为水肿或囊性病变。此外，TE病变通常局限于脑室周围区域和灰白质交界处，在脑干和脊髓中很少出现。

病理学区别：PCNSL和TE的病理学特点也不相同。在PCNSL中，淋巴细胞侵犯了大脑和脊髓中的任何部位，特别是灰质区域，并在组织中形成小结节。而TE的病变病理学上通常呈现为包含渗出液的囊肿。在组织中，可见红细胞、巨细胞、淋巴细胞、浆细胞和硬化斑点。

诊断方法区别：PCNSL和TE的诊断方法也有所不同。对于PCNSL，可通过脑穿刺进行细胞学检查，以确定细胞类型和恶性程度。对于TE，应通过脑脊液分析进行诊断，如病原体抗原或抗体水平的测定。此外，淋巴瘤患者通常会有白细胞减少和淋巴细胞增加的血细胞计数结果，而TE则通常会表现为寄生虫抗原或抗体在血液中的检

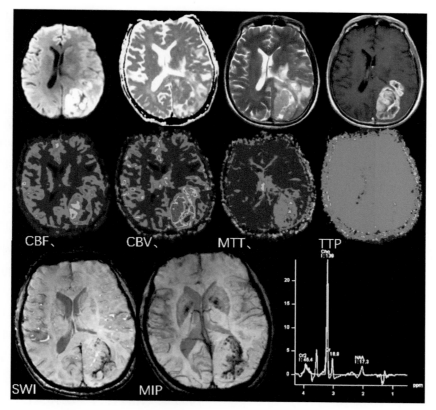

图 8.8　一例胶质母细胞瘤的头 MRI 多模态特征。结果显示左侧顶颞枕可见不规则 T1 信号影，其内可见多发不规则片状更长 T1 信号，DWI 呈不均匀高信号，病灶周围可见大片状 T1 水肿信号，呈"不均匀花环样"强化，其内有不强化的坏死区。SWI 显示病灶内部及边缘多发点状低信号，左侧顶叶结节影内部点状低信号，边缘低信号环，其旁可见点状低信号。灌注显示病灶内 CBV 及 CBF 明显增高，MIT、TTP 延长，其内均可见片状信号缺失区。

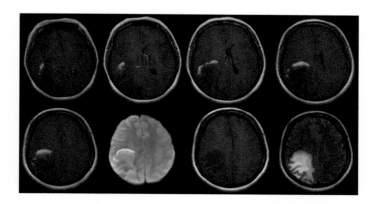

图 8.9　一例中枢神经系统脱髓鞘的头 MRI 特征。于右顶枕颞叶见大片状稍长 T1、稍长 T2 信号影，边界不清，累及右侧基底节-丘脑区及胼胝体压部右侧，病变主要累及白质区，DWI 见病变边缘呈稍高信号，中央信号不高，右侧脑室见受压变窄，中线结构左偏。注入对比剂后，病灶边缘见散在斑片状、条片状明显强化。

测结果。

治疗方法区别：PCNSL 的治疗方法通常包括化疗、放疗和手术切除。根据病情的严重程度，医生会结合使用这些疗法。相比之下，TE 患者需要使用抗寄生虫药物进行治疗，如甲硝唑和硝酸咪唑。治疗周期通常为几个月，需要监测病情的变化。

预后区别：PCNSL 和 TE 的预后也不相同。一般来说，PCNSL 的预后较差，治疗后容易复发。而 TE 的预后通常较好，只要早期立即治疗，并保持治疗过程中充足的营养，通常可以恢复良好的身体状况。

总之，PCNSL 和 TE 两种疾病的病因、影像学、病理学、诊断方法、治疗方法和预后都不相同。正确的鉴别诊断对于提供准确的治疗方案和改善患者预后至关重要。因此，在患者出现类似症状时，应及时就医并进行详细的病史考察和体格检查，以做出正确的诊断，如图 8.10 所示。

与脑脓肿的鉴别诊断

原发性中枢神经系统淋巴瘤和脑脓肿的临床表现和影像学表现有时候非常相似，容易导致鉴别诊断上的困难。因此，了解两者的特点和鉴别诊断方法是非常必要的。

首先，从病理生理学角度上讲，原发性中枢神经系统淋巴瘤是一种恶性肿瘤，它是在中枢神经系统内起源的淋巴组织肿瘤，是一种罕见疾病。而脑脓肿则是由细菌感染引起的化脓性病变，通常是细菌经血液或直接扩散到颅骨引起的。因此，原发性中枢神经系统淋巴瘤和脑脓肿在病理生理学上存在明显的差异。

其次，在临床症状方面，原发性中枢神经系统淋巴瘤主要表现为颅内高压症状，如头痛、恶心、呕吐等，同时还可能伴有神经系统功能障碍，如运动功能受损、感觉异常等。而脑脓肿的表现通常与感染有关，首选症状是头痛、发热、意识障碍、抽搐，以及局部神经系统症状，如肌肉脓肿、脑膜刺激等。因此，两者在临床表现上也有一定的区别。

最后，影像学表现也可用于鉴别。常见的影像学检查为 CT 和 MRI，其中 MRI 检查更有优势。MRI 检查能够更加清晰地显示病变边界和内部构造，有利于鉴别诊断。原发性中枢神经系统淋巴瘤通常表现为颅内局部或弥漫性占位性病变，大小和形态不一，形态较为规则。而脑脓肿则呈深度不一的圆形或椭圆形肿瘤样改变，边缘较为模糊。另外，MRI 检查有助于检测到淋巴瘤的至关重要鉴别特征，多个侵略性病灶和小脑部受侵比较常见，而脑脓肿的影像学表现则可能包括坏死、囊变、水肿、炎症等。

综上所述，原发性中枢神经系统淋巴瘤和脑脓肿的鉴别诊断需要综合考虑病理生理学、临床表现和影像学检查的结果。在临床实际检查中，应该认真评估患者的症状、检查结果及影像学表现，综合分析诊断，以取得更好的临床结果（图 8.11 ）。

与脑转移瘤的鉴别诊断

PCNSL 与脑转移瘤（BM）往往也需要进行鉴别诊断。PCNSL 通常指起源于中枢神经系统的恶性淋巴瘤，BM 则是指其他器官肿瘤转移至脑组织形成的肿瘤。这两种疾病具有不同的临床和影像学表现，以及不

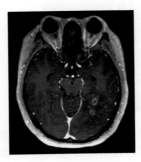

图 8.10　一例左枕弓形虫脑病的头 MRI 增强。

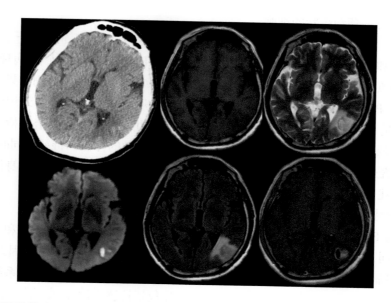

图 8.11　一例脑脓肿的头 CT 及 MRI 特征。左颞顶枕交接区结节样混杂稍长 T2 信号影，部分呈等 T1 信号，部分呈稍长 T1 信号，DWI 序列局部呈高信号。病变边缘欠规则、略模糊，最大径约 21 mm，周围可见明显不规则水肿带信号。注入对比剂后，左颞顶枕交界区结节样影呈环形强化、边缘略毛糙，中心可见无强化区，周围水肿带未见强化，结合上述影像学特征，首先考虑脑脓肿。

同的治疗手段及预后，鉴别诊断的重要性十分明显，下面我们将从不同角度进行鉴别。

临床表现

PCNSL 常见的临床症状为头痛、恶心、呕吐、肢体无力、感觉异常、认知障碍、精神疾病和癫痫等。BM 常见的临床症状为头痛、视力障碍、失语、过度嗜睡，以及引起感觉或运动障碍的局限性神经系统症状，如单侧肢体无力、感觉异常、失语、共济失调等。同时，BM 的病程往往较快，PCNSL 的病程较缓，且 BM 患者往往有其他器官肿瘤病史。

影像学表现

PCNSL 在 MRI 上呈现强烈的均一或轻度均质强化的病变，多位于脑的深部，常见于脑室周围和胼胝体上方，无明显的空泡征象。BM 在 CT 或 MRI 上呈现为缺血区，边缘较为光滑，多为多灶性或弥漫性，且多与血管或脑膜相邻。此外，BM 还常伴随其他器官的同步转移，如肺、肝、骨等（图 8.12）。

组织学特征

PCNSL 的神经影像组织学表现为 CD20+的 B 细胞淋巴瘤，多数为大细胞或免疫母细胞淋巴瘤。BM 的组织学为转移性癌/瘤，常见的有肺癌、乳腺癌、结直肠癌和恶性黑色素瘤等。WI 和 S100 蛋白阳

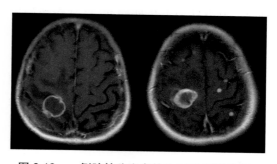

图 8.12　一例脑转移患者的头 MRI 增强特征。

性,在电镜下可见葡萄簇状的细胞。

免疫学检测

PCNSL 和 BM 的免疫学检测稍有区别。常见的免疫学检测有 CD20、CD3、GFAP、Ki-67、P53、EGFR、IDH1、MGMT 等,其中 CD20 是 B 细胞表面的一种抗原,而 GFAP 是神经胶质细胞的标记物,两者在两种疾病中的表达差异较大。

综上所述,通过分析临床症状、影像学表现、组织学特征和免疫学检测可以帮助鉴别 PCNSL 与 BM。尽管这两种疾病的治疗方案各不相同,但早期诊断和治疗是非常关键的,可以明显提高患者生存质量。

与神经系统结节病的鉴别诊断

PCNSL 是一种罕见的恶性肿瘤,其起源于中枢神经系统 B 细胞。而神经系统结节病是一种多系统疾病,以非干酪样肉芽肿在神经系统中的发生为特征。由于这两种疾病的症状和影像学表现有相似之处,因此在临床上需要进行鉴别诊断。

临床表现

PCNSL 和神经系统结节病均表现为神经系统症状。PCNSL 常伴有局部或弥漫性神经系统症状,如头痛、视力障碍、精神状态改变、肢体感觉障碍和偏瘫等。而神经系统结节病的症状包括多发性神经病损、头痛、视力下降、失语、肌无力、颈部僵硬等。

影像学表现

PCNSL 的影像学特点是弥漫性强信号改变,很少见到占位性病变,且其常常位于脑室系统、脑白质或脑干,较为散在和分散。而神经系统结节病的影像学表现也常常为弥漫性改变,但通常有边缘清晰的病变或颗粒状结节的出现,并可见到颅咽管和脑神经受累。此外,神经系统结节病的患者常出现颈椎和胸椎的增大淋巴结,提示全身性病变。

诊断

对于 PCNSL 的诊断需要磁共振(MRI)或 CT 扫描结果,病理学检查,以及 CSF 细胞学和 PCR 检测结果。而神经系统结节病的诊断需要通过组织学检查(包括神经组织活检和淋巴结活检)确定非干酪样肉芽肿的存在和特征。同时,神经系统结节病的患者也需要进行全身性疾病的排除和评估。

治疗

PCNSL 通常采用化疗和(或)放疗,但每个患者的治疗方案都是因人而异的,因此需要个体化治疗。而神经系统结节病的治疗包括抗感染治疗、免疫抑制剂或其他对症治疗方法。

总的来说,原发性中枢神经系统淋巴瘤和神经系统结节病的症状和影像学表现有相似之处,但二者的治疗方法和治愈率截然不同。因此,在临床工作中,医生要充分了解二者的特点,进行细致的鉴别诊断,以便做出更准确的诊断,并制订合理的治疗方案。

参考文献

[1] (2007) The diagnostic utility of brain biopsy procedures in patients with rapidly deteriorating neurological conditions or dementia.

[2] (2000) Primary intracerebral malignant lymphoma: report of 248 cases.

[3] (1995) Leptomeningeal tumor in primary central nervous system lymphoma: recognition, significance, and implications.

[4] (2007) Primary intraocular lymphoma: an international primary central nervous system lymphoma collaborative group report.

[5] (2008) Meningeal dissemination in primary CNS lymphoma.

[6] (1995) Leptomeningeal tumor in primary central

nervous system lymphoma: recognition, significance, and implications.

[7] （2008） Meningeal dissemination in primary CNS lymphoma.

[8] （2008） Primary CNS lymphoma with intraocular involvement. International PCNSL collaborative group report.

[9] Miller Douglas C, Hochberg Fred H, Harris Nancy L, et al.Pathology with clinical correlations of primary central nervous system non-Hodgkin's lymphoma. The massachusetts general hospital experience 1958-1989[J]. Cancer, 1994, 74（4）: 1383–1397.

[10] Camilleri-Broët Sophie, Martin Antoine, Moreau Anne, et al.Primary Central Nervous System Lymphomas in 72 Immunocompetent Patients: Pathologic Findings and Clinical Correlations[J]. American Journal of Clinical Pathology, 1998, 110（5）: 607-612.

[11] Grogg K L, Miller R F, Dogan A. HIV infection and lymphoma[J]. Journal of Clinical Pathology, 2007, 60（12）: 1365–1372.

[12] Mendez Joe S, Ostrom Quinn T, Gittleman Haley, et al.The elderly left behind—changes in survival trends of primary central nervous system lymphoma over the past 4 decades[J]. Neuro-Oncology, 2018, 20（5）: 687–694.

[13] Villano J L, Koshy M, Shaikh H, et al.Age, gender, and racial differences in incidence and survival in primary CNS lymphoma[J]. British Journal of Cancer, 2011, 105（9）: 1414–1418.

[14] Ostrom Quinn T, Cioffi Gino, Gittleman Haley, et al.CBTRUS Statistical Report: Primary Brain and Other Central Nervous System Tumors Diagnosed in the United States in 2012–2016[J]. Neuro-Oncology, 2019, 21（Supplement_5）: v1–v100.

[15] Bhagavathi Sharathkumar, Wilson Jon D. Primary Central Nervous System Lymphoma[J]. Arch Pathol Lab Med, 2008, 132.

[16] Morales-Martinez Andrea, Lozano-Sanchez Fernando, Duran-Peña Alberto, et al.Primary Central Nervous System Lymphoma in Elderly Pa-

tients: Management and Perspectives[J]. Cancers, 2021, 13（14）: 3479.

[17] Houillier Caroline, Soussain Carole, Ghesquières Hervé, et al. Management and outcome of primary CNS lymphoma in the modern era: An LOC network study[J]. Neurology, 2020, 94（10）: e1027–e1039.

[18] Hoang-Xuan Khê, Bessell Eric, Bromberg Jacoline, et al.Diagnosis and treatment of primary CNS lymphoma in immunocompetent patients: guidelines from the European Association for Neuro-Oncology[J]. The Lancet Oncology, 2015, 16（7）: e322-e332.

[19] Barajas Ramon F, Politi Letterio S, Anzalone Nicoletta, et al.Consensus recommendations for MRI and PET imaging of primary central nervous system lymphoma: guideline statement from the International Primary CNS Lymphoma Collaborative Group（IPCG）[J]. Neuro-Oncology, 2021, 23（7）: 1056–1071.

[20] Chiavazza C, Pellerino A, Ferrio F, et al.Primary CNS Lymphomas: Challenges in Diagnosis and Monitoring[J]. BioMed Research International, 2018, 2018: e3606970.

[21] Hartmann Marius, Heiland Sabine, Harting Inga, et al.Distinguishing of primary cerebral lymphoma from high-grade glioma with perfusion-weighted magnetic resonance imaging[J]. Neuroscience Letters, 2003, 338（2）: 119–122.

[22] Fink James R, Muzi Mark, Peck Melinda, et al. Multimodality Brain Tumor Imaging: MR Imaging, PET, and PET/MR Imaging[J]. Journal of Nuclear Medicine, 2015, 56（10）: 1554–1561.

[23] Yamasaki Fumiyuki, Takayasu Takeshi, Nosaka Ryo, et al.Magnetic resonance spectroscopy detection of high lipid levels in intraaxial tumors without central necrosis: a characteristic of malignant lymphoma[J]. Journal of Neurosurgery, 2015, 122（6）: 1370–1379.

[24] Haldorsen I S, Kråkenes J, Krossnes B K, et al.CT and MR Imaging Features of Primary Central Nervous System Lymphoma in Norway, 1989–2003[J]. AJNR: American Journal of Neu-

roradiology, 2009, 30（4）: 744-751.

[25] Küker Wilhelm, Nägele Thomas, Korfel Agnieska, et al.Primary central nervous system lymphomas（PCNSL）: MRI features at presentation in 100 patients[J]. Journal of Neuro-Oncology, 2005, 72（2）: 169–177.

[26] Terae S, Ogata A. Nonenhancing primary central nervous system lymphoma[J]. Neuroradiology, 1996, 38（1）: 34–37.

[27] Nishiyama Yoshihiro, Yamamoto Yuka, Monden Toshihide, et al.Diagnostic value of kinetic analysis using dynamic FDG PET in immunocompetent patients with primary CNS lymphoma[J]. European Journal of Nuclear Medicine and Molecular Imaging, 2007, 34（1）: 78–86.

[28] Bataille Benoit, Delwail Vincent, Menet Emmanuelle, et al.Primary intracerebral malignant lymphoma: report of 248 cases[J]. Journal of Neurosurgery, 2000, 92（2）: 261–266.

[29] Krebs Simone, Barasch Julia G, Young Robert J, et al.Positron emission tomography and magnetic resonance imaging in primary central nervous system lymphoma—a narrative review[J]. Annals of lymphoma, 2021, 5: 15.

[30] Brandsma Dieta, Bromberg Jacoline E C. Chapter 14 - Primary CNS lymphoma in HIV infection[M]. Brew B J, ed.//Handbook of Clinical Neurology. Elsevier, 2018: 177–186.

[31] Kawai Nobuyuki, Miyake Keisuke, Tamiya Takashi, et al.Evaluation of tumor FDG transport and metabolism in primary central nervous system lymphoma using [18 F]fluorodeoxyglucose（FDG）positron emission tomography（PET）kinetic analysis[J]. Annals of Nuclear Medicine, 2005, 19（8）: 685–690.

[32] Gupta Tejpal, Manjali Jifmi Jose, Kannan Sadhana, et al.Diagnostic Performance of Pretreatment 18 F-Fluorodeoxyglucose Positron Emission Tomography With or Without Computed Tomography in Patients With Primary Central Nervous System Lymphoma: Updated Systematic Review and Diagnostic Test Accuracy Meta-analyses[J]. Clinical Lymphoma, Myeloma and Leukemia, 2021, 21（8）: 497-507.

[33] Gupta Meetakshi, Gupta Tejpal, Purandare Nilendu, et al.Utility of flouro-deoxy-glucose positron emission tomography/computed tomography in the diagnostic and staging evaluation of patients with primary CNS lymphoma[J]. CNS Oncology, [日期不详], 8（4）: CNS46.

[34] Roelcke U, Leenders K L. Positron Emission Tomography in Patients with Primary CNS Lymphomas[J]. Journal of Neuro-Oncology, 1999, 43（3）: 231–236.

[35] Kosaka Nobuyuki, Tsuchida Tatsuro, Uematsu Hidemasa, et al.18 F-FDG PET of Common Enhancing Malignant Brain Tumors[J]. American Journal of Roentgenology, 2008, 190（6）: W365-W369.

[36] Rosenfeld S S, Hoffman J M, Coleman R E, et al.Studies of primary central nervous system lymphoma with fluorine-18-fluorodeoxyglucose positron emission tomography[J]. Journal of Nuclear Medicine: Official Publication, Society of Nuclear Medicine, 1992, 33（4）: 532-536.

[37] Baraniskin Alexander, Deckert Martina, Schulte-Altedorneburg Gernot, et al.Current strategies in the diagnosis of diffuse large B-cell lymphoma of the central nervous system[J]. British Journal of Haematology, 2012, 156（4）: 421–432.

[38] Yamaguchi Shigeru, Hirata Kenji, Kobayashi Hiroyuki, et al.The diagnostic role of 18 F-FDG PET for primary central nervous system lymphoma[J]. Annals of Nuclear Medicine, 2014, 28（7）: 603–609.

[39] Albano Domenico, Bosio Giovanni, Bertoli Mattia, et al.18 F-FDG PET/CT in primary brain lymphoma[J]. Journal of Neuro-Oncology, 2018, 136（3）: 577–583.

[40] Kawai Nobuyuki, Okubo Shuichi, Miyake Keisuke, et al.Use of PET in the diagnosis of primary CNS lymphoma in patients with atypical MR findings[J]. Annals of Nuclear Medicine, 2010, 24（5）: 335–343.

[41] Kim Hye Ok, Kim Jae Seung, Kim Seon-Ok, et al.Clinicopathological characteristics of primary

central nervous system lymphoma with low 18 F-fludeoxyglucose uptake on brain positron emission tomography[J]. Medicine, 2020, 99 (20): e20140.

[42] HATAKEYAMA Junya, ONO Takahiro, TAKAHASHI Masataka, et al.Differentiating between Primary Central Nervous System Lymphoma and Glioblastoma: The Diagnostic Value of Combining 18 F-fluorodeoxyglucose Positron Emission Tomography with Arterial Spin Labeling[J]. Neurologia medico-chirurgica, 2021, 61 (6): 367-375.

[43] Yamashita Koji, Yoshiura Takashi, Hiwatashi Akio, et al.Differentiating primary CNS lymphoma from glioblastoma multiforme: assessment using arterial spin labeling, diffusion-weighted imaging, and 18 F-fluorodeoxyglucose positron emission tomography[J]. Neuroradiology, 2013, 55(2): 135–143.

[44] Makino Keishi, Hirai Toshinori, Nakamura Hideo, et al.Does adding FDG-PET to MRI improve the differentiation between primary cerebral lymphoma and glioblastoma? Observer performance study[J]. Annals of Nuclear Medicine, 2011, 25(6): 432–438.

[45] Zhou Weiyan, Wen Jianbo, Hua Fengchun, et al.18 F-FDG PET/CT in immunocompetent patients with primary central nervous system lymphoma: Differentiation from glioblastoma and correlation with DWI[J]. European Journal of Radiology, 2018, 104: 26-32.

[46] Zhang Shu, Wang Jie, Wang Kai, Li Xiaotong, et al.Differentiation of high-grade glioma and primary central nervous system lymphoma: Multiparametric imaging of the enhancing tumor and peritumoral regions based on hybrid 18 F-FDG PET/MRI[J]. European Journal of Radiology, 2022, 150.

[47] Cassinelli Petersen G I, Shatalov J, Verma T, et al.Machine Learning in Differentiating Gliomas from Primary CNS Lymphomas: A Systematic Review, Reporting Quality, and Risk of Bias Assessment[J]. AJNR: American Journal of

Neuroradiology, 2022, 43(4): 526-533.

[48] Kong Ziren, Jiang Chendan, Zhu Ruizhe, et al.18 F-FDG-PET-based radiomics features to distinguish primary central nervous system lymphoma from glioblastoma[J]. NeuroImage: Clinical, 2019, 23: 101912.

[49] O'Malley J P, Ziessman H A, Kumar P N, et al.Diagnosis of intracranial lymphoma in patients with AIDS: value of 201Tl single-photon emission computed tomography.[J]. American Journal of Roentgenology, 1994, 163(2): 417-421.

[50] Yang Mo, Sun James, Bai Harrison X, et al.Diagnostic accuracy of SPECT, PET, and MRS for primary central nervous system lymphoma in HIV patients[J]. Medicine, 2017, 96(19): e6676.

[51] Pierce Mark A, Johnson Mahlon D, Maciunas Robert J, et al.Evaluating Contrast-Enhancing Brain Lesions in Patients with AIDS by Using Positron Emission Tomography[J]. Annals of Internal Medicine, 1995, 123(8): 594-598.

[52] Heald Alison E, Hoffman John M, Bartlett John A, et al.Differentiation of central nervous system lesions in AIDS patients using positron emission tomography (PET)[J]. International Journal of STD & AIDS, 1996, 7(5): 337–346.

[53] Villringer Kersten, Jäger Hans, Dichgans Martin, Ziegler Sybille, et al.Differential Diagnosis of CNS Lesions in AIDS Patients by FDG-PET[J]. Journal of Computer Assisted Tomography, 1995, 19(4): 532.

[54] Hoffman John M, Waskin Hetty A, Schifter Tobias, et al.FDG-PET in Differentiating Lymphoma from Nonmalignant Central Nervous System Lesions in Patients with AIDS[J]. Journal of Nuclear Medicine, 1993, 34(4): 567–575.

[55] Marcus Charles, Feizi Parissa, Hogg Jeffery, et al.Imaging in Differentiating Cerebral Toxoplasmosis and Primary CNS Lymphoma With Special Focus on FDG PET/CT[J]. American Journal of Roentgenology, 2021, 216(1): 157-164.

[56] Westwood Thomas D, Hogan Celia, Julyan Peter J, et al.Utility of FDG-PETCT and magnetic

resonance spectroscopy in differentiating between cerebral lymphoma and non-malignant CNS lesions in HIV-infected patients[J]. European Journal of Radiology, 2013, 82（8）: e374-e379.

[57] Abrey Lauren E, Ben-Porat Leah, Panageas Katherine S, et al.Primary Central Nervous System Lymphoma: The Memorial Sloan-Kettering Cancer Center Prognostic Model[J]. Journal of Clinical Oncology, 2006, 24（36）: 5711-5715.

[58] Ferreri Andrés J M, Blay Jean-Yves, Reni Michele, et al.Prognostic Scoring System for Primary CNS Lymphomas: The International Extranodal Lymphoma Study Group Experience[J]. Journal of Clinical Oncology, 2003, 21（2）: 266-272.

[59] Yuan Yan, Ding Tianling, Wang Shu, et al.Current and emerging therapies for primary central nervous system lymphoma[J]. Biomarker Research, 2021, 9: 32.

[60] Sasayama Takashi, Nakamizo Satoshi, Nishihara Masamitsu, et al.Cerebrospinal fluid interleukin-10 is a potentially useful biomarker in immunocompetent primary central nervous system lymphoma（PCNSL）[J]. Neuro-Oncology, 2012, 14（3）: 368-380.

[61] Yuan Xiang-Gui, Huang Yu-Rong, Yu Teng, et al.Primary central nervous system lymphoma in China: a single-center retrospective analysis of 167 cases[J]. Annals of Hematology, 2020, 99（1）: 93-104.

[62] Tabouret Emeline, Houillier Caroline, Martin-Duverneuil Nadine, et al.Patterns of response and relapse in primary CNS lymphomas after first-line chemotherapy: imaging analysis of the ANOCEF-GOELAMS prospective randomized trial[J]. Neuro-Oncology, 2017, 19（3）: 422-429.

[63] Wieduwilt Matthew J, Valles Francisco, Issa Samar, et al.Immunochemotherapy with Intensive Consolidation for Primary CNS Lymphoma: A Pilot Study and Prognostic Assessment by Diffusion-Weighted MRI[J]. Clinical Cancer Research, 2012, 18（4）: 1146-1155.

[64] Hatzoglou Vaios, Oh Jung Hun, Buck Olivia, et al.Pretreatment dynamic contrast-enhanced MRI biomarkers correlate with progression-free survival in primary central nervous system lymphoma[J]. Journal of neuro-oncology, 2018, 140（2）: 351-358.

[65] Kawai Nobuyuki, Zhen Hai-Ning, Miyake Keisuke, et al.Prognostic value of pretreatment 18 F-FDG PET in patients with primary central nervous system lymphoma: SUV-based assessment[J]. Journal of Neuro-Oncology, 2010, 100（2）: 225-232.

[66] Kasenda Benjamin, Haug Vanessa, Schorb Elisabeth, et al.18 F-FDG PET Is an Independent Outcome Predictor in Primary Central Nervous System Lymphoma[J]. Journal of Nuclear Medicine, 2013, 54（2）: 184-191.

[67] Okuyucu K, Alagoz E, Ince S, et al.¿Pueden contribuir los parámetros tumorales metabólicos, establecidos mediante 18 F-FDG PET/TC para estadificación primaria, a la estratificación del riesgo de los linfomas del sistema nervioso central, para el tratamiento del paciente como modelo pronóstico?[J]. Revista Española de Medicina Nuclear e Imagen Molecular, 2018, 37（1）: 9-14.

[68] Albano Domenico, Bertoli Mattia, Battistotti Marco, et al.Prognostic role of pretreatment 18 F-FDG PET/CT in primary brain lymphoma[J]. Annals of Nuclear Medicine, 2018, 32（8）: 532-541.

[69] Abrey Lauren E, Batchelor Tracy T, Ferreri Andrés J M, et al.Report of an International Workshop to Standardize Baseline Evaluation and Response Criteria for Primary CNS Lymphoma[J]. Journal of Clinical Oncology, 2005, 23（22）: 5034-5043.

[70] Suh Chong Hyun, Kim Ho Sung, Park Ji Eun, et al.Primary Central Nervous System Lymphoma: Diagnostic Yield of Whole-Body CT and FDG PET/CT for Initial Systemic Imaging[J]. Radiology, 2019, 292（2）: 440-446.

[71] Bertaux Marc, Houillier Caroline, Edeline

Véronique, et al.Use of FDG-PET/CT for systemic assessment of suspected primary central nervous system lymphoma: a LOC study[J]. Journal of Neuro-Oncology, 2020, 148(2): 343-352.

[72] Malani Rachna, Bhatia Ankush, Wolfe Julia, et al.Staging Identifies Non-CNS malignancies in a Large Cohort with Newly Diagnosed Lymphomatous Brain Lesions[J]. Leukemia & lymphoma, 2019, 60(9): 2278-2282.

[73] Mohile Nimish A, DeAngelis Lisa M, Abrey Lauren E. The utility of body FDG PET in staging primary central nervous system lymphoma[J]. Neuro-Oncology, 2008, 10(2): 223-228.

[74] Park Ho Young, Suh Chong Hyun, Huang Raymond Y, et al.Diagnostic Yield of Body CT and Whole-Body FDG PET/CT for Initial Systemic Staging in Patients With Suspected Primary CNS Lymphoma: A Systematic Review and Meta-Analysis[J]. American Journal of Roentgenology, 2021, 216(5): 1172-1182.

[75] Fox Christopher P, Phillips Elizabeth H, Smith Jeffery, et al.Guidelines for the diagnosis and management of primary central nervous system diffuse large B-cell lymphoma[J]. British Journal of Haematology, 2019, 184(3): 348-363.

[76] Seidel Sabine, Nilius-Eliliwi Verena, Kowalski Thomas, et al.High-Dose Chemotherapy with Autologous Hematopoietic Stem Cell Transplantation in Relapsed or Refractory Primary CNS Lymphoma: A Retrospective Monocentric Analysis of Long-Term Outcome, Prognostic Factors, and Toxicity[J]. Cancers, 2022, 14(9): 2100.

[77] Grommes Christian, DeAngelis Lisa M. Primary CNS Lymphoma[J]. Journal of Clinical Oncology, 2017, 35(21): 2410-2418.

[78] Maza Sofiane, Buchert Ralph, Brenner Winfried, et al.Brain and whole-body FDG-PET in diagnosis, treatment monitoring and long-term follow-up of primary CNS lymphoma[J]. Radiology and Oncology, 2013, 47(2): 103-110.

[79] Van Der Meulen Matthijs, Postma Alida A,

Smits Marion, et al.Extent of radiological response does not reflect survival in primary central nervous system lymphoma[J]. Neuro-oncology Advances, 2021, 3(1): vdab007.

[80] Jo Jae-Cheol, Yoon Dok Hyun, Kim Shin, et al.Interim 18 F-FGD PET/CT may not predict the outcome in primary central nervous system lymphoma patients treated with sequential treatment with methotrexate and cytarabine[J]. Annals of Hematology, 2017, 96(9): 1509-1515.

[81] Birsen Rudy, Blanc Estelle, Willems Lise, et al.Prognostic value of early 18 F-FDG PET scanning evaluation in immunocompetent primary CNS lymphoma patients[J]. Oncotarget, 2018, 9 (24): 16822-16831.

[82] Palmedo H, Urbach H, Bender H, et al.F-DG-PET in immunocompetent patients with primary central nervous system lymphoma: correlation with MRI and clinical follow-up[J]. European Journal of Nuclear Medicine and Molecular Imaging, 2006, 33(2): 164-168.

[83] Mercadal Santiago, Cortés-Romera Montserrat, Vélez Patricia, et al.Tomografía por emisión de positrones combinada con tomografía computarizada en la evaluación inicial y valoración de la respuesta en el linfoma cerebral primario[J]. Medicina Clínica, 2015, 144(11): 503-506.

[84] Kawai Nobuyuki, Miyake Keisuke, Yamamoto Yuka, et al.18 F-FDG PET in the Diagnosis and Treatment of Primary Central Nervous System Lymphoma[J]. BioMed Research International, 2013, 2013: 247152.

[85] Tun Han W, Johnston Patrick B, DeAngelis Lisa M, et al.Phase 1 study of pomalidomide and dexamethasone for relapsed/refractory primary CNS or vitreoretinal lymphoma[J]. Blood, 2018, 132(21): 2240-2248.

[86] Jang Su Jin, Lee Kyung-Han, Lee Ji Young, et al.11 C-Methionine PET/CT and MRI of Primary Central Nervous System Diffuse Large B-cell Lymphoma Before and After High-Dose Methotrexate[J]. Clinical Nuclear Medicine, 2012, 37 (10): e241.

[87] Kawase Yoshiro, Yamamoto Yuka, Kameyama Reiko, et al.Comparison of 11 C-Methionine PET and 18 F-FDG PET in Patients with Primary Central Nervous System Lymphoma[J]. Molecular Imaging and Biology, 2011, 13（6）: 1284–1289.

[88] Ahn Seo-Yeon, Kwon Seong Young, Jung Sung-Hoon, et al.Prognostic Significance of Interim 11 C-Methionine PET/CT in Primary Central Nervous System Lymphoma[J]. Clinical Nuclear Medicine, 2018, 43（8）: e259.

[89] Inoue Akihiro, Ohnishi Takanori, Kohno Shohei, et al.Prognostic significance of immunohistochemical subtypes based on the stage of B-cell differentiation in primary CNS lymphoma[J]. International Journal of Clinical and Experimental Pathology, 2019, 12（4）: 1457.

[90] Nomura Yuichi, Asano Yoshitaka, Shinoda Jun, et al. Characteristics of time-activity curves obtained from dynamic 11 C-methionine PET in common primary brain tumors[J]. Journal of Neuro-Oncology, 2018, 138（3）: 649–658.

[91] Starzer Angelika M, Berghoff Anna S, Traub-Weidinger Tatjana, et al.Assessment of central nervous system lymphoma based on CXCR4 expression in vivo using [68Ga]Pentixafor-PET/MRI[J]. Clinical nuclear medicine, 2021, 46（1）: 16-20.

[92] Herhaus Peter, Lipkova Jana, Lammer Felicitas, et al.CXCR4-Targeted PET Imaging of Central Nervous System B-Cell Lymphoma[J]. Journal of Nuclear Medicine, 2020, 61（12）: 1765–1771.

[93] Hovhannisyan Narinée, Fillesoye Fabien, Guillouet Stéphane, et al.[18 F]Fludarabine-PET as a promising tool for differentiating CNS lymphoma and glioblastoma: Comparative analysis with [18 F]FDG in human xenograft models[J]. Theranostics, 2018, 8（16）: 4563-4573.

[94] Postnov Andrey, Toutain Jérôme, Pronin Igor, et al.First-in-Man Noninvasive Initial Diagnostic Approach of Primary CNS Lymphoma Versus Glioblastoma Using PET With 18 F-Fludarabine and l-[methyl-11 C]Methionine[J]. Clinical Nuclear Medicine, 2022, 47（8）: 699.

[95] Barré Louisa, Hovhannisyan Narinée, Bodet-Milin Caroline, et al.[18 F]-Fludarabine for Hematological Malignancies[J]. Frontiers in Medicine, 2019, 6: 77.

第4篇

原发性中枢神经系统淋巴瘤的治疗和预后

由于发病部位的特点，PCNSL 在治疗和预后方面具有一些独特的挑战和复杂性。在本篇我们将回顾当前常用的治疗方法，包括化疗、放疗、免疫治疗、手术等多种治疗手段。讨论这些治疗方法的优势、局限性和副作用，以及其在临床试验中的结果，并对它们的疗效进行对比。此外，我们还将介绍一些新的治疗策略和技术，如靶向治疗、免疫疗法及目前开展的临床试验等，探讨它们在 PCNSL 治疗中的应用前景。我们将探讨 PCNSL 的预后评估和预测因素。预测患者的预后对于治疗选择和患者管理至关重要。尽管在 PCNSL 的治疗和预后方面取得了一些进展，但仍存在许多问题需要解决，如治疗抵抗性、复发风险和治疗后的神经功能恢复等。因此，我们将讨论当前的挑战，并提出未来研究的方向，包括个体化治疗策略的发展、治疗效果监测的改进及多学科团队合作的重要性。

第**9**章
原发性中枢神经系统淋巴瘤的治疗

尉辉杰　王　婷　关　晶　王博仪　江　波　汪俊萍

治疗原则

由于原发性中枢神经系统淋巴瘤所侵犯的部位主要为脑、脊髓和眼部,这些特殊的解剖位置和临床特征使得在 PCNSL 的治疗方案选择上需要特别考虑。

多学科团队治疗（MDT）

由于 PCNSL 的复杂性,治疗时应组建一个 MDT,包括神经外科医生、放射治疗师、神经病理学家、放射科医生、血液学/肿瘤学专家和眼科医生等。这样的团队可以综合评估患者的病情,并制订最佳的治疗方案。

PCNSL 的治疗原则

PCNSL 有可能治愈,不过最大限度地降低治疗的毒性具有挑战性。年龄和基线身体状况（包括 ECOG 评分、患者卧床时间、类固醇的应用、重症感染、静脉栓塞、糖尿病等）是结局的主要决定因素,两者都会影响治疗决策。PCNSL 一经诊断应尽快治疗。采用以内科治疗为主的综合治疗。需要指出的是,虽然皮质激素类药物可以迅速缓解症状,减轻水肿,但若未经化疗或放疗,肿瘤多在短期内复发。此外,淋巴瘤对激素极为敏感,提前应用激素会影响诊疗效果。

因此,在肿瘤组织活检前,不推荐使用皮质激素类药物,颅内高压危及生命时除外。手术切除病灶可能会延误化疗时机或引发术后并发症,因此手术切除病灶并不作为常规推荐,仅在某些特殊情况下应用,在后文将详细讨论。化疗选用药物的原则是能透过血脑屏障,首选大剂量甲氨蝶呤（HdMTX）,可联合高剂量阿糖胞苷（HdAra-C）、替莫唑胺、利妥昔单抗等提高疗效。一线治疗达到 CR/CRu 的患者可进行巩固治疗,包括高剂量化疗/自体造血干细胞移植（HDT/ASCT）、HdAra-C ± 依托泊苷或全脑放疗。复发耐药的患者可选择 HdMTX 或 HdAra-C、替莫唑胺、拓扑替康、培美曲塞、伊布替尼、来那度胺等单药或联合方案。对于治疗有效的患者,可考虑 HDT/ASCT。对于原发性中枢神经系统淋巴瘤而言,自体造血干细胞移植的预处理方案建议采用含噻替哌的联合方案。

PCNSL 的分层治疗

对于可以入组临床实验的 PCNSL 患者,可首先选择临床实验。对于不能够耐受化疗的患者,选择放疗、单药治疗或适合的支持对症治疗。对于能够耐受化疗且适合移植的患者,可以首先应用以大剂量 MTX 为基础的标准方案诱导化疗,化疗达 CR、

PR 或 SD 后进行 ASCT 治疗。如果出现疾病进展,应进行挽救治疗。对于可耐受化疗但不适合移植的患者,仍可进行以大剂量 MTX 为基础的标准方案诱导化疗,化疗后达 CR 可进入观察随访期、全颅脑放疗或维持治疗,这部分目前尚无定论,如果化疗后达 PR,则全颅脑放疗或维持治疗,如化疗后疾病进展,则进入挽救治疗(图 9.1)。

原发性中枢神经系统淋巴瘤的手术治疗

概述

本章将主要介绍原发性中枢神经系统淋巴瘤的手术治疗相关内容,包括手术治疗的争议,手术治疗理念的改变,手术治疗目的及目前公认的适应证,手术方式的选择及未来的方向等。

手术治疗的争议

原发性中枢神经系统淋巴瘤的手术治疗是一项颇具争议的话题。

首先,包括原发性中枢神经系统淋巴瘤在内的非霍奇金淋巴瘤,手术切除肿瘤组织并非首选。根据体部淋巴瘤治疗理念及目前治疗效果,多项指南(BNOS 2011、EANO 2015、BSH 2019、NCCN 2023、CNSCMA 2022)推荐,PCNSL 的手术目的是获得足够的标本用于诊断,而非切除肿块,并在明确病理且患者适合化疗的前提下进行大剂量甲氨蝶呤化疗,其他治疗包括放疗、靶向治疗、免疫治疗、自体干细胞移植等。值得肯定的是,上述各种治疗方式不仅改善了患者的生存期,而且具有耐受性较好、依从性较高的特点。相比而言,手术切除治疗对患者生存预后影响仍不明确,可能损害患者的神经功能,这阻碍了手术在 PCNSL 治疗中发挥作用。但随着各种证据的不断涌现,手术

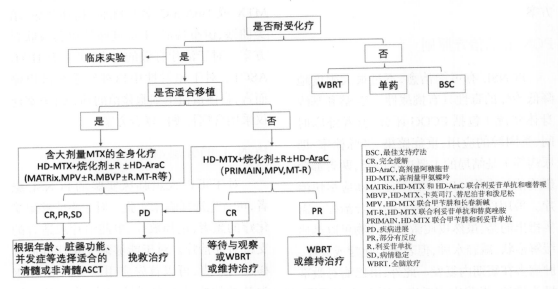

图 9.1 分层治疗。

切除肿瘤组织是否能够改善 PCNSL 患者预后,这一观点在逐渐发生改变(EANO 2023)。

其次,PCNSL 的临床特点与其他原发性脑肿瘤有显著不同。比如,胶质瘤和体积较大的转移瘤可通过减瘤手术而获益。特别是低级别胶质瘤,手术治疗不仅可以减轻肿瘤负荷,同时可以减缓肿瘤恶性转化的进程。PCNSL 与其他脑肿瘤相比,有着特殊影像学表现,如 1/3 患者表现为弥漫浸润性改变,1/3 患者存在多灶病变,2/3 患者可侵犯脑深部结构(如基底节、丘脑、胼胝体、脑室脉络丛等)。上述特点均制约了手术切除病变在 PCNSL 治疗中的作用。而对于浅表、非功能区、孤立、单发及肿块样等表现的 PCNSL,这部分患者的手术治疗是值得期待的,能否从减瘤手术中安全获益需要进一步评估和研究。

最后,虽然多数 PCNSL 对放化疗有着良好的反应性,但是考虑到 PCNSL 存在复发/难治特点,全身系统性的药物治疗会因为血脑屏障不易在中枢神经系统中达到最好的治疗效果。在合适的患者中进行减瘤手术,再进行系统性辅助治疗,能否增加 PCNSL 的完全缓解率,或延长患者无进展生存期,值得进一步讨论。

手术治疗理念的改变

(1)2000 年之前。

根据目前能检索到的文献,Henry JM 等于 1974 年报道了一组原发性中枢神经系统恶性淋巴瘤的临床特点、治疗及预后数据,并首次报道了手术切除的治疗效果。该研究回顾了 64 例患者的生存数据,其中 15 例患者仅接受了支持治疗,平均总生存期 OS 为 3.3 个月;28 例患者接受了手术治疗,平均 OS 为 4.6 个月;21 例患者接受了放疗

联合/不联合手术治疗,平均 OS 达到了 15.2 个月。作者得出结论,手术治疗(除诊断性活检外)不能使患者获益,而放疗可明显延长患者的生存期。随后的几项研究均支持通过手术活检明确诊断后行辅助放化疗能够为患者带来生存获益,而手术切除并不能延长总生存期。1986 年,Murray K 等回顾性分析了单中心 11 例单发原发性中枢神经系统恶性淋巴瘤的治疗结果,提示肿瘤全切的患者平均 OS 远高于肿瘤次全切的患者(53 个月 > 12.75 个月),其中 1 例患者无进展生存期达到了 129 个月。随后,Sonstein W 和 Davies KG 报道 2 例术后长期无进展生存的原发性中枢神经系统恶性淋巴瘤患者,分别为 5 年和 20 年。结合上述研究,PCNSL 的手术治疗似乎方兴未艾,但考虑到上述研究发表时间较早,神经外科各项辅助手段仍未广泛应用,手术切除病灶似乎并没有为患者带来获益,甚至由于术后并发症还降低了患者的生活质量。

(2)2001—2010 年。

PCNSL 的手术治疗在这段时间并没有得到神经外科医生的认可,一些零星发表的回顾性研究仍然支持上述结论,如 Bellinzona M 于 2005 年发表了一篇小样本的回顾性研究,发现肿瘤全切的患者似乎有一定生存获益,但并未达到统计显著性。

(3)2011 年至今。

2012 年,一项关于 PCNSL 临床试验(G-PCNSL-SG-1)的事后分析(Post-hoc)提示,接受肿瘤全切组和次全切组患者的中位无进展生存期和中位总生存期均明显长于活检组的患者。虽然这项研究仍有一些不足,比如研究本身是事后分析,研究者并未依据此设计临床试验;未依据影像学数据分析切除程度的定量指标;切除组和活检组患者 KPS 及肿瘤数目有差异,但随着神经外科

在这几年间飞速发展,手术切除越来越安全且有效,这项研究对之前 PCNSL 推荐活检这一观点提出了挑战。这无疑成了 PCNSL 手术治疗的转折点,后续又有大量证明 PCNSL 手术治疗有效的回顾性文章发表。2022 年发表于两本不同杂志的 Meta 分析得到了相反的结果。Stifano V 等认为减瘤手术相较活检手术,不能为患者带来生存获益,而对于深部肿瘤及多发肿瘤而言,活检更佳;Chojak R 等认为接受减瘤手术的患者比仅接受活检的患者的生存期更长。后者纳入的研究均在 2011 之后,但两篇综述的结论一致认为,目前有关 PCNSL 手术治疗的研究证据级别较低,还不足以改变目前的临床实践。2023 年,EANO 更新了 PCNSL 治疗指南,手术选择相关治疗建议未达成共识,但目前认为有明显占位性病变且伴有颅压增高可疑脑疝的患者应积极行开颅肿瘤切除术。

手术治疗的目的

①获得病理组织,明确诊断;②解除占位征象,缓解颅高压;③减少肿瘤负荷,可能为后续的综合治疗提供有利条件;④可能缓解肿瘤占位引起的各种临床症状,包括局灶性神经功能缺损、神经精神症状及癫痫等。

手术方式的选择

PCNSL 的手术方式可根据手术目的不同,分为两类:肿瘤切除术和病理活检术。病理活检又可以通过是否在直视下取材,分为穿刺活检及开放活检。每种手术方式根据其特点和目的各有优劣。下文归纳临床中可手术切除和不可切除病例的影像学特点(图 9.2)。

病理活检术

病理活检术的适应证:需要鉴别病理性质;肿瘤生长于优势半球、功能区或大脑深部;广泛分布于双侧大脑半球;手术切除病变可能为患者带来不可逆的神经功能缺失。

典型的 PCNSL 好发于脑深部区域,如中线部位、脑室旁,且常为多发病灶,影像学特点常需要与瘤样脱髓鞘病变、胶质瘤、转移瘤相鉴别,病理诊断是目前 PCNSL 诊断

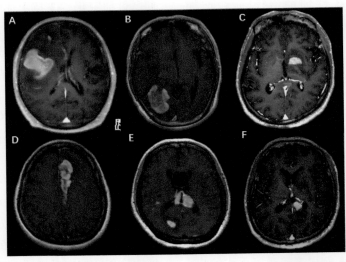

图 9.2 可手术切除和不可手术切除的临床病例特点。(A)(B)为可手术切除的病例;(C-F)为不可手术切除的病例,建议采取立体定向穿刺活检。

的金标准。淋巴瘤对化疗十分敏感,因此对于可疑 PCNSL,首先推荐患者尽可能安全、全面地通过多模态断层引导立体定向穿刺活检术, Leksell 头架或神经外科手术机器人辅助均可。立体定向穿刺活检的优势包括微创、术后患者恢复快等。病理诊断明确的情况下,患者可早期开始术后化疗。立体定向穿刺活检的劣势包括:①不可直视,淋巴瘤生物学特点为沿血管壁浸润的淋巴细胞,有颅内出血的风险,但目前没有证据证明淋巴瘤穿刺术后出血风险明显高于其他组织穿刺;②取材少或取材不佳,穿刺活检取材为细条状病理组织,病理组织较少,较易出现假阴性或错误诊断,且目前分子病理及靶向药物的快速进展,患者可能通过基因检测获益。因此,为获得足够诊断的病理组织,可进行多靶点、多方向的穿刺取材,以避免取材少或取材不佳。

除了立体定向穿刺活检,还可以选择开放活检以获取病理标本。开放活检的优势包括可以获得更多的病理标本,根据术中冰冻结果改变手术方案,以及直视下取材、止血。开放活检的劣势包括一般开颅手术的风险,仅推荐用于有浅表病变的患者,以及患者术后恢复时间长导致化疗推迟的可能。

因为 PCNSL 的病理诊断决定了后续治疗的有效性,所以临床医生如何选择快速而获得有效的病理标本是诊治 PCNSL 的关键。

病例 1:患者,女性, 67 岁,主诉"言语不利 6 天"入院。查体:Gerstmann 综合征(手指失认、失写、失算);GCS: 15, KPS: 80。影像学:颅内多发占位(右额、左颞顶),左侧颞顶叶肿块较大,约 29 mm × 37 mm × 27 mm,呈稍长 T1、稍长 T2 信号, DWI 高信号, ADC 低信号,周围可见大量水肿带,病变明显强化,边界较清,"握雪征";MRS 提示

NAA 峰较低(NAA/Cr=1.48),胆碱峰升高(Cho: Cr=3.84); ASL 提示灌注增高;结合患者临床症状及影像学表现,考虑 PCNSL 的可能性较大。考虑患者一般情况较好且肿瘤位于功能区,予无框架手术机器人辅助立体定向活检明确病理诊断,术后病理提示"原发性中枢神经系统弥漫大 B 细胞淋巴瘤",予大剂量甲氨蝶呤化疗,病灶明显缩小(图 9.3)。

肿瘤切除术

肿瘤切除术的适应证:CT 或 MRI 提示明确颅内占位;病变表浅,位于大脑凸面等位置;病变位于非功能区;存在明显的颅内高压及脑疝征象;患者自愿接受手术治疗。

首先,我们应该明确手术切除 PCNSL 是安全的,其术后并发症发生率与一般开颅手术没有差异。因为目前手术切除 PCNSL 是否能让患者获益存在争论,所以手术切除 PCNSL 应该是有选择性的。第一类,患者有明确的颅内高压及脑疝征象,此时及时行开颅肿瘤切除术目的是挽救生命,尽可能减少肿瘤对神经系统进一步损害。第二类,肿瘤是可切除的,此类患者的特点如单发肿物、非功能区、局限于单额叶或颞极,以及占位病变的影像学表现与其他颅内肿瘤难以区分,如胶质母细胞瘤、实性转移瘤等,此类肿瘤的切除原则遵循一般颅内肿瘤的切除原则,充分利用多模态影像学进行定位,术中可应用 5-ALA 和荧光素钠辅助,做到最大安全切除。虽然目前没有充分的研究证实肿瘤的切除程度与生存获益相关,但不断有证据表明,手术联合化疗等综合治疗可以为患者带来更好的生存获益,可见减瘤发挥了一定作用,因此选择合适的患者也至关重要。

病例 2:患者,女性, 67 岁,主诉"高级智能下降 2 个月,头痛伴恶心呕吐 1 周"入

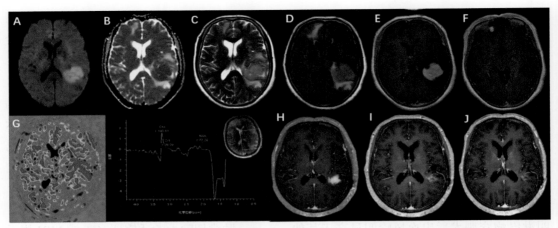

图9.3 一例通过手术机器人辅助立体定向活检明确病理诊断的患者。(A-G)患者术前的影像学资料,提示为 PCNSL。(H-J)明确病理后,给予药物治疗,患者的颅内占位征象消失,治疗效果显著。

院。查体:轻度嗜睡,轻呼唤可睁眼,左侧肌力3级,右侧肌力4级,左侧巴宾斯基征(+),GCS:14,KPS:60。影像学:颅内多发占位(右侧颞叶、基底节及下丘脑),右侧颞叶肿块较大,截面积约为 28 mm×43 mm,周围可见大量水肿带,病变明显强化,边界不清,环池右侧部受压、变形,中线结构左移,结合患者临床症状及影像学表现,考虑 PCNSL 的可能性较大。考虑患者有明显的颅高压及脑疝征象,予右侧颞叶病损切除术,术后予以皮质类固醇冲击治疗,患者症状明显好转,术后20天 KPS 为90,术后病理提示"原发性中枢神经系统弥漫大 B 细胞淋巴瘤",继续予大剂量甲氨蝶呤化疗(图9.4)。

皮质类固醇的应用

目前推荐,若患者情况允许,在活检前至少2周,对疑似 PCNSL 的患者应停用或不予皮质类固醇。皮质类固醇可改善血脑屏障通透性,降低患者颅内压,从而减少脑疝风险。然而,皮质类固醇也可诱导淋巴细胞凋亡或溶解,导致病理结果无法回报或诊断假阴性。如果术前2周内使用皮质类固醇,术前需要增强 MRI 重新评估肿瘤病变。明确病理诊断后,立即激素冲击,可快速缓解症状,改善患者的一般状况。

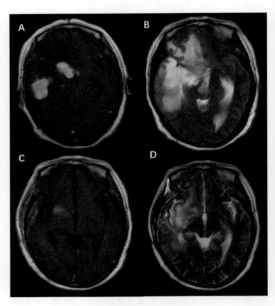

图9.4 一例借助右侧颞叶病损切除术治疗的 PCNSL 患者。(A,B)患者术前的影像学资料,显示肿瘤的占位效应十分明显,有颅高压及脑疝征象。(C,D)明确病理后,术后予以皮质类固醇冲击治疗,患者症状明显好转。

PCNSL 的出血风险

目前缺乏对 PCNSL 自然病史的研究，患者通常发病后神经功能状况迅速下降，不太可能观察 PCNSL 发展。根据早期对于 PCNSL 的一些观察，如果不给予积极的治疗，患者通常将在 3 个月内死亡。淋巴瘤的生物学行为表现为浸润血管壁生长，因此有理由怀疑淋巴瘤有着高出血风险。Yamada S 等发现仅有 8.6% 的 PCNSL 患者影像学提示有瘤内出血，极少表现为症状性颅内出血，但也有罕见的症状性颅内出血，我中心曾有一例在穿刺术前准备期间发生大量基底节出血的病例（图 9.5）。因此，PCNSL 也有可能出现严重致死性颅内出血，积极的治疗是关键。

手术治疗的前景及未来的方向

随着神经外科手术技术及安全性提升，肿瘤切除成为部分患者的标准治疗是值得期待的，但目前仍缺乏高级别的循证医学证据支持这一观点。目前对于颅内高压及脑疝征象明显的患者，手术干预可能是必要的。未来研究方向应明确哪一类患者需要接受手术治疗，手术切除程度是否能够改善患者的总生存期，同时不影响患者的生存质量，手术期间应用辅助治疗是否能够减少系统性化疗毒性并提高患者的总生存期等。

原发性中枢神经系统淋巴瘤的放射治疗

在历史上，全脑放射治疗曾是 PCNSL 的标准疗法，总反应率达 80% 以上；但 PCNSL 的最佳放疗剂量和时间（RT）从未被标准定义，且多数患者复发迅速，总生存期仅为 12~17 个月。目前全脑放射治疗（WBRT）已不再作为一线治疗选择。

在 PCNSL 的治疗中，有几个关键的治疗参数决定了放疗的使用，包括放疗的端口和剂量。PCNSL 一直采用 WBRT 治疗，这始于几十年前，当时任何恶性脑瘤（包括胶质母细胞瘤）的标准治疗均是使用 WBRT，原因主要有以下几个方面。首先也是最重要的是，大多数恶性胶质瘤和 PCNSL 均是高侵袭性肿瘤，然而 PCNSL 在当时没有得到充分重视。其次，WBRT 在过去和现在都是脑转移肿瘤的标准治疗方法，并不是所有的脑部肿瘤都进行了活组织检查，病理也不总是明确的。因此，在某些情况下，肿瘤确切类型尚不清楚，因此谨慎的做法是找一

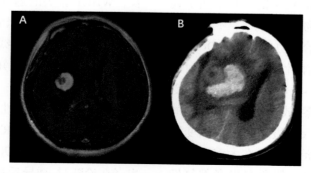

图 9.5　一例在等待手术的患者发生了肿瘤卒中（肿瘤出血）。（A）入院后第 2 天的头 MRI 增强。（B）等待手术时发生基底节区脑出血的头 CT 平扫图像。

个普遍适用的方法。第三，影像学检测无法获得高质量的成像，当技术无法确定肿瘤的范围时，部分颅脑放射治疗对放射治疗师来说特别具有挑战性，因为他们永远无法准确确定肿瘤的边缘。最后，部分体积辐射技术是粗糙的，即使在实施时，仍然在辐射端口中不必要地合并了大面积的大脑，但这是不可避免的。因此，WBRT 如何成为治疗 PCNSL 的标准治疗方法就比较容易理解了，就像它治疗所有侵袭性脑肿瘤一样。

关于剂量，尚未对 PCNSL 进行适当的剂量递增研究。早先的报告表明，剂量等于或超过 50Gy 似乎比低剂量能带来更好的生存预期。然而，病情较差或疾病较严重的患者接受的放射治疗可能少于接受高剂量放疗的患者，因此很难得出结论。类似的系统性淋巴瘤，当局限于局部区域放疗时，通常需要相当少的放疗以达到局部控制。事实上，在 40~50 Gy 的局灶放疗下，全身性 IE 期 NHL 的局部控制率为 90%，局部复发发生率低，生存期延长。然而，PCNSL 在放疗范围内频繁复发，与同等放射治疗相比生存率低得多。最近一项研究对 20 世纪 90 年代仅接受 WBRT 治疗的 132 例患者的回顾性分析显示，患者的中位生存期为 18 个月，5 年生存率为 18%，高于先前的可比研究报告 3%~4% 的 5 年生存，这表明即使组织结构相同，PCNSL 仍可能具有不同于其系统性对应物的生物学特性。

美国肿瘤放射治疗协作组（RTOG）进行了首个多中心、前瞻性的 PCNSL 放射治疗研究。在研究中，41 例 PCNSL 患者接受化疗联合放疗的方案，放疗剂量为 40 Gy 的 WBRT 治疗，并在 2 cm 边缘的大块病变区域增加了 20 Gy 的治疗。这在大多数患者中产生了显著的反应，但所有患者都复发了。26 例患者使用头部 CT 扫描评估疗效，

其中 63% 达到 CR，整个组的中位生存期为 12.1 个月，但作者报告年龄为影响预后的因素。诊断时年龄大于 60 岁的患者中位生存期为 7 个月，而诊断时年龄小于 60 岁的患者中位生存期为 21 个月。此外，短生存期与复发密切相关，61% 的患者复发。更重要的是，大多数复发发生在接受 60Gy 剂量放疗的患者中，这表明将剂量从 40Gy 增加到 60Gy 并没有改善局部控制。在第一个大型前瞻性研究的单独报告中，将头部放疗与大剂量甲氨蝶呤（MTX）为基础的方案相结合，给予 WBRT 40Gy，然后给予 14 Gy 对肿瘤受累区域的增强。在本研究中，增强电场内外肿瘤复发的频率相同，表明超过 40 Gy 的剂量并无优势。自这些研究发布以来，大多数治疗医师使用的 WBRT 剂量约为 45Gy，目前我国 2023 版《淋巴瘤诊疗指南》推荐剂量也为 45Gy。目前放疗很少单独用于 PCNSL，所以可能是化疗的加入使得低剂量的放疗比在前瞻性 RTOG 研究中观察到的更有效。

在 WBRT 后的长期 PCNSL 幸存者中观察到神经毒性的临床和神经影像学表现，与治疗相关的神经认知障碍包括神经功能的负面变化，这些变化与正常衰老无关，会影响日常生活活动和生活质量（QOL）。近几十年来，由于 PCNSL 患者的存活时间更长，WBRT 相关的迟发性神经毒性开始受到关注，尤其对老年患者。目前结果表明，与接受 WBRT 作为一线巩固治疗的患者相比，移植患者在神经认知改善方面具有显著优势。

最近的一项前瞻性研究调查了 PCNSL 患者在使用减量 WBRT 或 HCT/ASCT 进行一线巩固治疗后长期缓解后的认知功能。患者在诊断时、诱导后和巩固后每年进行神经学检查，随访时间长达 5 年。从基线期到

第 3 年,观察到 ASCT 组几个认知领域的显著改善。然而,在脑部 MRI 中具有延迟异常特征（如出现白质弥漫性改变、脑室扩张和皮质/皮质下萎缩）的两个亚组中均报道了注意力/执行功能和记忆力的后期下降。而 WBRT 后可能会发生海马神经受损导致的神经认知功能的变化和（或）下降。现代体积调制弧治疗技术能够将双侧海马体的照射剂量降低到剂量阈值以下,该技术被用于接受 WBRT 治疗 CNS 转移或原发性神经胶质瘤的患者,取得了令人鼓舞的结果,有望将其用于 PCNSL 患者,应招募患者参加头颅照射期间保留海马体的前瞻性试验,以在维持颅内控制的同时实现神经认知保护。

关于是否需要将整个大脑纳入放射治疗的范围是一个备受争议的问题。研究显示,尽管 PCNSL 在 MRI 上表现为相当局部,约 70%的患者在诊断时报告为单个影像学病变,但它通常比影像学显示的浸润性更强。这有时可以在活检标本中观察到,肿瘤细胞浸润组织远远超出病灶区域。Lai 等对死于 PCNSL 的患者进行了尸检评估。在研究的所有 5 例患者中, PCNSL 的肿瘤侵袭范围远比基于影像学显示的范围大得多。造影剂增强病变是肿瘤的病灶,但在包括 T2 和 FLAIR 像在内的影像学正常区域,甚至在整个大脑中经常可见高度浸润和广泛性病变。这些数据强烈表明,任何类型的局灶性 RT 都不能很好地处理 PCNSL。因此,该证据表明如果使用头部照射应该包括整个大脑。也有学者试图对局部受累野放疗以减少放疗相关副作用,Shibamoto 等回顾性检查了局灶性 RT 治疗的 PCNSL 患者,照射边缘在受累野外≥4 cm,复发率为 22%,中位 OS 为 28.5 个月, <4 cm 复发率为 83%,中位 OS 为 15 个月,这个结果说明即使进行受累野放疗也不能单独局限于影像学的界限范围,需要扩大照射范围以减少复发。近期相关神经毒性的证据越来越多,常规剂量的全脑放疗（WBRT）的使用频率将越来越低。目前研究人员在探索减低剂量和有针对性的放射治疗方法。

目前 PCNSL 的治疗主要推荐的是综合治疗,而非单纯放疗。但对于那些无法耐受全身化疗的患者可通过全颅脑放疗控制疾病,推荐放疗剂量也为 45Gy。对诱导化疗后眼部病变未缓解的患者可进行球内注射或眼受累野放疗。诱导缓解后 WBRT 作为巩固治疗曾被广泛应用,中位生存期延长到 37 个月至 7 年。两项随机对照研究（IELSG32 研究和 ANOCEF-GOELAMS 研究）比较了大剂量 MTX 治疗达到缓解的患者,后续进行 IELSG 全脑放疗与自体造血干细胞移植巩固的疗效差别。结果显示,两种疗法均可取得很好的疾病控制, ANO-CEF-GOELAMS 研究显示出 ASCT 在无疾病进展方面具有一定优势,而 IELSG32 研究发现全脑放疗的远期神经毒性更为明显。减低剂量的全脑放疗（从 45Gy 减量至 23.4Gy）可减少神经毒性发生。因为放疗远期神经毒性与年龄呈正相关,对于诱导治疗后获得完全缓解的 60 岁以上患者,在选择 WBRT 作为巩固治疗时,应充分权衡利弊。

原发性中枢神经系统淋巴瘤的化学治疗

原发性中枢神经系统淋巴瘤的传统化学治疗

由于血脑屏障（BBB）的存在,许多全

身性淋巴瘤的化疗药物无法进入大脑。对于 PCNSL，应选择容易穿过血脑屏障的药物，如 HD-MTX、替莫唑胺、异环磷酰胺、噻替哌、阿糖胞苷等。

诱导化疗

单独 HD-MTX

PCNSL 的常用化疗方案是 HD-MTX，因为常规剂量的 MTX 无法穿透 BBB。研究显示超过 1 g/m^2 的 MTX 剂量即可以穿过血脑屏障进入大脑。目前 PCNSL 的最佳 MTX 剂量尚未确定，然而，普遍的共识是 MTX 最小剂量为 3 g/m^2，予静脉输注 4 小时。

尽管如此，单独使用 HD-MTX 的效果并不令人满意，治疗后的平均生存时间少于 2 年。支持单独使用 MTX 疗效不佳的临床证据是国际结外淋巴瘤研究协作组第 20 号临床实验的结果。该试验显示，MTX 加阿糖胞苷治疗的患者的 OS 明显优于单独使用 MTX 治疗的患者。因此，患者需要接受基于 HD-MTX 的综合化疗。

以 HD-MTX 为基础的综合化疗

新诊断 PCNSL 患者的治疗选择分为诱导化疗和巩固化疗。基于 HD-MTX 的诱导化疗被认为是新诊断 PCNSL 的标准方法。大量研究表明，基于 HD-MTX 的全身化疗是有效的，并且潜在的急性和迟发毒性是可控的。因此，以 HD-MTX 为基础的全身化疗被考虑作为 PCNSL 的一线化疗方案。然而，最佳化疗方案仍不清楚。许多对照研究重点比较了基于 HD-MTX 的全身化疗和其他化疗方案的治疗效果。在一项研究中，89 名接受 HD-MTX 治疗的患者经历了 PFS 的改善，平均 OS 延长为 41.5 个月，而未接受 HD-MTX 治疗组患者平均 OS 仅延长为 4.5 个月。接受 HD-MTX 治疗的患者的生存率优于单独接受放射治疗或其他

非 HD-MTX 治疗的患者。其中，52%（11/21）的患者在初次诊断时接受了包括全身 HD-MTX 在内的化疗方案，中位 OS 为 22 个月。相比之下，接受其他治疗（包括 WBRT 或非 MTX 化疗）的患者的中位 OS 仅为 5 个月。此外，接受至少 4 个周期 HD-MTX 的患者的中位 OS 为 40 个月。复杂的 HD-MTX 化疗很容易导致不良反应，特别是神经系统并发症和血液学毒性。Bergner 等比较了 HD-MTX 加化疗与 HD-MTX 单一化疗作为一线 PCNSL 治疗对所有年龄段免疫功能正常患者的疗效。尽管 PFS 显著改善，但接受 HD-MTX 加阿糖胞苷治疗的患者不良事件频繁发生。其他复杂的全身化疗方案，如 MBVP、CHOD/BVAM 和 HD-MTX 加阿糖胞苷与毒性率增加有关。在采用 CHOD/BVAM 方案的患者中，3 级或以上神经毒性的发生率为 28%。大约 10% 接受 MBVP 方案的患者的死亡原因是治疗相关的毒性。对于 PCNSL 患者，FTD（福莫司汀、替尼泊苷和地塞米松）化疗与 HD-MTX 联合阿糖胞苷方案相比，中性粒细胞减少症较轻。由于存在不良反应，MTX 的剂量不能增加，目前临床试验发现 MTX 剂量为 5 g/m^2 和 3 g/m^2 对 60 岁以下患者的效果相似，而 MTX 剂量为 3 g/m^2 对 60 岁以上患者的效果更好，这可能与年龄较大的患者对毒性的抵抗力降低有关。

一项针对 31 例 PCNSL 的 MTX 联合治疗研究的荟萃分析显示，所有基于 HD-MTX 的方案的 CRR 均为 41%，并且三药和四药方案的 CRR 优于 HD-MTX 单一疗法。在基于 HD-MTX 的所有组合中，HD-MTX + 丙卡巴肼 + 长春新碱（MPV）方案显示，使用和不使用利妥昔单抗的 CRR 分别为 63% 和 58%，其次是利妥昔单抗 + HD-MTX + 替莫唑胺方案，其综合 CRR 为

60%。汇总 PFS 和 OS 显示,缓解后自体干细胞移植（ASCT）巩固治疗与最佳生存结果相关,汇总 2 年 OS 达 80%,2 年 PFS 达 74%,5 年 PFS 达 80%。 OS 为 77%,5 年 PFS 为 63%。接下来,全脑放射治疗（WBRT）+ 化疗显示,合并的 2 年 OS 为 72%,2 年 PFS 为 56%,5 年 OS 为 55%,5 年 PFS 为 41%,在整个治疗过程中没有可检测到的 CR 异质性。以 HD-MTX 为基础的初诊 PCNSL 治疗中,可选择 MPV 联合或不联合利妥昔单抗作为诱导方案,利妥昔单抗+HD-MTX+替莫唑胺方案也是一种实用的选择。根据其研究,ASCT 支持的大剂量化疗是一种有效的巩固方法。WBRT+化疗可能是另一种可行的方法。

目前基于 HD-MTX 的剂量研究亦有所进展。据报道,增加大脑对 MTX 的吸收是减少其毒性和有效限制副作用的一种方法。许多新技术可以帮助 MTX 穿过 BBB 输送,从而有助于减少 MTX 使用剂量,例如,肿瘤坏死因子 α 与 NGR 结合（NGRhtnf,一种靶向 CD13 +血管的肽类物质）、高强度聚焦超声系统、多靶点纳米颗粒和非病毒纳米载体（聚合物胶束、脂质体、聚合物囊泡、树枝状聚合物、固体脂质、多孔金属和金属氧化物颗粒、层状双氢氧化物以及具有各种纳米结构的碳）都可以提高 MTX 的大脑摄取。

替莫唑胺

由于替莫唑胺具有良好的血脑屏障渗透性和良好的细胞毒作用,其在淋巴瘤治疗中的作用仅限于 PCNSL。在一项对 20 名接受 MT 方案治疗的患者和 20 名接受 MC 方案治疗的患者的研究中,比较了 MT（HD-MTX + 替莫唑胺）和 MC（HD-MTX + 阿糖胞苷）方案的疗效和毒性。 MT 组的 5 年 PFS 和 OS 分别为 36% 和 62.2%,而 3~4 级

血液学毒性发生率仅为 15%。和 MT 组相比,MC 组的 5 年 PFS 和 OS 和 MT 组较接近（分别为 32.6% 和 46.7%）,3~4 级血液学毒性发生率则高于 MT 组（85.7%）。这些结果表明,对于新诊断的 PCNSL 患者,与 MC 方案相比,MT 联合方案可能是一种有效且简化的方案。在 Wang 等的一项研究中,24 例接受手术/活检的 PCNSL 患者被分为以下 4 个治疗组：CHOP（环磷酰胺、艾多柔比星、长春新碱和泼尼松）、HD-MTX + 地塞米松 + 利妥昔单抗、HD-MTX + 地塞米松 + 替莫唑胺和 HD-MTX + 地塞米松 + 利妥昔单抗 + 替莫唑胺。使用含替莫唑胺方案治疗的患者具有更长的 OS 和 PFS,表明包含替莫唑胺的方案可能是更好的选择。

此外,利妥昔单抗可以提高替莫唑胺联合 HD-MTX 的疗效。 46 名 PCNSL 患者在利妥昔联合 MT 方案：利妥昔单抗第 1 天,HD-MTX（第 1 和 15 天）和替莫唑胺（第 1~5 天）联合用药,28 天为一个周期。中位 OS 和 PFS 分别为 26 个月和 8.6 个月,毒性轻微且可控。在另一项研究中,以利妥昔单抗、HD-MTX 和替莫唑胺诱导治疗的 32 名 PCNSL 患者中有 53.2% 获得完全缓解（CR）,而 2 年和 5 年 OS 率均为 82.3%。对比单独应用 HD-MTX 及替莫唑胺组,仅有 27.6% 的患者获得 CR,2 年和 5 年 OS 率分别为 65.7% 和 50.0%。

这些研究证实替莫唑胺对于未经治疗的 PCNSL 患者可能是一种有前途的新药。此外,替莫唑胺的毒性和副作用是可以接受的。目前研究进一步表明,高血清 LDH 水平与接受含替莫唑胺方案治疗的患者不良预后相关。

综上所述,PCNSL 的化疗方案主要基于临床经验。含 HD-MTX 的单药和多药方案均能有效治疗 PCNSL,利妥昔单抗和替

莫唑胺可有效提高 PCNSL 的疗效。

复发/难治性 PCNSL（R/R PCNSL）的挽救治疗

高达 60% 的 PCNSL 患者均会出现复发，10%~15% 的患者为原发性难治，原发性难治性或复发的 PCNSL 患者预后均较差，如果不进行额外治疗，中位生存期仅为 2 个月。复发的中位时间为 10~18 个月，大多数复发发生在初次诊断后的前 2 个月内。复发性或难治性 PCNSL 的治疗方案尚未确定。近期的临床研究 R/R PCNSL 患者可选择的治疗方案包括 R²（来那度胺+利妥昔单抗）、R+HD-MTX、R+培美曲塞、R+GEMOX、ESHAP、基于异环磷酰胺的方案联合 ASCT（IFO-ACST）、苯达莫司汀等。

大剂量阿糖胞苷

一项研究报道了 4 名 R/R PCNSL 患者接受 ESHAP（依托泊苷、索美曲尔、大剂量阿糖胞苷和铂）化疗后均获得 CR。在另一项研究中，18 例 R/R PCNSL 患者接受了 ESHAP 化疗，最终 ESHAP 疗程后的缓解率为 61.1%（11/18 例患者），其中 4 例患者（22.2%）达到 CR，没有发生致命的不良事件。然而，单独使用高剂量阿糖胞苷对复发性 PCNSL 的疗效有限。一项对 14 名复发性 PCNSL 患者进行的研究显示，使用大剂量阿糖胞苷作为单药治疗的中位 PFS 为 3 个月，6 个月时的 PFS 为 0，中位生存期为 12 个月，观察到的不良结果可能与化疗毒性有关。

异环磷酰胺

异环磷酰胺被认为可以提高复发/难治性 PCNSL 患者的缓解率和 PFS。在一项研究中，基于异环磷酰胺的治疗方案的缓解率为 42.4%。因此，基于异环磷酰胺的方案联合 ASCT 可以考虑作为 R/R PCNSL 患者的治疗方法。

苯达莫司汀

苯达莫司汀是一种新型双功能烷化剂，在 B 细胞系统性淋巴瘤中具有明确的活性，一项纳入了 12 例成人 R/R PCNSL（中位年龄 59 岁）的小型回顾性研究显示，所有患者在先前挽救治疗失败后第二次复发时接受苯达莫司汀治疗。苯达莫司汀的一个周期定义为连续 2 天的治疗[100 mg/（m²·d）]，每 4 周给药一次（最大周期数为 6 个周期）。所见的毒性仅为 2 级和 3 级，包括淋巴细胞减少、高血糖、疲劳和恶心。治疗中位数周期数为 3.5 个周期，其中 42% 疾病进展，8% 疾病稳定，25% 部分缓解，25% 完全缓解。中位 PFS 为 3.5 个月，6 个月 PFS 为 33%。在这一小型回顾性系列研究中，选定了对 HD-MTX 耐药的复发性 PCNSL 患者，苯达莫司汀似乎具有一定的单药活性和可控制的毒性，需要在更大范围的类似患者中进行证实。

原发性中枢神经系统淋巴瘤的药物免疫治疗

肿瘤免疫治疗是一种新兴的癌症治疗方法，旨在通过激活、增强或调节患者自身的免疫系统来抵抗癌细胞。正常情况下，免疫系统可以识别和清除异常细胞，包括肿瘤细胞。然而，肿瘤细胞可以获得各种逃避免疫攻击的能力，导致免疫系统无法有效抑制癌症的发展。肿瘤免疫治疗的目标是通过激活或恢复免疫系统的功能，使其能够辨识、攻击和清除肿瘤细胞。这种治疗方法可以通过多种途径实现。在 DLBCL 领域最早成功的药物为利妥昔单抗，在 PCNSL 的治疗中也发挥重要作用。其他包括免疫调节剂（如来那度胺、泊马度胺等），以及免疫检查点抑制剂（如 PD1、PD-L1 等）。

利妥昔单抗

CD20 导向的单克隆抗体利妥昔单抗已显示对 B 细胞非霍奇金淋巴瘤（NHL）（包括系统性 DLBCL）患者的生存率有明显改善，且已成为金标准疗法的一部分。由于大多数 PCNSL 是 DLBCL 的 CD20+亚型，因此假设利妥昔单抗将改善 PCNSL 患者的预后是有道理的。然而，在 PCNSL 的治疗中添加利妥昔单抗并不简单。在生理条件下，BBB 可阻止大多数大于 180 Da 的分子跨过 BBB。然而，在 PCNSL 的肿瘤病灶周围观察到的 BBB 变化可能会提高 BBB 对单克隆抗体的渗透性。

部分研究显示，利妥昔单抗在某些条件下可以穿过 BBB，但实际情况是 PCNSL 患者脑脊液中的利妥昔单抗水平仅为血清水平的 0.1%。尽管如此，近年来的大多数研究表明，利妥昔单抗的加入可能改善 PCNSL 患者 OS 和 PFS。

在初诊的患者中，一项研究报告称，与单独使用 MT 方案相比，联合使用利妥昔单抗和 MT 可以改善 OS 和 PFS。而另一项研究比较了单独使用 HD-MTX 与 HD-MTX 加利妥昔单抗治疗新诊断 PCNSL 患者的效果，结果显示，接受 HD-MTX 加利妥昔单抗治疗的 27 名 PCNSL 患者的 CR 率为 73%，而单独使用 HD-MTX 治疗的患者的 CR 率仅为 36%。HD-MTX 加利妥昔单抗组的中位 PFS 为 26.7 个月，而 HD-MTX 单独治疗组的中位 PFS 为 4.5 个月。还有类似的研究也报道了 HD-MTX 加利妥昔单抗治疗后的 CR 率为 58%。中位 PFS 为 22 个月。此外，在丹麦和不列颠哥伦比亚省分别由 258 名和 146 名患者组成的队列中，接受利妥昔单抗治疗的 PCNSL 患者的 5 年 PFS 均优于未接受利妥昔单抗治疗的患者。在 Wang 等的一项研究中，利妥昔单抗组

（HD-MTX + 地塞米松 + 利妥昔单抗）的 6 名患者的 CR 率为 50.0%，中位 PFS 和 OS 分别为 8 个月和 15 个月。上述研究均表明，利妥昔单抗的加入可有效改善 PCNSL 患者的预后。但 HOVON/ALLG 国际多中心随机 3 期试验的结果提出了不同意见，100 名新诊断的 PCNSL 患者接受了两个周期的 MBVP（甲氨蝶呤、卡莫司汀、替尼泊苷和泼尼松），99 名患者接受了相同的诱导方案，并在第 1 周期的第 0、7、14 和 21 天，以及第 2 周期中的第 0 和 14 天联合静脉注射利妥昔单抗。诱导结束时有反应（CR 或 PR）的患者接受大剂量阿糖胞苷巩固治疗，对于 60 岁或以下的患者，接受低剂量 WBRT。作者发现，无论是无事件生存期（EFS，研究的主要终点，1 年时分别为 49% 与 52%）、PFS、OS 或诱导化疗反应方面均无差异。仅在亚组分析中，接受利妥昔单抗治疗的 60 岁或以下患者群 EFS 有升高的趋势。

在 R/R PCNSL 患者中利妥昔单抗联合其他化疗方案也有较好的疗效。13 名患者受益于（R）-GEMOX 方案（利妥昔单抗、吉西他滨和奥沙利铂），总体缓解率为 38%，其中 15.4%（2/13）和 23.1%（3/13）的患者分别达到 CR 和 PR；中位 PFS 和 OS 分别为 3.2 个月和 8.2 个月。此外，利妥昔单抗联合培美曲塞对 27 名基于 HD-MTX 一线治疗方案失败的 PCNSL 患者具有有效的治疗效果和良好的耐受性，表现为 CR 率为 22.2%（6/27），中位 PFS 和 OS 分别为 6.9 和 11.2 个月。也有人提出不同的观点，Miyakita 等在他们的报道中就指出，HD-MTX 的中位肿瘤进展时间为 9 个月，利妥昔单抗联合 HD-MTX 的中位肿瘤进展时间为 5.7 个月，平均进展时间没有显著差异，表明 HD-MTX 中添加利妥昔单抗可能不是治疗

R/R PCNSL 的最佳策略。

虽然利妥昔单抗已被纳入大部分 PCNSL 的一线和后续治疗中，但利妥昔单抗在 PCNSL 中的作用需要通过更大规模的临床研究验证，包括利妥昔单抗的剂量、添加时间及合适的患者人群均需要进一步明确。鉴于 CD20 单抗在 PCNSL 的治疗价值尚存在争议，目前还没有关于双特异性抗体在 PCNSL 中的大样本的数据。

小分子免疫调节剂

来那度胺和泊马度胺均具有免疫调节、抗血管生成和抗肿瘤的作用，它们是比口服药物沙利度胺更有效、毒性更小的可透过血脑屏障的类似物。与沙利度胺类似，这两种药物的主要靶点被认为是 cereblon，即 Cullin-RING E3 泛素连接酶 4（CRL4 CRBN）的底物结合亚基，促进 Ikaros 淋巴细胞分化因子降解。来那度胺和泊马度胺的下游效应包括抑制 NF-κB 和 PI3K/mTor 轴，以及致癌转录因子和非 GCB 标记物 IRF4，这可能是间接的结果与 cereblon 的物理交互。除了来那度胺和泊马度胺的细胞毒性作用外，两种药物的微环境调节活性还包括肿瘤相关巨噬细胞的促炎性复极化，以及 T 细胞和自然杀伤（NK）细胞的激活。

（1）来那度胺。

来那度胺是第二代免疫调节剂，具有多重抗肿瘤作用。利妥昔单抗对 DLBCL 的疗效也经过了长期的临床验证。因此，来那度胺联合利妥昔单抗可能是治疗 R/R PCNSL 的一种选择。在一项针对 14 名 R/R PCNSL 患者的 1 期研究中，对单独使用 R^2 方案作为挽救治疗方法进行了研究。这项 1 期研究招募了 14 名患者，并确定 28 天为一个疗程，每天口服 15 mg 来那度胺，共 21 天，是患者的最大耐受剂量，总体缓解率为 68%，中位 PFS 为 6 个月。转化研究表

明来那度胺治疗期间的复发与脑脊液中免疫耐受诱导酶吲哚胺-2，3 双加氧酶的活性有关。

另一项研究发现来那度胺联合利妥昔单抗治疗 R/R PCNSL 患者的中位无进展生存期为 6 个月。在另一项确定利妥昔单抗联合来那度胺对 34 名 R/R PCNSL 患者疗效的研究中，中位无进展生存期和总生存期分别为 7.8 个月和 17.7 个月。在来那度胺联合利妥昔单抗的 2 期临床试验中，45 名 R/R PCNSL（n = 34）或原发性玻璃体内淋巴瘤（n = 11）的患者，应用 28 天一个疗程，第 1 天静脉注射 375 mg/m² 利妥昔单抗；口服来那度胺 21 天方案，每天 20~25 mg，共 8 个周期，随后 10 mg QD 来那度胺维持治疗 1 年。34 名 PCNSL 患者的总体缓解率为 65%，中位 PFS 为 3.9 个月。基线时较高的 CD4/CD8 T 细胞比率与较长的 PFS 相关，这支持了来那度胺的免疫调节作用。44% 患者出现 3/4 级中性粒细胞减少症，33%患者在诱导阶段经历了较严重的不良事件。

还有几项正在进行的临床试验，主要探讨来那度胺与其他标准和实验治疗组合的耐受性和疗效，包括在一线环境中进行的 3 项随机 2 期临床试验，比较：① HD-MTX 加利妥昔单抗联合与不联合来那度胺（NCT04481815），②年龄 ≥ 70 岁的患者在 MTX 加利妥昔单抗和丙卡巴肼诱导治疗后使用来那度胺与丙卡巴肼维持治疗，以及 ③ R-MPV（MTX 加利妥昔单抗、丙卡巴肼和长春新碱）加伊布替尼与来那度胺对比。此外，还有一项随机 2 期试验探讨了在复发或难治性病例中添加伊布替尼与来那度胺与 MTX、利妥昔单抗和依托泊苷的联合治疗（NCT04129710）。

（2）泊马度胺。

对泊马度胺（POM）和地塞米松

（DEX）联合治疗 R/R PCNSL 和 PVRL 的研究进行评估，结果显示，每 28 天一个疗程，泊马度胺持续应用 21 天，联合 DEM 每周 40 mg。2 个周期后，单独应用 POM 直至疾病进展、不耐受或受试者退出。POM 的 MTD 为每天 5 mg，持续 21 天，每 28 天为一个疗程。整体 ORR 为 48%，其中 32% 达 CR/Cru，16% 达 PR。中位 PFS 为 5.3 个月（全部患者）和 9 个月（应答者）。不良反应主要为 3/4 级血液学毒性包括中性粒细胞减少症（21%）、贫血（8%）和血小板减少症（8%）；3/4 级非血液毒性包括肺部感染（12%）、败血症（4%）、疲劳（8%）、晕厥（4%）、呼吸困难（4%）、缺氧（4%）、呼吸衰竭（8%）和皮疹（4%）。POM/DEX 治疗是可行的，对复发/难治性 PCNSL 和 PVRL 具有显著的治疗效果。

免疫检查点抑制剂

近年来，针对细胞毒性 T 细胞相关蛋白 4 的药物（CTLA-4）或程序性细胞死亡蛋白 1（PD-1）通路也在原发性和继发性脑肿瘤中进行了研究，结果显示其在阻断许多肿瘤类型的治疗中取得了巨大突破，这些肿瘤类型以前因缺乏治疗选择而受到限制。特别是，抗 PD-1 抗体在经典霍奇金淋巴瘤（HL）中表现出显著的抗肿瘤反应，其特征是染色体 9p24.1 改变，包括多体性、复制增益和扩增，以及可能存在的易位，并导致 PD 增强 L1/PD-L2 表达。高水平的 9p24.1 拷贝增益和 PD-L1 表达增加与 HL 患者接受抗 PD-1 治疗后生存期延长相关。有趣的是，超过 50% 的 EBV 阴性 PCNSL 中报道了这些基因座的 9p24.1/PD-L1/PD-L2 拷贝数改变和易位。PCNSL 免疫逃避的这些结构基础，加上肿瘤微环境的特征，支持 ICI 在 PCNSL 中的使用。Nivolumab 是一种单克隆抗体，可阻断 PD-1 以防止 T 淋巴细胞

活化。一项研究确定了纳武单抗对 4 名复发/难治性 PCNSL 患者的疗效。所有患者均对纳武单抗有临床反应。此外，3 名患者实现了 13~17 个月的 PFS，只有 1 名患者出现了 4 级肾毒性。

另一项单中心回顾性研究也报道了较高的客观缓解率，其中包括 8 名接受纳武单抗治疗的 PCNSL 患者，3 名和 4 名患者分别获得 CR 和 PR。不幸的是，根据 2020 年在 clinicalTrials.gov 上发布的结果尚未能在前瞻性研究中得到证实，研究纳入了 47 名 PCNSL 和 19 名原发性睾丸淋巴瘤中枢神经系统复发患者（NCT02857426），这些结果尚未发表。因此，通常认为测试针对 PCNSL 的免疫检查点抑制剂是一种合理且有前景的策略。迄今为止，免疫检查点抑制剂尚未在 PCNSL 中进行系统研究，现有证据依赖于小病例系列和有关使用靶向 PD-1 通路药物的个案报告。PD-1/PD-L1 抑制剂可以作为单一药物使用，也可以与其他治疗方式联合使用。

免疫检查点抑制剂与其他药物的组合可能会产生额外甚至协同活性，但也存在毒性增加的风险。安巴迪等报道了 6 名接受 PD-1 抑制剂和利妥昔单抗治疗的难治性或复发性中枢神经系统淋巴瘤患者。在这 6 名患者中，3 名患有全身性淋巴瘤并伴有孤立性 CNS 复发，3 名患有 PCNSL，在基于 HD-MTX 的治疗后复发。6 名患者中有 5 名先前接受过不止一种治疗。3 名患者（50%）获得了完全缓解，其中 2 名患者达到了持久缓解。1 名患者在第一次给药后诊断出疾病进展，这导致了 WBRT 的额外治疗和随后的部分缓解。与其他肿瘤实体一样，影像学结果可能被误解为疾病进展，但也可能代表免疫检查点抑制剂诱导的假性进展。纳武单抗联合树突状细胞疫苗接

种后，PCNSL 患者也获得了完全缓解，这种免疫治疗概念取得了 10 个月的缓解。

在一项使用 PD-1 抑制剂 pembrolizumab 治疗了 5 例患有原发性或继发性 CNS 淋巴瘤的研究中观察到 2 名患者获得持久、完全缓解，而其他 3 名患者在第一次输注后病情恶化。与这些发现一致，派姆单抗治疗对原发性纵隔 B 细胞淋巴瘤和中枢神经系统受累的患者产生了部分缓解。尽管由于潜在生物学不同，原发性和继发性 CNS 淋巴瘤之间的比较受到限制，但这些数据表明 CNS 中的淋巴瘤表现对 PD-1 抑制敏感。总之，现有数据支持进一步开发针对涉及中枢神经系统的 B 细胞恶性肿瘤的 PD-1/PD-L1 抑制剂。同时 Pembrolizumab 也在 R/R PCNSL 中进行了研究。AcSé pembrolizumab 多中心 II 期研究的首批结果在 ASH 2020 年会上公布，报告了 50 名 R/R 患者，包括 41 名 PCNSL 和 9 名原发性玻璃体视网膜淋巴瘤（PVRL），接受单药派姆单抗治疗。8 名患者和 5 名患者分别获得 CR 和 PR，总体缓解率为 26%，中位 PFS 为 2.6 个月。由于报告的中位缓解持续时间（DOR）为 10 个月，缓解可能是持久的。考虑到良好的安全性，有必要进一步研究在联合治疗中和（或）在病程早期评估 ICI，以增加其在 PCNSL 中的活性。

综上所述，大多数关于在 PCNSL 中使用 PD-1 抑制剂的数据来自复发性肿瘤患者。尽管如此，随着越来越多的证据表明 PD-1 抑制剂或其他免疫检查点抑制剂在 PCNSL 患者中的使用是具有积极意义的。

原发性中枢神经系统淋巴瘤的分子靶向治疗

PCNSL 是一种罕见而复杂的疾病，传统放化疗的应用在一些患者中存在使用受限或疗效不足。分子靶向治疗在中枢神经系统淋巴瘤中的应用虽处于起步阶段，但已显示很好的应用前景。

布鲁顿酪氨酸激酶（BTK）抑制剂

BCR 和 TLR 信号传导在布鲁顿酪氨酸激酶（BTK）上结合，后者整合这两种信号以随后激活 NF-κB。BTK 被确定为 PCNSL 的主要分子靶点，BTK 抑制剂伊布替尼已广泛应用于临床。在临床前小鼠模型中显示 BTK 抑制剂可通过 BBB，在鼠脑内分布良好，在回顾性和早期临床试验中报道了 BTK 抑制剂对 PCNSL 的显著活性。在一项针对 R/R PCNSL 患者的 1/2 期研究中，确定了每日口服单药伊布替尼的最大耐受剂量为 840 mg，在 76.9%（10/13）的患者中临床治疗有效，38.5%（5/13）获得 CR，中位 PFS 为 4.6 个月。其中 1 名患者没有出现临床反应，可能与 CARD11 突变相关，这是一种已知的伊布替尼耐药机制。该试验的另一个组中还探索了伊布替尼和 HD-MTX 的序贯疗法，有 80%（12/15）的患者治疗有效。另一项 2 期研究探索了 52 名 PCNSL 或眼部淋巴瘤复发患者应用口服伊布替尼（560 mg）治疗的耐受性和疗效分析，19% 达 CR，33% 达 PR，且与 MYD88 或 CD79B 突变无关，中位 PFS 为 4.8 个月。伊布替尼作为单一药物具有耐受性好，毒性可控等优势，最常见的不良事件是中性粒细胞减少、淋巴细胞减少和感染。伊布替尼联合其他化疗药物的方案可能增加感染发生的风险。法国的一个小组对 R/R PCNSL 和 PVRL 进行了一项 II 期临床研究，使用单药 ibrutinib，每天 560 mg，直至进展或出现不可接受的毒性。在 44 名可评估患者中，连续治疗 2 个月后（主要终点）疾病控制率为 70%，其中 CR+uCR 为 23%，PR 为

36%,疾病稳定（SD）为 11%。尽管有 2 名同时接受皮质类固醇治疗的患者出现肺曲霉病,但总体安全性良好。中位随访 25.7 个月后,中位 PFS 为 4.8 个月,中位 OS 为 19.2 个月;15 名患者的缓解持续时间超过 12 个月。有趣的是,18 名患者的 B 细胞受体（BCR）通路中的反应和突变之间没有发现相关性。这表明,除了 BTK 抑制之外,伊布替尼还可以调节大脑微环境并增强局部抗肿瘤免疫反应。值得注意的是,尽管在其他淋巴恶性肿瘤中单独使用伊布替尼治疗期间出现长期缓解,但该疾病通常在停止伊布替尼后立即复发。因此,单独使用伊布替尼在联合治疗方案中可能起到维持疗效的作用。

目前还在进行多项伊布替尼联合标准药物和实验药物治疗 R/R PCNSL 的早期临床试验,包括:比较伊布替尼与来那度胺联合 MTX、利妥昔单抗和依托泊苷的随机 2 期试验（NCT04129710）;一项 2 期研究探索伊布替尼作为老年初治患者（60~85 岁）在 HD-MTX 联合利妥昔单抗诱导治疗后的维持治疗（NCT02623010）。目前已开发了第二代 BTK 抑制剂,包括 acalabrutinib、zanubrutinib、orelabrutinib 和 tirabrutinib,并在 B 细胞恶性肿瘤中进行了评估。迄今为止,只有替拉替尼作为单药在 I/II 期研究中进行了前瞻性评估,并证实其在 R/R PCNSL 中良好的疗效。

PI3K/mTOR 抑制剂:Temsirolimus、Buparlisib 和 Bimiralisib

一项 II 期研究（NCT00942747）,在 R/R PCNSL 患者中测试了替西罗莫司。入组的患者为经历了 HD-MTX 化疗失败的免疫功能正常组患者,第一组（n = 6）每周接受一次 25 mg Temsirolimus 静脉注射。所有连续治疗的患者每周接受一次 75 mg 静脉注射。结果:纳入了 37 名符合条件的患者（中位年龄 70 岁）,距末次治疗的中位时间为 3.9 个月,13.5% 患者达 CR,8% 患者达 CRu,32.4% 患者达 PR,总缓解率为 54%。中位 PFS 为 2.1 个月。常见不良事件为高血糖（29.7%）、血小板减少（21.6%）、感染（19%）、贫血（10.8%）和皮疹（8.1%）。在 9 名患者中收集了 14 对血液/脑脊液（25 mg 队列中的 5 名患者中收集了 10 对,75 mg 队列中的 4 名患者中收集了 4 对）。25 mg 组中 Temsirolimus 的平均最大血药浓度为 292 ng/mL,其代谢物 sirolimus 为 37.2 ng/mL,75 mg 组中分别为 484 ng/mL 和 91.1 ng/mL。75 mg 队列中有 1 名患者的 CSF 浓度为 2 ng/mL;在其他人的脑脊液中均没有发现药物。上述研究表明,每周 75 mg 的单药 Temsirolimus 对 R/R PCNSL 患者有效;然而,反应通常是短暂的,需要更大样本量的研究。

Buparlisib 可抑制 PI3K 在 mTOR 上游发挥作用。在一项临床研究中给予 4 例 PCNSL 患者 Buparlisib 治疗,仅产生部分反应,可能是由于 BBB 的渗透有限。Buparlisib 的衍生物 bimiralisib（PQR309）是一种口服小分子 PI3K 和 mTOR 抑制剂,旨在克服这一限制并轻松穿过 BBB。临床前,BCR 信号传导的激活与 bimiralisib 的抗淋巴瘤活性相关,并且与其他靶向疗法（包括利妥昔单抗、伊布替尼、来那度胺、ARV-825、marizomib、venetoclax 和帕比司他）联合,观察其针对淋巴瘤细胞系的治疗活性。Bimiralisib 以孤儿药获得美国食品药品监督管理局和欧洲药品管理局的批准,用于治疗 PCNSL。每日口服 bimiralisib 的 2 期临床研究正在进行。另一项正在进行的 1/2 期试验探索为 PI3K 抑制剂 copanlisib 与伊布替尼联合治疗 R/R PCNSL 患者（NCT03581942）。

Bcl-2 抑制剂

Bcl-2 在绝大多数 PCNSL 中表达。目前 Bcl-2 抑制剂 venetoclax 已获批准用于治疗慢性淋巴细胞白血病。很多临床实验结果证实 venetoclax 对系统性 B 细胞淋巴瘤治疗有效。Hen'du 正在进行的 1 期临床研究探索 Venetoclax 和人源化 CD20 单抗 obinutuzumab 联合治疗 R/R PCNSL 患者的可行性试验中（NCT04073147），发现 Venetoclax 在人类受试者的脑脊髓液与血浆中的比例在 1∶300 范围内，表明血脑屏障的穿越性较差，并表明疗效可能取决于血脑屏障的通透性升高。

小结

分子靶向药物的问世为那些老年、不适合移植、不能承受强化疗的患者带来了希望。研究人员对在系统性 B 细胞淋巴瘤中展现出良好疗效的药物也纷纷开展了 PCNSL 的临床实验，目前直接影响药物疗效的因素即该药是否能很好地透过血脑屏障，一旦突破，PCNSL 的疗效将有大幅提高。

原发性中枢神经系统淋巴瘤的 CAR-T 治疗

CAR-T 疗法作为一种新型细胞免疫疗法，是嵌合抗原受体的 T 细胞免疫治疗，采集肿瘤患者自身外周血 T 细胞，在体外进行基因工程处理，使 T 细胞表面表达识别特异性肿瘤抗原的受体，进而达到杀伤肿瘤的目的。CAR-T 疗法在复发/难治性 DLBCL 的治疗中能达到>50% 的完全缓解率，然而早期因顾忌 CAR-T 治疗的神经毒性，即由于 CNS 中抗 CD19 CAR-T 细胞的作用不可预测，CNS 受累患者可能更容易受到免疫效应细胞相关神经毒性综合征（ICANS）的影响，目前很少有研究阐明这一理论问题，尚不清楚 CAR-T 细胞是否在没有系统性淋巴瘤抗原刺激的情况下进行外周扩张，或者它们是否可以充分运输到中枢神经系统。因此，只有一小部分 SCNSL 被纳入 TRANSCEND 研究。

尽管存在上述历史问题，但 CAR-T 细胞已被证明可以成功地输送到中枢神经系统并发挥作用，此前 Abramson 等报道了 CAR-T 治疗 1 例 68 岁 DLBCL 合并中枢神经系统受累的女性患者，在对传统化疗及自体干细胞移植无效后入组 CAR-T Ⅰ期临床试验（TRANSCEND-NHL-001），1 个月后复查 MRI 提示脑部病变消失。该研究首次证明 CAR-T 细胞可透过血脑屏障并实现中枢神经系统治疗反应，为 CAR-T 治疗 PCNSL 带来曙光。同时，在 CNS 淋巴瘤中，早期研究试图使用不同的检测技术来检测 CAR-T 细胞，从而了解 CAR-T 细胞在体内扩增的动力学。数据表明，这些 CAR-T 细胞不仅可以输送到 CNS，而且在输注时它们会在没有可测量病灶的情况下扩增并持续存在。早期临床试验证明一名 RR-DLBCL 患者伴有右颞叶病变，经过预处理后进行 CAR-T 细胞输注后获得持久的 CR。PCNSL 中枢抗 CD19 CAR-T 细胞的前瞻性临床研究正在进行中，一项已发表的研究指出严重细胞因子释放综合征（CRS；G3 或更高 0%）和 ICANS（G3 或更高 8%）的发生可控，50% 的患者实现 CR。

近日 Matthew J Frigault 教授开展了一项使用靶向 CD19 的嵌合抗原受体（CAR）-T 细胞产品 Tisagenlecleuce 治疗多重难治性 PCNSL 患者的 Ⅰ 期临床研究，相关结果发表在 Blood 杂志。该研究纳入了 12 例复发性 PCNSL 患者，均接受 Tisagenlecleucel 治疗,中位随访时间为 12.2 个月,其中 7/12（58.3%）患者中观察到 1 级细胞炎症因子释放综合征（CRS）,在 5/12（41.6%）患者中观察到低级别免疫细胞相关神经毒性综合征（ICANS）,仅 1 例患者发生 3 级 ICANS;患者的总有效率（ORR）为 58.3%,完全缓解率（CR）为 50%;无治疗相关死亡患者。3 例患者在数据分析截止时仍为 CR 状态。Tisagenlecleucel 在外周血中扩增并转运至 CNS。进一步的探索性分析结果显示,与基线相比,输注 Tisagenlecleucel 后患者脑脊液中存在 T 细胞、CAR-T 细胞和巨细胞基因标记。

该研究表明, Tisagenlecleucel 在 RR-PCNSL 患者中具有良好的耐受性,且在初始应答者中可产生持久的缓解。

R. Cook 等对 128 例中枢神经系统淋巴瘤患者接受 CAR-T 治疗进行了相关的荟萃分析,纳入 128 名 PCNSL（30 例）和 SCNSL（98 例）患者。评估 CAR-T 细胞特异性毒性[免疫效应细胞相关神经毒性综合征（ICANS）和细胞因子释放综合征（CRS）],以及这两个人群的反应率。PCNSL 患者几乎都是非生发中心 B 细胞类型（93.75%）,伴有实质浸润（86.2%）,接受过多线治疗（中位数, 3.75）,并且在 CAR-T 细胞输注前需要桥接治疗（80%）。大多数 PCNSL 患者（63.33%）接受了 tisa-cel。PCNSL 组和 SCNSL 组患者在年龄上没有显著差异。PCNSL 组中位随访时间为 12.2 个月, SCNSL 组中位随访时间为 10.1 个月。结果表明, 64% 的 PCNSL 患者对治疗有反应（ORR）,其中 56% 的患者达到 CR。所有患者中 31% 在 CAR-T 细胞输注后第 28 天达到 CR, CR 率在第 90 天和第 180 天分别增加到 40% 和 37%。PCNSL 组中,中位反应持续时间为 8.97 个月。70% 的

PCNSL 患者出现任何级别的 CRS,其中 13% 的患者发展为 3 至 4 级 CRS。相比之下, 72% 的 SCNSL 组患者经历了任何级别的 CRS, 11% 发展为 3 至 4 级 CRS。任何级别的 ICANS 分别发生在 53% 的 PCNSL 患者和 48% 的 SCNSL 患者中,分别有 18% 和 26% 的 PCNSL 和 SCNSL 患者发生 3 至 4 级 ICANS。

所有 ICANS 和 CRS 均为可控的,这与系统性 DLB CL 的结果一致,支持 CAR T 细胞疗法对 PCNSL 和 SCNSL 患者安全有效的结论。该结果没有发现原发性和继发性 CNS 病例的神经毒性率差异,未来的研究应侧重于更好地阐明 ICANS 和 CNS 发生的机制并开发预后模型,以确定优先受益于预防策略的患者亚群。

原发性中枢神经系统淋巴瘤的造血干细胞移植治疗

原发性中枢神经系统淋巴瘤在 CNS 中产生并保持局限性,因此需要制订不同于全身性弥漫性大 B 细胞淋巴瘤的特殊治疗策略。迄今为止, PCNSL 的最佳治疗分为诱导和巩固/维持阶段。而大剂量化疗巩固治疗,随后进行自体造血干细胞移植（HDC/ASCT）,已证明对初治和复发/难治性适合移植的 PCNSL 患者有效且安全。此外,它还可以保护或改善认知功能。本章将概述 HDC/ASCT 作为 PCNSL 患者巩固治疗的经验研究。

ASCT 作为 PCNSL 一线巩固治疗

德国一项 75 个中心参与的 G-PCNSL-SG-1 研究显示, 将 318 例初治 PCNSL 随机分为诱导治疗后 WBRT 组（放疗剂量 45Gy）和诱导治疗观察组,无论诱导治疗

后患者是否达到 CR，WBRT 组的 PFS 均优于观察组，但 WBRT 巩固后的脑白质病变等神经毒性发生率达 49%。2015 年德国注册的 35 家中心入组 250 例初治 PCNSL，比较在 Matrix 诱导化疗后进行 ASCT 或大剂量化疗的疗效，该研究当时预计 2017 年结束，但目前尚无相关临床研究结果发表。

目前国际上有 2 个前瞻性临床研究比较了 WBRT 和 ASCT 作为初治 PCNSL 巩固治疗的疗效差异。一项是法国的 PRE-CIS 研究，该研究为多中心前瞻性临床研究，共纳入 140 例初始治疗 PCNSL 患者，入组后随机分为 WBRT（剂量为 40Gy）巩固组与 ASCT 巩固组[预处理方案为噻替哌（TT）750 mg/m²，白消安 8 mg/kg，环磷酰胺 120 mg/kg]。诱导期包括两个周期的 R-MBVP（利妥昔单抗/HD-MTX/BCNU/依托泊苷/泼尼松）和两个周期的利妥昔单抗/HD-阿糖胞苷化疗，所有患者在诱导治疗结束后进行相应的巩固治疗。结果显示，两种巩固治疗均达到了预定的疗效阈值，但 HDC/ASCT 后获得了更好的 2 年 PFS（87% 对 69%）。长期数据（中位随访 8 年后）证实了这一趋势，该数据显示 WBRT 的 EFS 低于 HDC/ASCT 组（39% 对 67%，p=0.03），HDC/ASCT 后复发风险显著降低（风险比 = 0.13，p < 0.001）。在 16% 的人群中发生神经精神障碍。两组之间的 8 年 OS 没有显著差异（69% HDC/ASCT 与 65% WBRT），因为 WBRT 后复发的患者中有 1/3 在挽救性治疗后仍然存活。在随访期间，与 ASCT 相比，WBRT 巩固后神经认知恶化的发生率更高（64% 对 13%，p<0.001）。基于这些数据，作者认为，40 Gy WBRT 不应被推荐作为 PCNSL 一线治疗的巩固疗法，因为它具有高神经毒性且在降低复发风险方面效果欠佳，而 HDC/ASCT

似乎可有效预防复发。

另一项临床研究为 IELSG 32 研究，旨在比较 WBRT 和 ASCT 巩固治疗初治 PCNSL 的研究，该研究为二次随机研究，在欧洲 53 家中心招募 18~70 岁初诊 PCNSL 患者，随机分为不同化疗方案的诱导治疗组；诱导化疗有效、采集到足够自体造血干细胞且身体状况适合移植的患者进一步完成二次随机分组，分为 WBRT 组和 ASCT 组。IELSG 32 研究中 WBRT 组的基础放疗剂量为 36Gy 和病灶局部加照 9Gy；ASCT 组的预处理方案为卡莫司汀（BCNU 400 mg/m²）+噻替哌（20 mg/kg）。研究结果显示，无论是 WBRT 还是 ASCT，患者在完成巩固治疗后缓解率均明显提高，WBRT 组 27 例诱导化疗为部分缓解（PR）/疾病稳定（SD）患者在 WBRT 后 24 例（89%）获得 CR；ASCT 组 28 例 PR/SD 患者在 ASCT 后 24 例（86%）达到 CR。IESLG 32 研究中 WBRT 组和 ASCT 组在 PFS 及总生存期（OS）方面均无明显差异。但在 2021 年的欧洲血液病协会（EHA）年会和 Lugano 会议，IELSG 32 研究数据的更新显示，ASCT 后生活质量明显优于 WBRT 组。关于 WBRT 与 ASCT 治疗初治 PCNSL 的比较，PRECIS 研究和 IELSG 32 研究都证实 ASCT 后患者认知功能与生活质量改善的获益更明显，但两个研究的结论在生存优势方面不一致。PRECIS 研究提示 ASCT 治疗 PCNSL 的生存优于 WBRT，而 IELSG 32 研究显示 ASCT 和 WBRT 两种治疗生存差异不明显，其原因除了两个研究入组人群、随机分组时机、诱导治疗方案不一样外，PRECIS 研究的移植预处理方案为 TBC 方案，其强度明显强于 IELSG 32 的 BCNU/TT 预处理方案；病灶放疗剂量方面，PRE-CIS 研究为 40Gy，IELSG 32 研究为 45Gy。

正如预期的那样，血液学毒性在移植亚组中更为常见，两组约 5% 的患者发生 4 级非血液学毒性（凝血病、感染、肝毒性和黏膜炎）。急性神经毒性为 3 级或以下，在受照射患者中更常见（18% 对 7%，p= 0.089）。值得注意的是，神经心理学测试显示，受辐射患者的某些注意力和执行功能显著受损，而在移植患者中观察到功能/记忆和生活质量（QOL）显著改善。根据 IELSG32 的结果，在新诊断的 PCNSL 中基于 HD-MTX 的诱导后，WBRT 和 HDC/ASCT 应被认为是可行、安全和有效的巩固策略。然而，考虑到 WBRT 后观察到的神经功能障碍，ASCT 应该是首选。与 WBRT 相比，脑膜受累患者 ASCT 治疗的 PFS 有改善的趋势（7 年时为 67% 对 40%），但差异未达到显著水平（p = 0.32）。对于这一亚组患者，应极其谨慎地使用 WBRT 作为巩固策略。

在新诊断的免疫功能正常的 PCNSL 患者中进行 HDC/ASCT 的首次经验提供了使用 BEAM（BCNU、依托泊苷、阿糖胞苷、美法仑）的预处理方案，这些患者采用基于 HD-MTX 的诱导治疗和以阿糖胞苷为基础的外周血干细胞（PBSC）动员方案。在 HDC/ASCT 后有残留病灶的病例中，这两项研究分别提供了 30 Gy 剂量和 10 Gy 增强剂量的 WBRT 的进一步巩固治疗。在这些患者中，大约一半的人由于诱导治疗期间的复发/进展而未完成 HDC/ASCT 治疗计划，尤其是那些仅接受 HD-MTX 治疗的人群。通过白细胞分离术收集的 PBSC 的中位数在（25~32）×10^6 个 CD34+ 细胞/kg 的范围内，并且没有骨髓移植失败的报道。在 PBSC 输注后第 8 天和第 9 天分别达到中性粒细胞绝对计数 > 500/μL 和血小板计数 > 20 000/μL。在所有研究中均观察到较低的移植相关死亡率，ASCT 后最常见的死亡原因是疾病复发/进展。BEAM 预处理方案中使用的所有药物都证明可以穿过血脑屏障，但大脑中的药物浓度似乎不足以诱导足够的针对恶性细胞的细胞毒性。

ASCT 治疗 PCNSL 的预处理方案选择

ASCT 的预处理化疗常见药物包括卡莫斯汀、噻替哌、环磷酰胺、美法仑、阿糖胞苷、依托泊苷等。BEAM 方案（BCNU、依托泊苷、阿糖胞苷、美法仑）是结内淋巴瘤的常用预处理方案。Brevet 等报道 6 例 PCNSL 患者，一线采用 MBVP 方案（MTX、BCNU、VP-16、甲泼尼龙）化疗后，预处理采用 BEAM 方案，移植后采用全脑放疗，2 年的 OS 为 40%，但是神经系统毒性发生率高达 33%。另有两项研究，分别入组 25 例和 28 例患者，在 BEAM 方案预处理后行自体移植，4 年的 OS 为 64%，2 年的 OS 为 55%。与常规化疗相比，BEAM 方案预处理后的长期生存结果并没有显著提高。

EA 方案是美国加州大学 Rubenstein 带领的团队报道的预处理方案。在多中心研究中，共 44 例初治 PCNSL 患者，中位年龄为 61 岁，采用利妥昔单抗、高剂量甲氨蝶呤联合替莫唑胺治疗，获得 CR 的患者采用 EA 方案（依托泊苷、阿糖胞苷）预处理治疗，总 CR 率为 66%，2 年的 PFS 为 57%，中位随访为 4.9 年，2 年 OS 约为 70%。

另一项可能有效的预处理方案是含有噻替哌的方案，Feiburg 的团队研究入组 13 例 PCNSL 患者，在一线高剂量甲氨蝶呤诱导化疗后，采用 BCNU 联合噻替哌预处理，治疗后全脑放疗巩固，3 年 OS 为 77%，未出现明显神经系统毒性。此外，在两项针对复发 PCNSL 患者的研究中，采用 BCNU、噻替哌和环磷酰胺联合预处理方案，不采用全脑放疗巩固，一项 2 年 OS 为 45%，另一项 3 年 OS 为 64%。

BCNU/TT（BCNU 400 mg/m² 第 6 天，TT 5 mg/kg 第 5 和第 4 天）作为 ASCT 前预处理方案的可行性和有效性首先在 30 名未经治疗的 PCNSL 年轻患者（<65 岁）中进行。该研究的设计为 CR 患者提供了顺序诱导化疗，包括 3 个周期的 HD-MTX、HD-阿糖胞苷、噻替哌，然后是 HDC-ASCT 和 hWBRT 的联合巩固策略（剂量为 45 Gy 或 PR 患者 50 Gy）。30 名患者中共有 23 名进行了 HDC/ASCT，23 名患者中有 21 名进行了随后的 hWBRT。白细胞恢复的中位时间为 7.5 天（范围 5~11 天）。血小板减少的中位持续时间为 1 天（范围为 0~8 天）的 23 名患者中有 19 名出现了血小板恢复（>20 000/mm³）。23 名患者中有 12 名出现发热性中性粒细胞减少症，1 名患者出现可疑的真菌性肺浸润，6 名患者出现等级<2 的黏膜炎。没有报告 TRM。中位随访 63 个月（范围 4~84 个月）后，整个人群的 5 年 OS 为 69%，移植患者的 5 年 OS 为 87%。整个人群的 5 年复发相关死亡率为 21%，接受 HDC/ASCT 的患者为 9%。5 名患者出现白质脑病，在所有病例中，这都归因于 hWBRT。同一作者后来发表了对 43 名免疫功能正常、年轻（<67 岁）、新诊断的 PCNSL 患者的前瞻性研究结果，这些患者首先接受 HD-MTX 联合高剂量阿糖胞苷、噻替哌化疗和随后的 PBSC 动员。巩固阶段包括 BCNU/thiotepa（thiotepa 5 mg/kg 用于 30 名患者的 2 次剂量和 5 mg/kg 用于 10 名患者的 4 次剂量）和条件 ASCT ± WBRT。WBRT 仅限于 ASCT 后未达到 CR 的受试者。34 名患者（79%）在一线治疗后获得 CR。12（35%）例复发，其中一半在诊断后 5 年后复发。只有 10 名患者未接受放疗，他们都获得了反应（9 名 CR 和 1 名 PR）。考虑到整个登记人群，2 年时的 OS 和 EFS 均为 81%，而 5 年时，EFS 和 OS 分别为 70% 和 67%。没有报告 TRM。基于 HD-MTX 的序贯化疗，然后是含 BCNU/TT 的 HCT-ASCT 被证明是一种有前途的治疗选择。

当前国际骨髓移植登记处对 PCNSL 自体移植预处理方案进行了回顾性研究，纳入 2010 年 1 月至 2018 年 12 月在 CIBMTR 登记注册的病例。预处理方案分别为 TBC、TT-BCNU 和 BEAM 3 种方案，3 组方案病例分别为 263 例、275 例和 65 例。3 组年龄、治疗线数、移植前疾病缓解状态、是否挽救性移植等基线水平无明显差别。ASCT 后在降低疾病复发和提高长期无病生存等方面，含塞替哌的 TBC 和 TT-BCNU 预处理方案明显优于 BEAM 方案，其中 TBC 方案复发率最低，TBC 方案、TT-BCNU 方案和 BEAM 方案 3 年 PFS 分别为 75%、76% 和 58%；3 年复发率分别为 11%、15% 和 36%。但要注意 TBC 预处理方案的不良反应，尤其是感染发生率明显高于 TT-BCNU 和 BEAM 方案。

最近报道了一项回顾性单中心研究的结果，该研究纳入了 247 名在 2002 年至 2019 年间接受 HDC/ASCT 的侵袭性 B 细胞淋巴瘤（包括套细胞淋巴瘤、系统性 DL-BCL、霍奇金淋巴瘤和 PCNSL）患者，有 45 名 PCNSL（其中 35 名新诊断和 10 名 R/R）患者。所有 PCNSL 患者均接受 BCNU/噻替哌作为预处理方案。与在二线或更多线移植的患者相比，在一线接受 HDC/ASCT 巩固治疗的 PCNSL 患者亚组的 PFS 和 OS 显著改善。这一发现成为支持使用 HDC/ASCT 作为 PCNSL 一线治疗的实际证据，60%~75% 的患者中达到治愈或至少长期疾病控制。感染和黏膜炎是主要的 ASCT 相关不良事件，发生在 40% 和 80% 的病例中。在少数情况下（2%），感染导致死亡。ASCT 后的死亡主要与疾病复发有关。考虑到整个队列，作者报告，接受较少数量干细胞输注的患者的移植后非复发死亡率（NRM）较高，感染并发症的风险较高，尽管根据输注干细胞数量记录的白细胞植入时间没有差异。然而，注入的干细胞数量可能是免疫细胞恢复受损的替代参数，因此对严重感染的易感性更高。

综上所述，PCNSL 较罕见，常规 HD-MTX 为基础的联合化疗 CR 率一般不超过 50%，且疾病维持时间短，易复发。HDC/ASCT 相对于 WBRT 的优势在于化疗药物能够穿透并到达整个中枢神经系统，包括眼睛、软脑膜间隙和脊髓，与 WBRT 相比，在更广泛的领域进行巩固治疗。WBRT 导致高发生率的急性和迟发性神经毒性并发，尽管疾病控制率较高，但生活质量随之恶化。因此，无论是初治 PCNSL，还是 RR-PCNSL 患者，身体能够耐受 ASCT 的患者，我们在临床实践中会积极建议患者进行 ASCT 以便达到根治的目的。PCNSL 的 ASCT 预处理方案，建议应用含 TT 的预处理方案，这样能进一步通过 ASCT 提高 CR 率并显著提高治愈率，并根据身体耐受性、前期化疗强度和治疗反应深度来选择含 TT 的 TBC 或 TT-BCNU 方案，ASCT 前早期复发、不缓解和年龄较大及全身性 DLBCL 被认为是预后较差的预测因素。随着人们对 PCNSL 认识的加深，相信会有更多临床医生推荐 PCNSL 患者进行 ASCT，从而使更多 PCNSL 获得治愈，这必将改善 PCNSL 的整体生存预后。

ASCT 治疗复发/难治 PCNSL（RR-PCNSL）

高剂量化疗（HDC）后进行自体干细胞移植（ASCT）适用于对挽救化疗敏感的复发/难治性 DLBCL 的年轻患者。ASCT 与大约一半患者的长期疾病控制相关，治疗相关死亡率在 1%~3%。在一项对 20 例复发或难治性 PCNSL（RR-PCNSL）患者进行 ASCT 的回顾报告中，3 年 EFS 概率和 OS 分别为 53% 和 64%。基于上述结果，一项多中心 Ⅱ 期研究评估了 27 名接受 HDC 治疗的 PCNSL 患者使用噻替哌、白消安和环磷酰胺（TBC）方案预处理后进行 ASCT 的结果，其中 15 名对化疗敏感，12 名化疗难治性患者。ASCT 后，26 名患者达到 CR，1 名患者出现疾病进展。在中位随访 36 个月时，化疗敏感患者的中位 OS 未达到，而化疗难治组为 18.3 个月。纪念斯隆凯特琳癌症中心的一项回顾性研究在 17 名 CNS 淋巴瘤患者（8 名 PCNSL，9 名 SCNSL）中评估了相同的 TBC 预处理方案，结果同样显著，估计 3 年 PFS 和 OS 为 93%。值得注意的是，所有患者均获得 CR 挽救疗法；化疗难治性患者未进行移植。最近的一项德国合作小组对 39 名复发 PCNSL 患者使用利妥昔单抗、高剂量阿糖胞苷和噻替哌进行挽救诱导，然后用利妥昔单抗、卡莫司汀和噻替哌进行预处理。中位随访 45 个月，2 年 PFS 为 46%，4 名患者在 ASCT 前达到 CR，56% 患者在 ASCT 后达到 CR。这些发现强调了化学敏感性对疾病的重要性。噻替哌似乎是 PCNSL 预处理方案的重要组成部分。来自日本移植登记处的数据显示，在多变量分析中，含有噻替哌的 HDC 是 PFS 的一个重要因素。针对 RR-PCNSL，法国的一项 ASCT 挽救治疗 RR-PCNSL 的多中心前瞻性研究显示，43 例 23~65 岁的 RR-PCNSL 患者在 2 个疗程大剂量阿糖胞苷+足叶乙甙挽救化疗后进行 ASCT，预处理方案为 TBC。43 例 RR-PCNSL 患者挽救化疗后 15 例获得 CR，5 例 PR；15 例为化疗有效，12 例化疗无反应者完成了 ASCT。随访 3 年,完成 ASCT 的 RR-PCNSL 患者的中位 PFS 为 41.1 个月,而未移植患者的中位 PFS 仅为 11.6 个月;对挽救化疗有反应并接受 ASCT 患者的 OS 最佳。另一项德国多中心前瞻性单臂研究 NCT00647049,纳入年龄 18~65 岁(中位年龄 57 岁)、KPS 评分>80 分、HD-MTX 后复发耐药的 PCNSL,在大剂量阿糖胞苷+TT 挽救化疗 2 个疗程后进行 ASCT,ASCT 未达 CR 者在 40 d 给予 WBRT 45Gy。入组 39 例 RR-PCNSL 患者,32 例完成 ASCT,自体移植前仅 4 例 CR,移植后 30 d 达 CR 患者提升为 22 例;且实际完成 ASCT 的 RR-PCNSL 患者 2 年 PFS 高达 56.25%。由此可见,RR-PCNSL 也可以显著获益于 ASCT。

ASCT 在老年 PCNSL 患者中的应用

ASCT 不仅可在年轻 PCNSL 患者中开展,适合进行自体造血干细胞移植的老年 PCNSL 也可获益于 ASCT 挽救治疗。EBMT 分析了 2003—2016 年 52 例老年 PCNSL 患者进行 ASCT 的资料,其中 15 例接受一线 ASCT 的 PCNSL 患者中位年龄为 70 岁;37 例接受挽救性 ASCT 患者,中位年龄为 67 岁。在一线 ASCT 的 15 例 PCNSL 患者中,移植前仅 4 例患者达到 CR,移植后 11 例患者达到 CR;挽救组的 37 例患者中,移植前 14 例患者获得 CR,移植后 25 例患者获得 CR。本组老年 PCNSL 患者进行 ASCT 后的中位 PFS 长达 51.1 个月,中位 OS 长达 122.3 个月,显著优于常规治疗。因此,老年患者能否进行 ASCT,年龄只是其中一个因素,应综合评估患者的心、肺、肝、肾功能和体能状态。ASCT 的移植相关死亡率即使是老年患者也相对较低,本组 EBMT 研究中仅为 3.8%。

Schorb 等在德国进行的一项 single-arm 的试点实验中,纳入了 14 名年龄 >65 岁,且确诊为 B 细胞 PCNSL 的患者。受试者经诱导化疗后均获得缓解[3 名 CR,1 名未确认的完全缓解(uCR),10 名 PR],这 14 名患者中有 13 名进行了 HCT-ASCT;HCT-ASCT 后 30 天,11 名患者达到 CR 或 uCR,2 名患者 PR,3 个月后无需任何额外治疗转为 CR。中位随访时间为 41 个月,1 名在达到 uCR 后,于 ASCT 后 9 个月出现疾病进展,随后因淋巴瘤进展而死亡。所有其他患者均处于持续 CR 状态,一般状况良好,未接受额外治疗。24 个月,PFS 和 OS 率分别为 92.9%(95% CI,80.3~100)和 92.3%(95% CI,78.9~100)。

参考文献

[1] Küker, W., T. Nägele, A. Korfel, et al.(2005) Primary central nervous system lymphomas(PCNSL): MRI features at presentation in 100 patients. J Neurooncol. 72(2): p. 169-77.

[2] Henry, J.M., R.R. Heffner, Jr., S.H. Dillard, et al.(1974) Primary malignant lymphomas of the central nervous system. Cancer. 34(4): p. 1293-302.

[3] Jellinger, K., T.H. Radaskiewicz, F. Slowik.(1975) Primary malignant lymphomas of the central nervous system in man. Acta Neuropathol Suppl. Suppl 6: p. 95-102.

[4] Berry, M.P., W.J. Simpson.(1981) Radiation therapy in the management of primary malignant lymphoma of the brain. Int J Radiat Oncol Biol Phys. 7(1): p. 55-9.

[5] Pollack, I.F., L.D. Lunsford, J.C. Flickinger, et al.(1989) Prognostic factors in the diagnosis and treatment of primary central nervous system lymphoma. Cancer. 63(5): p. 939-47.

[6] DeAngelis, L.M., J. Yahalom, M.H. Heinemann, et al.(1990) Primary CNS lymphoma: combined treatment with chemotherapy and ra-

diotherapy. Neurology. 40(1): p. 80-6.

[7] Hayakawa, T., K. Takakura, H. Abe, et al. (1994) Primary central nervous system lymphoma in Japan--a retrospective, co-operative study by CNS-Lymphoma Study Group in Japan. J Neurooncol. 19(3): p. 197-215.

[8] Tomlinson, F.H., P.J. Kurtin, V.J. Suman, et al. (1995) Primary intracerebral malignant lymphoma: a clinicopathological study of 89 patients. J Neurosurg. 82(4): p. 558-66.

[9] Murray, K., L. Kun, and J. Cox. (1986) Primary malignant lymphoma of the central nervous system. Results of treatment of 11 cases and review of the literature. J Neurosurg. 65(5): p. 600-7.

[10] Sonstein, W., K. Tabaddor, and J.F. Llena. (1998) Solitary primary CNS lymphoma: long term survival following total resection. Med Oncol. 15(1): p. 61-5.

[11] Davies, K.G., G.C. Cole, and R.D. Weeks. (1994) Twenty-year survival following excision of primary CNS lymphoma without radiation therapy: case report. Br J Neurosurg. 8(4): p. 487-91.

[12] Bellinzona, M., F. Roser, H. Ostertag, et al. (2005) Surgical removal of primary central nervous system lymphomas (PCNSL) presenting as space occupying lesions: a series of 33 cases. Eur J Surg Oncol. 31(1): p. 100-5.

[13] Weller, M., P. Martus, P. Roth, et al. (2012) Surgery for primary CNS lymphoma? Challenging a paradigm. Neuro Oncol. 14(12): p. 1481-4.

[14] Jelicic, J., M. Todorovic Balint, S. Raicevic, et al. (2016) The possible benefit from total tumour resection in primary diffuse large B-cell lymphoma of central nervous system - a one-decade single-centre experience. Br J Neurosurg. 30(1): p. 80-5.

[15] Mao, C., F. Chen, Y. Li, et al. (2019) Characteristics and Outcomes of Primary Central Nervous System Lymphoma: A Retrospective Study of 91 Cases in a Chinese Population. World Neu-

rosurg. 123: p. e15-e24.

[16] Rae, A.I., A. Mehta, M. Cloney, et al. (2019) Craniotomy and Survival for Primary Central Nervous System Lymphoma. Neurosurgery. 84 (4): p. 935-944.

[17] Stifano, V., G.M. Della Pepa, M. Offi, et al. (2023) Resection versus biopsy for management of primary central nervous system lymphoma: a meta-analysis. Neurosurg Rev. 46(1): p. 37.

[18] Chojak, R., M. Koźba-Gosztyła, K. Polańska, et al. (2022) Surgical resection versus biopsy in the treatment of primary central nervous system lymphoma: a systematic review and meta-analysis. J Neurooncol. 160(3): p. 753-761.

[19] Siasios, I., A. Fotiadou, G. Fotakopoulos, et al. (2015) Primary Diffuse Large B-Cell Lymphoma of Central Nervous System: Is Still Surgery an Unorthodox Treatment? J Clin Med Res. 7 (12): p. 1007-12.

[20] Cloney, M.B., A.M. Sonabend, J. Yun, et al. (2017) The safety of resection for primary central nervous system lymphoma: a single institution retrospective analysis. J Neurooncol. 132 (1): p. 189-197.

[21] Evers, G., M. Kamp, N. Warneke, et al. (2017) 5-Aminolaevulinic Acid-Induced Fluorescence in Primary Central Nervous System Lymphoma. World Neurosurg. 98: p. 375-380.

[22] Grossman, R., E. Nossek, N. Shimony, et al. (2014) Intraoperative 5-aminolevulinic acid-induced fluorescence in primary central nervous system lymphoma. J Neurosurg. 120(1): p. 67-9.

[23] Lin, F.H., X.H. Zhang, J. Zhang, et al. (2018) Fluorescein sodium-guided biopsy or resection in primary central nervous system lymphomas with contrast-enhancing lesion in MRI. J Neurooncol. 139(3): p. 757-765.

[24] Deng, X., X. Xu, D. Lin, et al. (2020) Real-World Impact of Surgical Excision on Overall Survival in Primary Central Nervous System Lymphoma. Front Oncol. 10: p. 131.

[25] Yamada, S., J. Muto, S. Iba, et al. (2021) Pri-

mary central nervous system lymphomas with massive intratumoral hemorrhage: Clinical, radiological, pathological, and molecular features of six cases. Neuropathology. 41(5): p. 335-348.

[26] Han, C. H. and Batchelor, T. T. (2017). Diagnosis and management of primary central nervous system lymphoma. Cancer, 123(22), 314–4324.

[27] Han, X., Ji, Y., Ouyang, M., et al. (2017). Efficacy and safety of HD - MTX based systemic chemotherapy regimens: Retrospective study of induction therapy for primary central nervous system lymphoma in Chinese. Scientific Reports, 7(1):17053.

[28] Dalia, S., Forsyth, P., Chavez, J., et al. (2014). Primary B - cell CNS lymphoma clinicopathologic and treatment outcomes in 89 patients from a single tertiary care center. International Journal of Hematology, 99(4), 450–456.

[29] Wu, J., Duan, L., Zhang, L., et al. (2018). Fotemustine, teniposide and dexamethasone versus high - dose methotrexate plus cytarabine in newly diagnosed primary CNS lymphoma: A randomised phase 2 trial. J Neurooncol. 140(2), 427–434.

[30] Burton, E. C., Ugiliweneza, B., Kolikonda, M. K., et al. (2017). A regional multicenter retrospective analysis of patients with primary central nervous system lymphoma diagnosed from 2000–2012: Treatment patterns and clinical outcomes. Cureus, 9(7):e1512.

[31] Makino, K., Nakamura, H., Hide, T., et al. (2015). Prognostic impact of completion of initial high - dose methotrexate therapy on primary central nervous system lymphoma: A single institution experience. International Journal of Clinical Oncology, 20(1), 29–34.

[32] Wang, H., Wang, M., Wei, J., et al. (2017). Primary central nervous system lymphoma: Retrospective analysis of 34 cases in a single centre. Journal of International Medical Research, 46(2), 883–894.

[33] Chamberlain MC. Salvage therapy with bendamustine for methotrexate refractory recurrent primary CNS lymphoma: a retrospective case series. J Neurooncol. 2014 May;118(1):155-62.

[34] Nagao, K., Nakamura, T., Tateishi, K., et al. (2018). [Efficacy and Safety of Salvage ESHAP Chemotherapy for Recurrent/Refractory PCNSL]. No Shinkei Geka. Neurological Surgery, 46(7), 575–581.

[35] Swinnen, L. J., O'Neill, A., Imus, P. H., et al. (2018). Phase II study of rituximab given in conjunction with standard chemotherapy in primary central nervous system lymphoma (PCNSL): A trial of the ECOG - ACRIN cancer research group (E1F05). Oncotarget, 9(1), 766–773.

[36] Biccler, J. L., Savage, K. J., Brown, P. D. N., et al. (2019). Risk of death, relapse or progression, and loss of life expectancy at different progression - free survival milestones in primary central nervous system lymphoma. Leukemia and Lymphoma, 60(10), 2516–2523.

[37] Bromberg, J. E. C., Issa, S., Bakunina, K., et al. (2019). Rituximab in patients with primary CNS lymphoma (HOVON 105/ALLG NHL 24): A randomised, open - label, phase 3 intergroup study. The Lancet Oncology (London), 20(2), 216–228.

[38] Ghesquieres, H., Chevrier, M., Laadhari, M., et al. (2019). Lenalidomide in Combination with Intravenous Rituximab (REVRI) in relapsed/ refractory primary CNS lymphoma or primary intraocular lymphoma: A multicenter prospective "Proof of Concept" Phase II study of the French Oculo - Cerebral Lymphoma (LOC) Network and the Lymphoma Study Association (LYSA). Annals of Oncology, 30(4), 621–628.

[39] Rubenstein, J. L., Geng, H., Fraser, E. J., et al. (2018). Phase 1 investigation of lenalidomide/rituximab plus outcomes of lenalidomide maintenance in relapsed CNS lymphoma. Blood Advances, 2(13), 1595–1607.

[40] Miyakita, Y., Ohno, M., Takahashi, M., et al.（2017）. Immunochemotherapy using rituximab（RTX）and high - dose methotrexate（HD - MTX）: An evaluation of the addition of RTX to HDMTX in recurrent primary central nervous system lymphoma（PCNSL）. Japanese Journal of Clinical Oncology, 47（10）, 919–924.

[41] Schmitt A.M., Herbrand A.K., Fox C.P., et al. Rituximab in Primary Central Nervous System Lymphoma-A Systematic Review and Meta-Analysis. Hematol. Oncol. 2019;37:548–557.

[42] Bromberg JEC, Issa S, Bakunina K, et al. Rituximab in patients with primary CNS lymphoma（HOVON 105/ALLG NHL 24）: a randomised, open-label, phase 3 intergroup study. Lancet Oncol. 2019 Feb;20（2）:216-228.

[43] Schmitt AM, Herbrand AK, Fox CP, et al. Rituximab in primary central nervous system lymphoma-A systematic review and meta-analysis. Hematol Oncol. 2019 Dec;37（5）:548-557.

[44] Holdhoff M, Ambady P, Abdelaziz A, et al. High-dose methotrexate with or without rituximab in newly diagnosed primary CNS lymphoma. Neurology. 2014 Jul 15;83（3）:235-9.

[45] Mutter J.A., Alig S., Lauer E.M., et al. MATRix induction followed by autologous stem cell transplant or whole-brain irradiation in primary CNS lymphoma. 7-year results of the IELSG32 randomized trial. Hematol. Oncol. 2021;39

[46] Marabelle A, Le DT, Ascierto PA, et al. Efficacy of Pembrolizumab in Patients With Noncolorectal High Microsatellite Instability/Mismatch Repair-Deficient Cancer: Results From the Phase II KEYNOTE-158 Study. J Clin Oncol. 2020 Jan 1;38（1）:1-10.

[47] Herbst RS, Giaccone G, de Marinis F, et al. Atezolizumab for First-Line Treatment of PD-L1-Selected Patients with NSCLC. N Engl J Med. 2020 Oct 1;383（14）:1328-1339.

[48] Armand P, Engert A, Younes A, et al. Nivolumab for Relapsed/Refractory Classic Hodgkin Lymphoma After Failure of Autologous Hematopoietic Cell Transplantation: Extended Follow-Up of the Multicohort Single-Arm Phase II CheckMate 205 Trial. J Clin Oncol. 2018 May 10;36（14）:1428-1439.

[49] Chen R, Zinzani PL, Lee HJ, et al. Pembrolizumab in relapsed or refractory Hodgkin lymphoma: 2-year follow-up of KEYNOTE-087. Blood. 2019 Oct 3;134（14）:1144-1153.

[50] Roemer MG, Advani RH, Ligon AH, et al. PD-L1 and PD-L2 Genetic Alterations Define Classical Hodgkin Lymphoma and Predict Outcome. J Clin Oncol. 2016 Aug 10;34（23）:2690-7.

[51] Nayak L, Iwamoto FM, LaCasce A, et al. PD-1 blockade with nivolumab in relapsed/refractory primary central nervous system and testicular lymphoma. Blood. 2017 Jun 8; 129（23）: 3071-3073.

[52] Yarchoan M, Hopkins A, Jaffee EM. Tumor Mutational Burden and Response Rate to PD-1 Inhibition. N Engl J Med. 2017 Dec 21; 377（25）:2500-2501.

[53] Terziev D, Hutter B, Klink B, et al. Nivolumab maintenance after salvage autologous stem cell transplantation results in long-term remission in multiple relapsed primary CNS lymphoma. Eur J Haematol. 2018 Jul;101（1）:115-118.

[54] Ambady P, Szidonya L, Firkins J, et al. Combination immunotherapy as a non-chemotherapy alternative for refractory or recurrent CNS lymphoma. Leuk Lymphoma. 2019 Feb; 60（2）: 515-518.

[55] Graber JJ, Plato B, Mawad R, et al. Pembrolizumab immunotherapy for relapsed CNS Lymphoma. Leuk Lymphoma. 2020 Jul; 61（7）: 1766-1768.

[56] de-la-Fuente C, Nuñez F, Cortés-Romera M, et al. Pembrolizumab for refractory primary mediastinal B-cell lymphoma with central nervous system involvement. Hematol Oncol. 2021 Aug; 39（3）:419-422.

[57] Grommes C, Pastore A, Palaskas N, et al. Ibrutinib Unmasks Critical Role of Bruton Tyrosine Kinase in Primary CNS Lymphoma. Cancer Discov. 2017 Sep;7（9）:1018-1029.

[58] Pouzoulet F., Rezai K., Li Z., et al. Preclinical Evaluation of Ibrutinib for Central Nervous System Lymphoma. Blood. 2016;128:4170.

[59] Goldwirt L, Beccaria K, Ple A, et al. Ibrutinib brain distribution: a preclinical study. Cancer Chemother Pharmacol. 2018 Apr; 81（4）: 783-789.

[60] Lionakis MS, Dunleavy K, Roschewski M, et al. Inhibition of B Cell Receptor Signaling by Ibrutinib in Primary CNS Lymphoma. Cancer Cell. 2017 Jun 12;31（6）:833-843.e5.

[61] Narita Y, Nagane M, Mishima K, et al. Phase I/II study of tirabrutinib, a second-generation Bruton's tyrosine kinase inhibitor, in relapsed/refractory primary central nervous system lymphoma. Neuro Oncol. 2021 Jan 30;23（1）:122-133.

[62] Mika T, Ladigan S, Baraniskin A, et al. Allogeneic hematopoietic stem cell transplantation for primary central nervous system lymphoma. Haematologica. 2020 Apr;105（4）:e160-e163.

[63] Coiffier B, Lepage E, Briere J, et al. CHOP chemotherapy plus rituximab compared with CHOP alone in elderly patients with diffuse large-B-cell lymphoma. N Engl J Med. 2002 Jan 24;346（4）:235-42.

[64] Braaten KM, Betensky RA, de Leval L, et al. BCL-6 expression predicts improved survival in patients with primary central nervous system lymphoma. Clin Cancer Res. 2003 Mar; 9（3）: 1063-9.

[65] Salem A.H., Badawi M.A., Place A.E., et al. Venetoclax Crosses the blood brain barrier: A pharmacokinetic analysis of the cerebrospinal fluid in pediatric leukemia patients. Blood. 2020; 136:30–31.

[66] Mondello P., Brea E.J., De Stanchina E., et al. Panobinostat acts synergistically with ibrutinib in diffuse large B cell lymphoma cells with MyD88 L265P mutations. JCI Insight. 2018;3

[67] Frigault MJ, Dietrich J, Gallagher KME, et al. Safety and efficacy of tisagenlecleucel in primary CNS lymphoma: a phase I/II clinical trial. Blood. 2022;139（15）:2306–2315.

[68] Roddie C, Dias J, O'Reilly M, et al. Relapsed/Refractory Primary CNS Lymphoma, Conference Abstract, European Hematology Association（EHA）2022. EHA Library. 06/10/22; 358317; P1460. EHA Library; 2022. Safety and efficacy findings of AUTO1, a fast-off rate CD19 CAR.

[69] Abramson JS, McGree B, Noyes S, et al. Anti-CD19 CAR T cells in CNS diffuse large-B-cell lymphoma. N Engl J Med. 2017; 377（8）: 783–784.

[70] Cook MR, Dorris CS, Makambi KH, et al. Toxicity and efficacy of CAR T-cell therapy in primary and secondary CNS lymphoma: a meta-analysis of 128 patients. Blood Adv. 2023 Jan 10;7（1）:32-39.

[71] Ferreri AJM, Cwynarski K, Pulczynski E, et al. Whole-brain radiotherapy or autologous stem-cell transplantation as consolidation strategies after high-dose methotrexate-based chemoimmunotherapy in patients with primary CNS lymphoma: results of the second randomisation of the International Extranodal Lymphoma Study Group-32 phase 2 trial [J]. Lancet Haematol, 2017,4（11）:e510-e523.

[72] Scordo M, Wang TP, Ahn KW, et al.Outcomes associated with thiotepa-based conditioning in patients with primary central nervous system lymphoma after autologous hematopoietic cell transplant [J]. JAMA Oncol, 2021, 7（7）: 993-1003.

[73] Steffanoni S, Calimeri T, Marktel S, et al. Diagnosis and Treatment Using Autologous Stem-Cell Transplantation in Primary Central Nervous System Lymphoma: A Systematic Review. Cancers（Basel）. 2023 Jan 15;15（2）:526.

[74] Ferreri A.J.M., Cwynarski K., Pulczynski E., et al. IELSG32 study investigators. Long-term efficacy, safety and neurotolerability of MATRix regimen followed by autologous transplant in primary CNS lymphoma: 7-year results of the IELSG32 randomized trial. Leukemia. 2022; 36: 1870–1878.

[75] Houillier C., Taillandier L., Dureau S., et al. Radiotherapy or autologous stem-cell transplantation for primary CNS lymphoma in patients 60 years of age and younger: Results of the intergroup ANOCEF-GOELAMS randomized phase II PRECIS study. J. Clin. Oncol. 2019; 37: 823–833.

[76] Houillier C., Dureau S., Aillandier L., et al. Radiotherapy or Autologous Stem-Cell Transplantation for Primary CNS Lymphoma in Patients Age 60 Years and Younger: Long-Term Results of the Randomized Phase II PRECIS Study. J. Clin. Oncol. 2022; 40: 3692–3698.

[77] Abrey L.E., Moskowitz C.H., Mason W.P., et al. Intensive methotrexate and cytarabine followed by high-dose chemotherapy with autologous stem-cell rescue in patients with newly diagnosed primary CNS lymphoma: An intent-to-treat analysis. J. Clin. Oncol. 2003; 21: 4151–4156.

[78] Colombat P., Lemevel A., Bertrand P., et al. High dose chemotherapy with autologous stem cell transplantation as first-line therapy for primary CNS lymphoma in patients younger than 60 years: A multicenter phase II study of the GOELAMS group. Bone Marrow Transplant. 2006; 38: 417–420.

[79] Illerhaus G., Marks R., Ihorst G., et al. High-dose chemotherapy with autologous stem-cell transplantation and hyperfractionated radiotherapy as first-line treatment of primary CNS lymphoma. J. Clin. Oncol. 2006; 24: 3865–3870.

[80] Kasenda B., Schorb E., Fritsch K., et al. Prognosis after high-dose chemotherapy followed by autologous stem-cell transplantation as first-line treatment in primary CNS lymphoma: A long-term follow-up study. Ann. Oncol. 2015; 26: 608–611.

[81] Alnahhas I., Jawish M., Alsawas M., Zukas A., Prokop L., Murad M.H., Malkin M. Autologous Stem-Cell Transplantation for Primary Central Nervous System Lymphoma: Systematic Review and Meta-analysis. Clin. Lymphoma Myeloma Leuk. 2019; 19: e129–e141.

[82] Gisselbrecht C, Glass B, Mounier N, et al. Salvage regimens with autologous transplantation for relapsed large B-cell lymphoma in the rituximab era. J Clin Oncol. 2010; 28: 4184–4190.

[83] Welch MR, Sauter CS, Matasar MJ, et al. Autologous stem cell transplant in recurrent or refractory primary or secondary central nervous system lymphoma using thiotepa, busulfan and cyclophosphamide. Leuk Lymphoma. 2015; 56(2): 361–367.

[84] Kasenda B, Ihorst G, Schroers R, et al. High-dose chemotherapy with autologous haematopoietic stem cell support for relapsed or refractory primary CNS lymphoma: a prospective multicentre trial by the German Cooperative PCNSL study group. Leukemia. 2017; 31: 2623–2629.

[85] Kondo E, Ikeda T, Izutsu K, et al. High-dose chemotherapy with autologous stem cell transplantation in primary central nervous system lymphoma: data from the japan society for hematopoietic cell transplantation registry. Biol Blood Marrow Transplant. 2019; 25(5): 899–905.

[86] Schorb E, Fox CP, Fritsch K, et al. High-dose thiotepa-based chemotherapy with autologous stem cell support in elderly patients with primary central nervous system lymphoma: a European retrospective study [J]. Bone Marrow Transplant, 2017, 52(8): 1113-1119.

[87] Schorb E, Kasenda B, Ihorst G, et al. High-dose chemotherapy and autologous stem cell transplant in elderly patients with primary CNS lymphoma: a pilot study. Blood Adv. 2020 Jul 28; 4(14): 3378-3381.

[88] Correa DD, Braun E, Kryza-Lacombe M, et al. Longitudinal cognitive assessment in patients with primary CNS lymphoma treated with induction chemotherapy followed by reduced-dose whole-brain radiotherapy or autologous stem cell transplantation. J Neurooncol. 2019 Sep; 144

（3）:553-562.

[89] Tsai P.F., Yang C.C., Chuang C.C., et al. Hippocampal dosimetry correlates with the change in neurocognitive function after hippocampal sparing during whole brain radiotherapy: A prospective study. Radiat. Oncol. 2015;10:253.

第 **10** 章
原发性中枢神经系统淋巴瘤的预后

刘 洁 关 晶 张建军 王博仪 张文学

PCNSL 的预后

PCNSL 预后标志物的识别使医生能够针对单个患者评估预后,并可能根据应用风险调整治疗策略。此外,重要预后标志物的知识对于前瞻性研究设计至关重要。

已经提出不同的预后评分系统。在一项大型回顾性研究中,国际结外淋巴瘤研究小组(IELSG)在 105 例 PCNSL 患者中确定了年龄>60 岁、东部合作肿瘤小组(ECOG)的表现状态>1、血清 LDH 水平升高、脑脊液蛋白浓度高、脑深部受损伤为预后较差的独立预测因素。有 0~1 个因素的患者 2 年生存率为 80%;有 2~3 个因素的患者 2 年生存率为 48%;有 4~5 因素的患

者 2 年生存率为 15%(图 10.1 A,表 10.1)。另一组研究人员提出了一个预后模型,根据年龄和表现状况将 PCNSL 患者分为 3 组:≤50 岁;年龄 > 50 岁且 KPS≥70;>50 岁且 KPS <70。基于这些划分,研究人员观察到总体生存期和无故障生存期的显著差异(图 10.1B,表 10.2)。这些预后模型被纳入 PCNSL 的前瞻性随机临床试验中作为分层变量。

PCNSL 预后分子标志物

在 PCNSL 中,常常发现胸腺细胞选择相关的基因 TOX 和 PRKCD 的双等位基因失活,而在 DLBCL 中没有发现。此外,

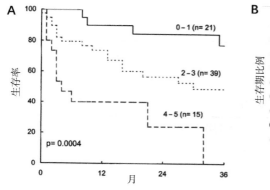
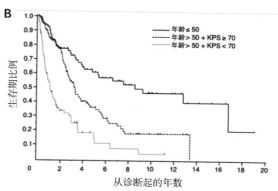

图 10.1 在一项大型回顾性研究中,国际结外淋巴瘤研究小组(IELSG)对 PCNSL 预后因素的分析。

PCNSL 中 MYD88 突变和 CDKN2 A 基因的双等位基因丢失也更为常见。PCNSL 相较于 DLBCL 具有更高的单核细胞趋化激活因子 1（MCP1）表达，这可能导致 MAPK 的酪氨酸磷酸化。基于以上信息，PCNSL 和 DLBCL 对于某些治疗药物具有细胞类型特异性的药物敏感性。例如，来那度胺对 ABC-DLBCL 和 CNS 淋巴瘤有效，而利妥昔单抗对 PCNSL 有效。PCNSL 与非中枢神经系统 DLBCL 相比，免疫反应较低，导致预后较差。

在 PCNSL 中，通过对癌症相关基因组进行基因测序，可以检测到一些与肿瘤相关的基因缺失，如 PIM1、MYD88、CD79B、DST、IRF4、ERBB3、MYH11、DCC 和 KMT2D。PCNSL 可以根据 CD208、S100、CD45RO 和 HLA-DR 等标记分为多个亚型。难治性复发获得性 MTX 耐药的 PCNSL 的细胞类型特异性尚未阐明。MTX 耐药的 PCNSL 细胞系 HKBML-MTX 和

TK-MTX,以及非 CNSL 细胞系 Raji-MTX 可用于体外模型。PD-L1 在 PCNSL 肿瘤（4.1%）和周围组织（52%）中的表达与干扰素 γ（IFN-γ）和 CD4 的表达相关，并且 IFN-γ 表达与 CD8 表达呈正相关，同时 PD-L1 的表达也与患者的生存期密切相关。而 HD-MTX（高剂量甲氨蝶呤）可提高 PCNSL 患者的生存率，但对位于大脑深部结构的 PCNSL 反应较差。HD-MTX 治疗引起了 23 个与治疗反应相关的基因的变化,基于 NGS 测序的全局表达谱分析可鉴定出与 MTX 耐药相关的基因,这些基因可能作为 PCNSL 患者预后的潜在标志物,分别为 FOXD2-AS1、MMP19、FABP5、CD70、CLCN2、HOXB9、INE1、LRP5 L、CSAD、MYLK-AS1、ZNF169、DHDH 和 IMPA2。此外，NRL、PRPF40B、RASGRP2、RUNX1、SMG1P1、TOP3B、TRIM66 和 ULK1 也被确定为候选预后标志物。这些信息提供了 PCNSL 与 DLBCL 之间的基因和细胞特征

表 10.1　国际结外淋巴瘤工作组（IELSG）预后指数

危险因素	得分	积分	危险分层
年龄大于 60 岁	1	0~1	低危
LDH 升高	1	2-3	中危
ECOG =2	1	4~5	高危
脑脊液蛋白升高	1		
颅内深部病变*	1		

注:*深部病变:侧脑室旁、基底节、脑干、小脑等。

表 10.2　美国斯隆–凯特琳癌症研究分析（MSKCC）预后模型

危险因素	危险分层
年龄≤ 50 岁	低危
年龄 >50 岁+KPS ≥70	中危
年龄 >50 岁 +KPS<70	高危

的比较,以及潜在的治疗靶点和预后标志物。

PCNSL 预后评估指数

目前主要采用国际结外淋巴瘤工作组(IELSG)(表10.1)和美国斯隆-凯特琳癌症研究所(Memorid Sloan-Kettering Cancer, MSKCC)推荐的预后评分进行综合预后评估。

参考文献

[1]　((2003) Prognostic scoring system for primary CNS lymphomas: the international extranodal lymphoma study group experience.)。

第**11**章
典型病例

尉辉杰　王　婷　关　晶　周子伟　郭嘉禾

　　本章主要介绍 3 例患有原发性中枢神经系统淋巴瘤患者的诊治过程,以期为临床个体化精准治疗提供参考。第一例为以高级神经功能障碍起病,经过影像学检查提示为 PCNSL,影像学显示右颞占位效应明显,患者有明显的颅内压增高,瘤周脑水肿严重,有诱发脑疝的风险,术前讨论后,进行多模态影像导航辅助右颞病损切除术。术后明确病理后,依据基因检测,并进行多学科诊疗(MDT),指定个体化综合治疗方案,转至血液内科进行 PCNSL 的个体化靶向治疗,患者影像学随诊提示好转明显。第二例为以高级神经功能障碍起病,经过影像学检查提示为 PCNSL,经基于多模态影像融合联合无框架立体定向技术(机器人脑精准穿刺活检术)明确病理后,依据基因检测,并进行多学科诊疗(MDT),指定个体化综合治疗方案,进行靶向治疗,患者影像学随诊提示好转明显,且临床症状也消失。第三例是一名中年男性患者,因高级神经活动障碍起病,入院后完善相关检查,提示左额占位,瘤周脑水肿十分明显,影像考虑为 PCNSL 可能大,病变的占位效应明显,且病变位于非功能区,遂实施导航辅助左额占位切除术,术后病理汇报后,行切除病变组织的基因检测,未见确切的有临床治疗意义的基因位点突变,遂给予大剂量甲氨蝶呤治疗

($3 g/m^2$),行 6 周期化疗,动态复查头增强 MRI,提示病变切除满意,治疗效果好,患者高级神经活动恢复至正常。

　　通过 3 种典型治疗策略的临床个案讨论,我们可以看到在现代医学技术的支持下,个体化精准治疗在淋巴瘤诊治中的重要作用。多模态影像融合和机器人穿刺技术为手术提供了精准指导,针对性的化疗和放疗则为病情控制和恢复提供了有效手段。在临床实践中,我们需要根据患者的具体情况制订个体化治疗方案,并进行细致的监测和随访,从而提高治疗效果和患者的生存质量。

多模态影像辅助右颞病损切除减瘤后实施药物治疗

病例介绍

　　患者,女,67 岁,主因"高级智能下降 2 个月,伴头痛 1 周"入院。患者于入院前 2 个月无明显诱因出现高级智能下降,表现为记忆力下降、易忘、注意力不集中、计算差、定向力差,呈逐渐加重趋势,言语可,命名辨物能力可,能简单理解周围的人和事,可书写,能朗读,无恶心、呕吐,无四肢抽搐,无发热,患者及家属未在意。于入院前 1 周患者

上述症状加重,伴头痛,伴间断恶心、呕吐,伴行走差,行走时向左侧倾斜。曾就诊于"外院"并行头 MRI 平扫,结果显示,右侧基底节区结节及右侧颞叶团块影,侧脑室及中线结构受压,考虑占位性病变,未行特殊治疗。后转诊至第二家医院,行头增强 MR 结果显示,右侧颞叶、基底节及下丘脑占位性病变,考虑淋巴瘤,并在外院行体部及头部 PET/CT(图 11.1)。结果显示,右额颞及基底节区占位呈现 FDG 高代谢,考虑中枢神经系统恶性淋巴瘤,给予对症治疗,病情进一步加重,至不能站立行走。我院门诊以"颅内占位性病变(多发)"收入院。专科查体:轻度嗜睡,轻呼唤可睁眼,能简单对答,勉强可从嘱,右利手,双侧瞳孔等大、等圆,L:R=2.5:2.5 mm,光反应(+)。双侧眼底呈橘红色,视乳头边界模糊,生理凹陷消失,无渗出, A:V=1:2。左侧肌力 3 级,右侧肌力 4 级,双侧肌张力未见明显增高或降低,左侧巴宾斯基征(+)。颈稍抵抗。查体配合差。

治疗

术前准备和治疗策略

患者入院后给予脱水降颅压、抑酸及补液等对症治疗。综合分析外院的影像学资料,判断该患者为脑淋巴瘤的可能性大,为减少后期对明确病理的干扰,遂患者入院后未行糖皮质激素治疗。患者入院后完善相关化验,多模态影像融合扫描(图 11.2)提示右侧颞叶及右侧基底节区多发占位,考虑中枢神经系统淋巴瘤可能性大。术前行心脏超声心动图、肺功能及双下肢动静脉 B 超,以评估病情,进行术前病例讨论,无手术禁忌,遂行多模态影像导航辅助右颞叶病损切除术(图 11.3)。

手术要点及术中所见

导航辅助下确定病变的边界和切除范围,见拟切除的目标病变位于右颞叶前部,累及颞中下回,局部皮层发红,周围脑回肿胀,脑沟变浅,脑组织张力高。导航辅助下,选择阀血管区仔细分离,剪开颞叶皮层局部的蛛网膜,经病变周围脑沟进入,切除病变,见病变累及皮层及皮层下白质,呈灰白色与灰红色相间,无包膜,质软,血供丰富,与周围脑组织无确切边界;术中在不同部位取多块肿瘤组织,送术中冰冻病理检查,结果显示为小细胞恶性肿瘤,考虑为 B 细胞性淋巴瘤可能性较大。导航辅助,显微镜软膜下最大范围切除右颞病变,沿着白质纤维束走行,"T1 增强右颞病灶影像学全切除(GTR),并切除病变周围部分水肿的脑组

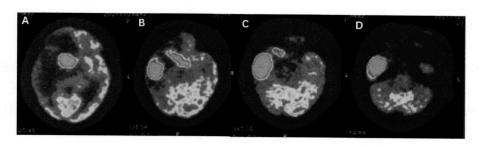

图 11.1 患者的头 PET/CT(FDG)。右侧基底节区-右侧额叶、右侧颞叶多发占位伴代谢异常增高,考虑颅内多发淋巴瘤水肿。

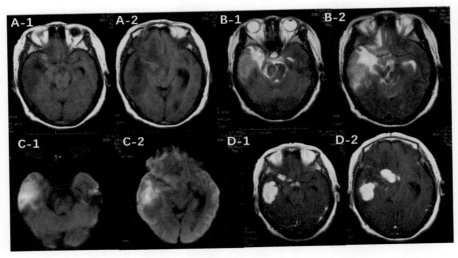

图 11.2　患者入院后的多模态影像融合扫描结果。

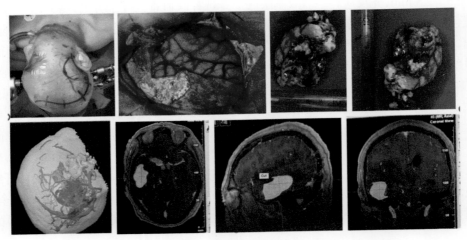

图 11.3　患者行多模态影像导航辅助右颞叶病损切除术。

织,手术顺利。

术后管理

　　术后予以止血、抑酸、脱水降颅压、应用糖皮质激素降低瘤周脑水肿及补液等治疗。术后 24 小时内复查头 CT 提示右颞病变切除满意,术区、硬膜下及硬膜外无出血（图 11.4）。

组织病理学诊断

　　术后将组织标本送检,行 HE 染色和免疫组化,结果提示（右颞及基底节区）弥漫大 B 细胞非霍奇金恶性淋巴瘤（图 11.5）。

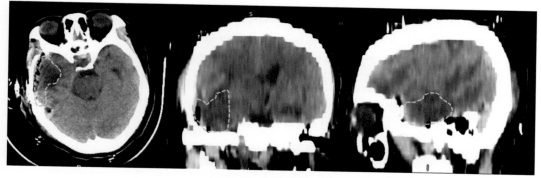

图 11.4 术后 24 小时内复查头 CT 结果。

11.1.4 肿瘤基因检测报告结果分析及解读

术后送检血液和组织样本，未检测到指南明确提及与弥漫大 B 细胞淋巴瘤预后不良及耐药相关基因变异，具体检测结果如表 11.1 所示。

多学科会诊意见

各科专家（神经影像、PET/CT 诊断中心、神经病理、放射治疗科、神经外科及血液内科）依次对该患者的临床症状/体征、病史、术前影像学特点、右侧病损切除减轻瘤负荷、术后影像学复查、术后病理组织及基因检测进行分析，一起床旁访视患者，查看患者的一般情况，结合国内外中枢神经系统淋巴瘤诊治的最新指南，有针对性地对诊断与鉴别诊断、后续综合治疗及预后进行解读等，给出 MDT 意见，由神经外科将最终诊疗意见告知患者家属，归纳如下：①结合组织学病理目前诊断为右颞及基底节区原发性中枢神经系统弥漫大 B 细胞性淋巴瘤，

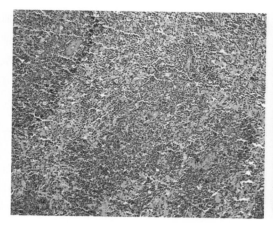
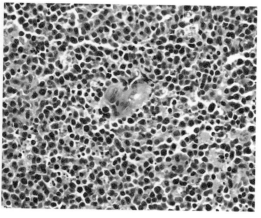

图 11.5 该患者右颞病变的典型 HE 照片和免疫组化结果。右颞及基底节区弥漫大 B 细胞性非霍奇金恶性淋巴瘤。免疫组化染色：CD20（+++）、CD79a（+++）、Pax-5（+++）、CD3（±）、Igκ（±）、Igλ（±）、c-Myc（20%+）、CD10（+）、Mum-1（+++）、Bcl-6（+++）、Bcl-2（80%+）、P53（1%+）、EBV（-）、CD68 组织细胞（+）、GFAP 脑组织（+）、Ki-67LI：95.20%。

表 11.1　术后血液和组织样本基因检测结果

外周血样本检出突变

基因	转录本编号	核苷酸 变化	氨基酸 变化	外显子 位置	变异类型	突变比例/ 拷贝数
KMT2D	NM_003482	c.1261A>G	p.K421E	exon10	错义突变	45.35%
RUNX1	NM_001754.4	1267_1268deli nsTA	p.R423Y	exon9	错义突变	1.29%

组织样本检出突变

基因	转录本编号	核苷酸 变化	氨基酸 变化	外显子 位置	变异类型	突变比例/ 拷贝数
KMT2D	NM_003482.3	c.16416C>A	p.Y5472*	exon53	无义突变	48.77%
KMT2D	NM_003482.3	c.1261A>G	p.K421E	exon10	错义突变	46.52%
B2M	NM_004048.2	c.64C>T	p.Q22*	exon1	无义突变	89.92%
GNA13	NM_006572.4	c.881A>G	p.D294G	exon4	错义突变	60.3%
PIM1	NM_002648.3	c.202C>G	p.H68D	exon3	错义突变	28.35%
PIM1	NM_002648.3	c.533A>G	p.N178S	exon6	错义突变	31.19%
CHD8	NM_001170629.1	c.7496C>A	p.P2499H	exon37	错义突变	1.35%
BCL3	NM_005178	c.220del	p.H74Tfs*31	exon1	移码突变	1%
CSF3R	NM_156039.3	c.432G>A	p.W144*	exon5	无义突变	20.63%

Ki-67LI: 95.20%。②后期建议转至血液内科继续治疗, 具体方案需要入住血液内科评估后决定。③该患者为原发性中枢神经系统淋巴瘤, 系统联合靶向治疗为该患者综合治疗中的第一步, 治疗期间需行随诊复查, 必要时行腰穿和脑脊液细胞学检查, 告知存在脑脊液播散的可能, 以及系统治疗联合靶向的获益及风险。若病情进展, 可联合给予脑部放疗 (具体方案需要在我院血液科治疗期间与放射治疗科再次会诊确定), 决定治疗的方式及时间 (放疗科定期随诊复查)。④血液科专家向患者家属充分告知病情, 以及下一步治疗的必要性并发症, 该患者术前病情进展快, 后期可能存在对各项治疗方案的敏感性和耐受性差, 预期生存期短等, 家属知情理解认可后, 要求转至血液科继续治疗。⑤向患者及家属告知其他相关情况 (包括随诊要求, 每 1~3 个月行头增强 MRI)。⑥相关内科门诊随诊, 治疗基础病。⑦向患者及家属告知其他相关情况。

转至血液科完成后续综合治疗及随访

经神经外科、影像科、PET/CT、放疗、血液科专家联合会诊, 初步诊断为 "原发性中枢弥漫大 B 细胞淋巴瘤", 根据患者疾病特征建议首先予以药物治疗, 遂转往血液内科予 CD20 单抗 (700 mg d0) 联合替莫唑胺 (300 mg qd d1-5)、泽布替尼 (160 mg bid d1-28）、来那度胺（25 mg qd d1-10）治疗,经过 6 个疗程后患者症状明显缓解,复查头部 MRI 示"右侧颞及右侧基底节区肿块影较前明显减小,周围水肿带基本消失,达到完全缓解状态（图 11.6）。

小结

众所周知,原发于中枢神经系统的淋巴瘤无系统性淋巴瘤的诊断依据,其诊断更加依赖于颅内的组织病理。对于颅内占位效应明显,病情进展迅速,有恶性颅内压增高,易诱发脑疝,瘤周脑水肿明显,且病变位于非重要功能区（哑区）者,可以实施多模态影像融合,借助导航和术中 B 超等技术,对病灶实施切除,能达到减轻肿瘤负荷,缓解临床症状,为后续综合治疗争取时间。有研究显示,对具有上述特征的病理,实施开颅病变切除与单纯穿刺活检术比较,开颅切除病变能延长患者的生存期,提高患者的无症状生存时间。该治疗模式还可以获得足够

多的肿瘤组织,提高了中枢神经系统淋巴瘤的确诊率,为后续治疗提供了重要依据,改善了该疾病患者整体的治疗结局。CNSL 由于血脑屏障的存在,治疗存在很大困难,至今无标准的治疗方案。国内外专家探索以 BTK 抑制剂为代表的小分子靶向药治疗 CNSL,在多项临床试验中显示出了较好的疗效,为 CNSL 的治疗提供了新选择。

无框架立体定向脑精准活检明确病理后实施综合治疗

病例介绍

患者,女,62 岁,主因"记忆力减退 3 周,发现颅内多发占位 2 周"入院。患者于入院前 3 周无明显诱因出现记忆力减退,不伴晕厥、头晕、头痛,不伴视物模糊,无癫痫样发作,无四肢肌力下降。2 周前患者就诊于当

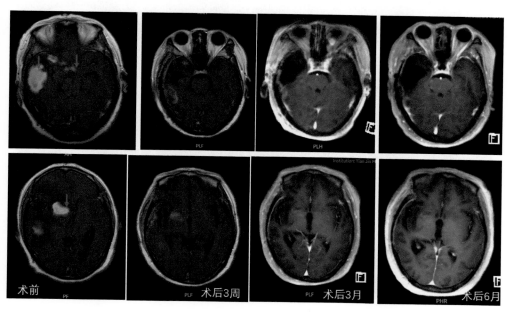

图 11.6 患者经过系统治疗后的影像学随访,达到完全缓解的状态。

地医院,行头 MRI 平扫提示左侧额叶、右侧枕叶、双侧穹隆多发占位性病变。患者在我院门诊以"颅内多发占位"入院。专科查体:神清。GCS:15 分。MMSE 评分 22 分。KPS 评分 80 分。

治疗

术前准备和治疗策略

患者入院后给予脱水降颅压、抑酸及补液等对症治疗。综合分析外院的影像学资料,判断该患者为脑淋巴瘤的可能性大,为减少后期对明确病理的干扰,遂患者入院后未行糖皮质激素治疗。患者入院后完善相关化验,多模态影像融合扫描(图 11.7)提示右侧颞枕叶、右侧顶叶、左侧额叶及胼胝体多发肿块及结节,双侧侧脑室壁部分线状强化,考虑淋巴瘤可能性大。并行头 PET/CT 提示:双侧胼胝体体部、左侧额叶、右侧颞叶、右侧枕叶多发 MET 异常浓集灶,病变边界清晰,较大者位于右侧枕叶,大小约 2.9 cm × 2.1 cm,L/W_{MET} 约为 6.3。相同部位 FDG 浓集水平亦明显增高,程度高于对侧正常皮质,L/W_{FDG} 约为 8.0,考虑为高级别脑肿瘤,淋巴瘤可能性大(图 11.8)。术前行心脏超声心动图、肺功能及双下肢动静脉 B 超,以评估病情,进行术前病例讨论,

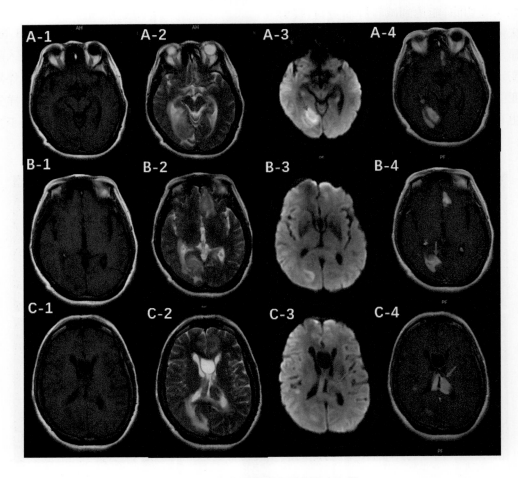

图 11.7　患者的多模态影像融合扫描。

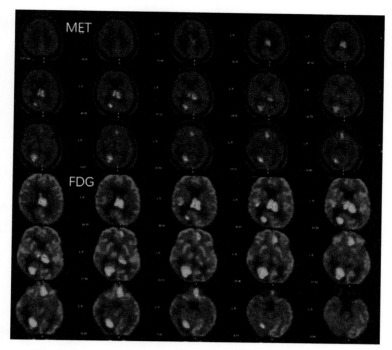

图 11.8　患者的头 PET/CT 影像特征（ MET 和 FDG 双代谢 ）。

无手术禁忌,遂行多模态影像引导下无框架立体定向脑精准活检术(图 11.9)。

手术要点及术中所见

机器人(无框架立体定向)辅助下确定病变的体表投影,选择右颞枕为靶穿刺区(病变在 T1 上的强化区与头 PET/CT 高代谢区融合的中心),设计穿刺路径(与纤维长轴平行,避开穿刺路径上的血管和重要结构,并以穿刺的入颅点为中心标记右颞枕纵行直切口线,长约 4 cm。机器人辅助下确

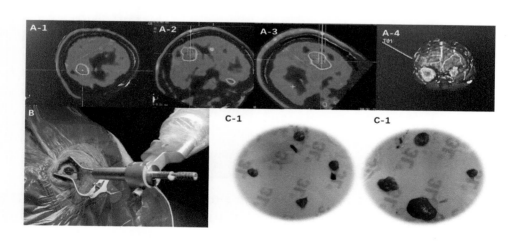

图 11.9　多模态影像融合指导下无框架立体定向右颞枕病变精准穿刺活检术。

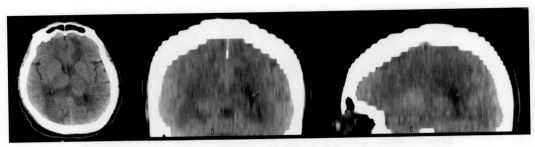

图 11.10　术后 24 小时内复查头 CT 结果。

定钻孔位置,以穿刺的入颅点为中心钻骨孔 1 处,硬膜电凝针辅助刺破硬膜,机器人辅助定位下用 Leksell 活检针穿刺靶点,分别在 12-3-6-9 点位负压回抽吸取活检 4 块;然后在同一穿刺路径上回退穿刺针约 1 cm,再次分别于 12-3-6-9 点位负压回抽吸取活检 4 块,病变呈灰白色,质软,无包膜,血运丰富,并将活检得到的 8 小块组织送检,以明确病理。

术后管理

　　术后予以止血、抑酸、脱水降颅压、应用糖皮质激素降低瘤周脑水肿及补液等治疗,

术后 24 小时内复查头 CT 提示病变穿刺位置精准,术区、硬膜下及硬膜外无出血(图 11.10)。

组织病理学诊断

　　术后将活检所获的标本送检,行 HE 染色和免疫组化,结果提示右颞枕叶弥漫大 B 细胞非霍奇金恶性淋巴瘤(图 11.11)。

肿瘤基因检测报告结果分析及解读

　　术后送检血液和组织样本,具体检测结果如表 11.2 所示。该患者的基因检测报告

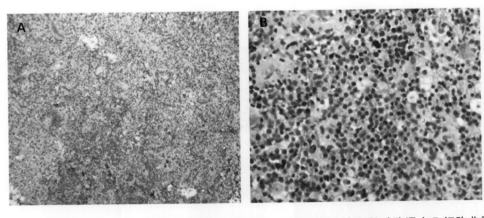

图 11.11　穿刺组织的 HE 组织病例及免疫组织化学结果。病理诊断为右颞枕叶弥漫大 B 细胞非霍奇金恶性淋巴瘤。免疫组化染色: CD20(+++)、CD79(+++)、Pax-5(+++)、CD3(+)、Igκ(±)、Igλ(±)、c-Myc(45%+)、CD10(++)、Mum-1(+++)、Bcl-6(++)、Bcl-2(95%+)、P53(10%+)、CD30(-)、EBV(-)、CD68 组织细胞(+)、GFAP 脑组织(+)、Ki-67LI:77.5%。

显示 MYD88p.L252P 突变,突变丰度为 37.62%,具有临床意义。研究显示 MYD88 突变型弥漫性大 B 细胞淋巴瘤（DLBCL）患者的 5 年总生存期显著低于 MYD88 野生型。另有研究显示,携带 MYD88 基因突变的弥漫性大 B 细胞淋巴瘤患者对 BTK 抑制剂存在敏感性。此外,CD79B 和 MYD88 基因反复突变是原发性中枢神经系统淋巴瘤的标志。

多学科会诊意见及治疗

经神经外科、影像科、PET/CT、放疗科、血液科专家联合会诊,初步诊断为"原发性中枢弥漫大 B 细胞淋巴瘤",根据患者疾病特征建议首先予以药物治疗,遂转往血液内科予 CD20 单抗（700 mg d0）联合替莫唑胺（300 mg qd d1~5）、泽布替尼（160 mg bid d1~28）、来那度胺（25 mg qd d1~10）治疗,一个疗程后患者症状明显缓解,复查头部 MRI 示"右侧颞枕叶、双侧侧脑室体部偏后部之间、左侧额叶多发结节及肿块影较前明显减小,周围水肿带基本消失"。第 2 个疗程后复查头部 MRI,上述病灶进一步减小。

患者一般情况及生活质量获得极大改善（图 11.12）。

小结

该患者首先进行了多模态影像检查,包括 MRI、CT 等,以确定病灶位置和大小。通过影像融合技术,确定了活检靶病灶的范围,应用机器人穿刺活检取得肿瘤组织,创伤小、效率高,明确了疾病诊断和病理类型,为后续治疗提供了重要依据。对于原发性中枢神经系统淋巴瘤,经典的治疗手段为高剂量甲氨蝶呤和全脑放射治疗,但存在黏膜损伤、骨髓抑制及认知功能减低等不良反应。近年来,小分子靶向药应用于中枢神经系统肿瘤取得了良好疗效,尤其对于高龄及虚弱患者亦可耐受。本例患者初治时体能状态差,并且合并新型冠状病毒肺炎,难以耐受放疗和高剂量甲氨蝶呤治疗,予以 CD20 单抗联合能够穿透血脑屏障的小分子靶向药替莫唑胺、泽布替尼、来那度胺治疗,取得了快速、明显的疗效。

表 11.2 穿刺组织的基因检测现实临床有意义的变异

基因	转录本	外显子	核苷酸变异	氨基酸变异	变异类型	突变丰度	变异等级
MYD88	NM_002468	exon5	c.755T>C	p.L252P	SNV	37.62%	II类
PIM1	NM_002648	exon1	c.3G>A	p.M1I	SNV	34.81%	II类
PIM1	NM_002648	exon2	c.172G>A	p.V58I	SNV	41.48%	II类
PIM1	NM_002648	exon3	c.237G>C	p.E79D	SNV	39.68%	II类
PIM1	NM_002648	exon4	c.296G>A	p.G99D	SNV	78.71%	II类
CD79A	NM_001783	exon5	c.568-6_606del	splicing	DEL	29.51%	II类
DTX1	NM_004416	exon2	c.74T>A	p.V25E	SNV	26.61%	II类
DTX1	NM_004416	exon2	c.252G>C	p.Q84H	SNV	58.12%	II类

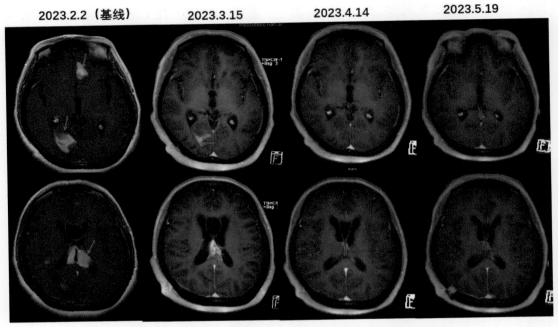

图 11.12　患者经过系统治疗后的影像学随访，达到完全缓解的状态。

多模态影像联合导航辅助左额病变切除明确病理后行大剂量甲氨蝶呤化疗，达到完全缓解状态

病例介绍

患者，男，54 岁，主因"高级神经活动障碍半个月，病情加重伴头痛 7 天"入院。患者于入院前半个月无明显诱因出现高级神经功能障碍，表现为记忆力下降，注意力不集中，计算不能，定向力差，言语可，命名辨物能力可，能简单理解周围的人和事，可书写，能朗读，无恶心、呕吐，无四肢抽搐，无发热，患者及家属未在意。于入院前 7 天，上述症状加重，出现言语不利，表现为用词单调，理解力差，伴头痛，呈钝痛，以左额颞部

为著，无口角歪斜，无吞咽困难，无声音嘶哑，遂于入院前 6 小时以"智能减退"入神经内科，行头 MRI 平扫，左额部可见团块样等 T1、等 T2 信号肿块影，大小约为 4.9× 3.4×3.8 cm³，DWI 呈高信号，肿块内可见长 T1、长 T2 信号，DWI 呈低信号，周围可见大片稍长 T1、稍长 T2 信号水肿带，左侧侧脑室受压变窄，中线结构右偏（图 11.13 A）。请神经外科会诊后，以左额占位收入院。专科查体：神清，GCS：15 分。MMSE 评分 12 分。记忆力下降，计算不能，定向力差，言语可，命名辨物能力可，能简单理解周围的人和事，可书写，能朗读。KPS 评分：80 分。

治疗

术前准备和治疗策略

患者入院后分析头 MRI 平扫提示左额占位效应明显，瘤周脑水肿严重，患者临床

症状明显,当时考虑为"脑膜瘤"可能,遂给予甲泼尼松龙 40 mg,每日 2 次,以降低瘤周脑水肿,同时给予脱水降颅压、抑酸及补液等对症治疗。对症治疗 5 天后,患者症状缓解明显,并行头 MRI 增强,提示左额占位明显缩小,瘤周脑水肿明显缓解,结合病变的强化特点,脑淋巴瘤不能除外(图 11.13)。头 PET/CT 提示,左额呈 MET 和 FDG 异常代谢,考虑为高级别脑肿瘤,淋巴瘤可能性大(图 11.14)。术前行心脏超声心动图、肺功能及双下肢动静脉 B 超,以评估病情,进行术前病例讨论,认为病变占位效应明显,位于额极,临床症状主要是瘤周脑水肿所致,行左额病变影像学全切对患者功能无明显影响,无手术禁忌,遂行多模态影像导航辅助左额占位切除术(图 11.15)。

手术要点及术中所见

导航指引下确定病变的位置和边界,可见病变位于左前额叶,局部脑回肿胀,脑沟变浅;电灼预切除病变四周的脑沟,勾勒切除范围,经脑沟进入并切开皮层及皮层下白质,导航辅助显微镜下扩大切除肿瘤,病变呈灰白和灰黄相间,中间有部分灰红色的坏死组织,质软,无包膜,血供丰富,与周围脑皮层及深部白质间无明确界限,显微镜下对其进行全切,内侧至大脑镰,内下可见大脑镰下,最后形成一个约 5.0×4.5×3.5 cm³ 大小的残腔。

术后管理

术后予以止血、抑酸、脱水降颅压、应用糖皮质激素降低瘤周脑水肿及补液等治疗。术后 24 小时内复查头 CT 提示左额占位切除满意,术区、硬膜下及硬膜外无出血。术后行腰穿及 CSF 细胞学提示(脑脊液)未见肿瘤细胞。

组织病理学诊断

术后我们将所获取的组织标本送检,行

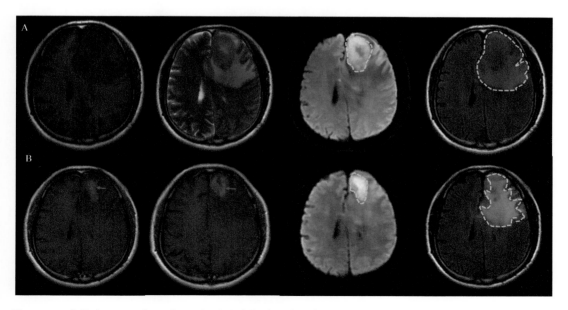

图 11.13　术前头 MRI 平扫及增强。(A)患者初诊于神经内科的头 MRI。(B)给予糖皮质激素治疗后,左额病变明显缩小,呈不均匀强化。

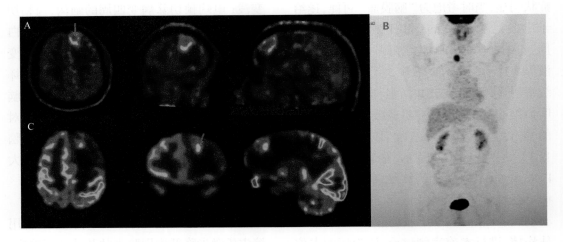

图 11.14　患者术前头及体部 PET/CT 结果显示左额病变呈 MET 和 FDG 异常代谢,体部 PET/CT 未见肿瘤征象,综合考虑后诊断为原发性中枢神经系统淋巴瘤可能性大。

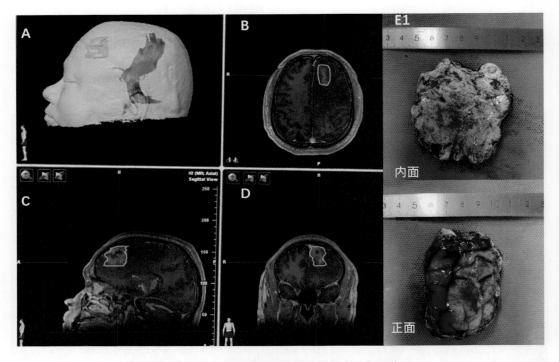

图 11.15　多模态影像导航辅助左额占位切除术。

HE 染色和免疫组化,结果提示(右颞叶)弥漫大 B 细胞性非霍奇金恶性淋巴瘤(图 11.16)。

多学科会诊意见

经神经外科、影像科、PET/CT、放疗科、血液科专家联合会诊,初步诊断为"原发性中枢弥漫大 B 细胞淋巴瘤"。结合患者的相关理化指标及临床特点,推荐给予大剂量甲氨蝶呤(3 g/m²)。患者在 5 日内分别按照水化、碱化尿液、大剂量甲氨蝶呤(7 g)及叶酸解毒等原则进行化疗,化疗过程顺利。化疗结束后 72 小时内检测甲氨蝶呤浓度,符合标准。随后给予患者 6 周期大剂量甲氨蝶呤,患者影像学病灶消失明显,临床症状也完全缓解,达到 CR(图 11.17)。

小结

原发性中枢神经系统淋巴瘤在影像学上有时难以与脑膜瘤相鉴别,该例患者在收入院之初,临床症状严重,头 MRI 显示瘤周脑水肿十分明显,被误认为是"脑膜瘤"。使用糖皮质激素后患者的临床症状缓解明显,影像学复查提示左额病变显著缩小,这些体现了该疾病对糖皮质激素的敏感性,也表明 PCNSL 具有"鬼影征"的特点。治疗小组对该病例最终实施了左额占位切除术,术后明确了病理,并进行了大剂量甲氨蝶呤系统治疗。目前术后生存超过 3 年,影像学复查仍未见任何复发征象,患者高级智能正常,处于完全缓解状态。从单个病例视角,某反映了影像学全切除术(GTR)在治疗 PCNSL 方面所取得的良好效果,但尚缺乏充足的循证医学证据,有待通过大宗病例的研究获得。然而,手术切除中枢神经系统淋巴瘤也存在风险,如手术创伤和术后神经功能障碍等。因此,在选择手术治疗时应综合考虑个体情况和风险获益比。

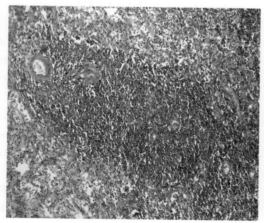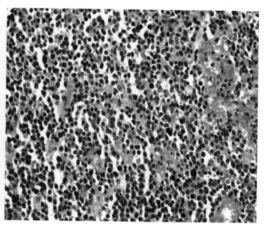

图 11.16 左额占位的 HE 组织病理及免疫组织化学结果。左额叶弥漫大 B 细胞性非霍奇金恶性淋巴瘤。免疫组化染色:LCA(+++)、CD20(+++)、CD79a(+++)、CD3(+)、CD45R0(+)、Igκ(±)、Igλ(-)、bcl-2(+++)、CD68(+)、EBV(-)、GFAP 脑组织(+)、Ki-67LI:75.20%。

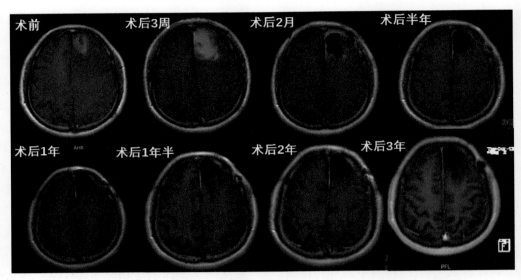

图 11.17　患者经过 6 周期大剂量 MTX 治疗后的影像学随访，达到完全缓解。

参考文献

[1] Bessell EM，Graus F，Lopez-Guillermo A，et al. Primary CNS lymphoma：The role of surgery for consolidation of first complete remission. British Journal of Haematology. 2017；176（5）：790-794.

[2] Ferreri AJM，Reni M，Foppoli M，et al. High-Dose Chemotherapy and Autologous Stem Cell Transplantation in Patients with Primary CNS Lymphoma：Treatment Results and Prognostic Factors. Neurology. 2002；58（1）：131-133.

[3] Ferreri AJM，Blay J-Y，Reni M，et al. Prognostic scoring system for primary CNS lymphomas：The International Extranodal Lymphoma Study Group experience. Journal of Clinical Oncology. 2003；21（2）：266-272.

[4] Grommes C，Rubenstein JL，DeAngelis LM，et al. Prognostic models for primary CNS lymphoma：What is the best model and why？ Neuro-oncology. 2013；15（3）：302-304.

[5] Abrey LE，Batchelor TT，Ferreri AJM，et al. Report of an international workshop to standardize baseline evaluation and response criteria for primary CNS lymphoma. Journal of Clinical Oncology. 2005；23（22）：5034-5043.

[6] T Calimeri，S Steffanoni，F Gagliardi，et al. How we treat primary central nervous system lymphoma. ESMO Open.2021,6（4）：100213.

[7] Chen T，Liu Y，Wang Y，et al.Evidence-based expert concensus on the management of primary centralnervous system lymphoma in China.J Hematol Oncol. 2022,15（1）：136.

[8] Grommes C，Rubenstein JL，DeAngelis LM，et al. Comprehensive approach to diagnosis and treatment of newly diagnosed primary CNS lymphoma.Neuro Oncol. 2019，21（3）：296-305.

[9] Yoon WS，Park JS，Kim YI，et al. High-dose methotrexate monotherapy for newly diagnosed primary centralnervous system lymphoma. Asia Pac J Clin Oncol. 2021,17（1）：123-130.

[10] Soussain C，Suzan F，Hoang-Xuan K，et al. Results of intensive chemotherapy followed by hematopoietic stem-cell rescue in 22 patients with refractory or recurrent primary CNS lymphoma or intraocular lymphoma. J Clin Oncol. 2001；19（3）：742-749.

[11] Grommes C，DeAngelis LM. Primary CNS

Lymphoma. J Clin Oncol. 2017; 35（21）: 2410-2418.

[12] Nayak L, Iwamoto FM, LaCasce A, et al. PD-1 blockade with nivolumab in relapsed/refractory primary central nervous system and testicular lymphoma. Blood. 2017;129（23）:3071-3073.

[13] Schmitt AM, Ansell SM. Refining the treatment of primary central nervous system lymphoma. Blood. 2017;129（23）:3074-3075.

[14] Roche-Lestienne C, Soenen-Cornu V, Grardel-Duflos N, et al. Several types of mutations of the Abl gene can be found in chronic myeloid leukemia patients resistant to STI571, and they can preexist to the onset of treatment. Blood. 2002;100（3）:1014-1018.

[15] Abrey LE, Batchelor TT, Ferreri AJM, et al. Report of an international workshop to standardize baseline evaluation and response criteria for primary CNS lymphoma. Journal of clinical oncology : official journal of the American Society of Clinical Oncology. 2005;23（22）:5034-5043.

[16] Flemming PD, Nagesh V, Rao GX, et al. Primary central nervous system lymphoma presenting as a dural-based mass: a radiologic-pathologic study of 36 cases. American journal of neuroradiology. 2006;27（3）:520-526.

[17] Grisold W, Radaskiewicz TH, Steiner I, et al. Primary central nervous system lymphoma: a clinical study of 59 patients. Journal of neuro-oncology. 1987;5（2）:167-179.

[18] Mohile NA, Forsyth P, Stewart D, et al. Imaging primary central nervous system lymphoma: initial evaluation, surveillance, and response assessment. Neuro-oncology. 2011; 13（1）: 110-121.

[19] Lai R, Rosenblum MK, DeAngelis LM. Primary CNS lymphoma: a whole-brain disease? Neurology. 2002;59（10）:1557-1562.

[20] Ferreri, A. J., Cwynarski, K., Pulczynski, E., et al.（2016）. Chemoimmunotherapy with methotrexate, cytarabine, thiotepa, and rituximab （MATRix regimen） in patients with primary

CNS lymphoma: Results of the first randomisation of the International Extranodal Lymphoma Study Group-32 （IELSG32）phase 2 trial. The Lancet Haematology, 3（5）, e217-e227.

[21] Nayak, L., Iwamoto, F. M., LaCasce, A., et al.（2015）. PD-1 blockade with nivolumab in relapsed/refractory primary central nervous system and testicular lymphoma. Blood, 126（23）, 2746-2753.

[22] Chapuy, B., Roemer, M. G., Stewart, C., et al.（2016）. Targetable genetic features of primary testicular and primary central nervous system lymphomas. Blood, 127（7）, 869-881.

[23] Schwindt, H., Vater, I., Kreuz, M., et al. （2015）. Chromosomal abnormalities and aberrant gene expression patterns in primary central nervous system lymphomas. Clinical Cancer Research, 21（17）, 3989-3997.

[24] Tunon-Ortega, A., Martinez-Delgado, B., Urioste, M., Fernandez-Piqueras, et al.（2007）. Primary central nervous system lymphoma: recurrence of a PDCD4-CRLF2 positive tumor and isolated central nervous system relapse of a CRLF2 overexpressing leukemia. Leukemia research, 31（11）, 1559-1562.

[25] Camilleri-Broët, S., Crinière, E., Broët, P., Delwail, V., et al（2006）. A uniform activated B-cell–like immunophenotype might explain the poor prognosis of primary central nervous system lymphomas: analysis of 83 cases. Blood, 107 （1）, 190-196.

[26] Montesinos-Rongen, M., Brunn, A., Bentink, S., et al.（2008）. Gene expression profiling suggests primary central nervous system lymphomas to be derived from a late germinal center B cell. Leukemia, 22（2）, 400-405.

[27] Tunon-Ortega, A., Rubio-Moscardo, F., & Climent, J.（2016）. Gene expression profile of primary central nervous system lymphoma. Journal of cellular and molecular medicine, 20（4）, 689-699.

第12章

原发性中枢神经系统淋巴瘤的
危险因素及预防

刘　洁　尉辉杰　郭嘉禾　王博仪　张建军

原发性中枢神经系统淋巴瘤是一种罕见且高度恶性的疾病,通常发生在脑、脊髓和眼部。这种疾病不仅严重影响患者的生活质量,而且对患者的生命带来了巨大的威胁。预防和护理对于 PCNSL 管理至关重要,有利于正常人群减少罹患 PCNSL 的概率,潜在高危人群进行早期诊断并及时就医,患者及医护人员了解管理策略及避免并发症。除 PCNSL 特异性的危险因素及预防策略外,其他癌症相关的危险因素及预防要点也应被考虑在内。

原发性中枢神经系统淋巴瘤的危险因素

根据 WHO 对于癌症的报告,癌症的发生是由于内部遗传因素与 3 种外部因素相互作用的结果,3 种外部因素包括物理致癌物、化学致癌物及生物致癌物。PCNSL 也是由上述致癌因素所引起,已经被证实的 PCNSL 相关危险因素主要包括高龄、免疫抑制状态、电离辐射、既往癌症病史及癌症家族史。

年龄

癌症发病率随着年龄的增长而急剧上升,这不仅是 PCNSL 发病的危险因素,也是其他癌症相关的危险因素。随着年龄的增长,整体风险不断积累,而细胞修复机制的有效性则呈下降趋势。根据美国国立癌症研究所监测、流行病学及结局项目数据库(Surveillance Epidemiology and End Results, SEER)统计,在免疫功能正常的人群中, 65 岁以上男性和女性的 PCNSL 发病率显著增加,男性和女性年发病率每年增加 1.7% 和 1.6%,但在其他年龄组中保持稳定。

免疫抑制

免疫抑制是指免疫系统的激活或功能降低。当患者处于免疫抑制状态,如 HIV 感染者和实体器官移植受者,非霍奇金淋巴瘤(NHL)风险会显著升高。在免疫抑制的情况下,大多数 PCNSL 是由于 EBV 免疫监视丧失引起的,导致 EBV 驱动的淋巴增殖。根据 SEER 数据库的统计,在艾滋病流行之初, HIV 感染者的 PCNSL 罹患率比普通人群高 5000 倍。但随着 HAART 的推广, 2014 年艾滋病病毒感染者的 PCNSL 罹患率仅比普通人群高 50 倍。1992—1996 年, PCNSL 患者中有 64.1% 感染 HIV,而在 2007—2011 年,这一数字降至 12.7%。

实体器官移植受者服用抑制免疫系统

的药物以防止器官排斥。据报道,该人群中高达 15% 的 NHL 病例会累及中枢神经系统,并且与较低的生存率相关。根据 SEER 数据库的统计,整体实体器官移植受者发生率约为 0.9%,1992 年至 2011 年间,移植受者中发生的 PCNSL 病例比例略有增加,但仍然很低。移植相关的 PCNSL 的原因尚不清楚。也有学者认为使用免疫抑制药物来治疗老年人的自身免疫性疾病可能会导致 PCNSL 发病率上升,但这种说法仍有待进一步证实。

近年来,PCNSL 在免疫功能良好的人群中的发病率不断上升。在免疫能力强的老年人中,PCNSL 率的增加可能反映了老龄化人口的增加,老年人的抗肿瘤免疫缺陷或成像技术的改进,更好的诊断和监测。

电离辐射

职业、环境和诊断医疗环境中反复或长期低剂量辐射暴露会使细胞基因发生突变而增加肿瘤的发生率。电离辐射与癌症的发生具有明显的正相关。电离辐射可能会诱发造血系统肿瘤,包括白血病和淋巴瘤等,但该结论目前还存在争议。原子弹爆炸幸存者中,白血病超额相对危险度通常随着年龄的增长或暴露时间的延长而下降,但辐射相关的超额相对危险度却没有下降,特别是急性髓系白血病。男性的辐射暴露与非霍奇金淋巴瘤的发生之间存在辐射剂量反应,但女性没有这种关系。一项针对工业和医疗环境中接触辐射的工作人员的研究,证明长期低剂量辐射暴露与白血病之间存在正相关性,这种关联在慢性粒细胞白血病中最为显著,对于急性粒细胞白血病、急性淋巴细胞白血病、霍奇金淋巴瘤、非霍奇金淋巴瘤和多发性骨髓瘤而言,存在正相关但辐射剂量反应并不明确。

总体而言,辐射暴露与淋巴瘤之间存在剂量依赖性正相关关系并没有具体到 PCNSL,男性的相关性比女性更强,然而这种关联的程度不够明确,需要进一步研究。多数研究中更多的分类是霍奇金淋巴瘤与非霍奇金淋巴瘤,这种不同疾病的广泛分类可能会掩盖某些亚型之间更强的关联,每种亚型都有不同的起源细胞,不利于识别各亚型及各部位肿瘤发病风险。

既往癌症病史及癌症家族史

癌症治疗目前正飞速发展,各种新兴治疗方法层出不穷。而癌症治疗的成功导致越来越多的癌症患者罹患第二原发癌症的风险上升。治疗或疾病引起的免疫功能抑制可能会使癌症患者易患第二种恶性肿瘤。根据 2003 年瑞典的一项研究指出,男性和女性癌症患者罹患非霍奇金淋巴瘤标化发病率分别为每 10 万人 6.4 和 12.5,这项研究的发表时间早于各类靶向药物、免疫检查点抑制剂及肿瘤电场治疗的上市时间,因此并不能代表目前标化发病率,这一数据已经超过了当前中国及全球正常人群的非霍奇金淋巴瘤的标化发病率。而 GBD 的数据显示非霍奇金淋巴瘤的标化发病率为 5.91/10 万人。根据中国疾病预防控制中心显示,2019 年中国非霍奇金淋巴瘤标化发病率为 4.99/10 万人。随着非霍奇金淋巴瘤发病率的逐渐增加及癌症患者长期生存率的增长,癌症病史这一危险因素不可忽视。

除自身癌症风险外,家族癌症病史也是被经常关注的危险因素。非霍奇金淋巴瘤的家族风险主要受血液系统淋巴增殖性恶性肿瘤而非其他癌症的影响。目前仍缺乏针对 PCNSL 的相关流行病学统计数据,针对非霍奇金淋巴瘤的流行病学研究可能提供一些有价值的信息。

其他

其他的危险因素包括吸烟、酗酒、不健

康饮食、缺乏身体活动、空气污染和慢性感染（乙肝、丙肝、EB病毒等）。这些危险因素也均有可能是PCNSL发生的原因，但目前流行病学研究并没有对这一特定群体展开调查。

原发性中枢神经系统淋巴瘤发病的预防

一级预防

一级预防目标是防止PCNSL发生。针对化学、物理、生物等具体致癌和促癌因素，以及体内外致病条件，采取预防措施，促进身体健康。已经被证实的PCNSL相关危险因素主要包括高龄、免疫抑制状态、电离辐射，以及既往癌症病史及癌症家族史。其中可干预的危险因素包括HIV感染和电离辐射。

HIV感染引起的获得性免疫缺陷综合症（AIDS）是明确引起PCNSL的危险因素，且AIDS流行早期，AIDS患者发生PCNSL的风险（相比于普通人群高5000倍）远高于其他非霍奇金淋巴瘤亚型，包括弥漫大B细胞淋巴瘤（98倍）及伯基特淋巴瘤（50倍），因此预防HIV感染及积极治疗HIV感染，是预防PCNSL的有效方法。多数AIDS患者于疾病早期发生PCNSL，中位CD4+ T细胞为189×10^6/L。预防HIV感染的有效方法包括性交时使用避孕套，进行HIV和性传播感染检测，男性行包皮环切术，以及减少注射和使用毒品。根据医生建议，还可以使用达皮韦林阴道环及注射用长效卡博特韦。发生高危性行为后72小时内服用抗逆转录病毒药物可有效预防HIV感染。上述预防方式适用于发达国家及发展中国家的HIV流行区域。在中国，

避免高危性行为及同性性行为、性交时使用避孕套及高危性行为后及时服用抗逆转录病毒药物是有效的预防方法。但随着HAART疗法的推广，HIV感染者发生PCNSL的风险大幅下降（相比于普通人群高50倍），因此感染HIV后，应及时进行相应的治疗，终身服用抗逆转录病毒药物是必要的，以减少罹患PCNSL的风险。

电离辐射也可能引起非霍奇金淋巴瘤，包括PCNSL。因此，普通人群应尽量避免短期内接触超剂量的辐射，特别是确保在卫生保健中安全和适当地使用辐射（仅用于诊断和治疗目的），这可能避免发生非霍奇金淋巴瘤。长期接触电离辐射的工业和医疗环境的工作人员是高危人群，包括核电站工作人员、放射诊疗科医师和技师，以及介入医学的医护人员。这些人群应该在可能接触到射线的工作中，严格按照相关行业的从业标准，佩戴必要的防护工具。

二级预防

二级预防是在疾病的临床前期早期发现、早期诊断、早期治疗的"三早"预防措施。最重要的是针对高危人群做到早期发现。高危人群包括年长者、HIV感染者、实体器官移植受者、自身免疫病患者、长期使用免疫抑制剂的患者、长期接触电离辐射的工业和医疗环境的工作人员，以及有癌症病史或家族史的人。

由于PCNSL进展相对较快，极少或几乎没有因筛查或常规体检发现PCNSL。PCNSL最常见的脑部受累主诉症状包括：局灶性神经功能障碍；步态异常；精神状态改变，如意识模糊、认知和行为改变、意识水平下降；颅内压升高等。而老年患者出现高级智能水平下降及意识改变，容易被患者本人及家属，甚至是医务人员忽视而延误诊断。因此，及时识别症状，进行影像学检查

是合理的。

三级预防

　　三级预防是针对已明确诊断的患者，采取适时、有效的处置，以防止复发及恶化、促进康复、预防并发症。

　　（1）复发监测。PCNSL 对化疗反应良好，部分患者可实现长期（>10 年）缓解和生存。接受以大剂量甲氨蝶呤为基础的诱导治疗后，70%~80% 的患者可见肿瘤消退，但 CR 率较低，约为 50%。所有 PCNSL 患者都需要定期的临床随访和脑部影像学检查，以便尽早发现复发。根据 IPCG 的指南，在治疗完成后的最初 2 年至少每 3 个月进行 1 次脑部增强 MRI，此后每 6 个月 1 次、持续 3 年，此后每年 1 次、持续 5 年，总共 10 年或持续监测，具体取决于患者和临床医生的偏好。超过 10 年的晚期复发患者相对少见。在一项对 256 例复发性/难治性 PCNSL 患者的研究中，25% 患者的复发没有症状，在连续影像学监测中发现复发，可见影像学监测非常重要。

　　（2）促进神经功能康复。

　　治疗效果的进步和更长的生存期导致人们开始关注生活质量（QOL）和认知功能等其他结果指标。而 PCNSL 的综合治疗与认知障碍相关，其中肿瘤本身、手术、大剂量甲氨蝶呤和全脑放疗都可能损害患者的认知功能，且长期来看，与仅化疗相比，联合化疗和放疗后的 QOL 评分更差。一项研究表明，即便是对治疗完全缓解，PCNSL 长期生存者似乎也很难重返工作岗位，在诊断前有固定工作的 25 名患者中，只有 8 名患者在治疗后重返工作岗位（32%）。因此，应该关注 PCNSL 患者神经功能康复的处理。

　　PCNSL 的长期生存者可能在完成治疗多年后出现认知功能恶化。IPCG 推荐对 PCNSL 长期生存患者的神经认知功能和生存质量进行评估。在每次随访时，医生通过病史和针对性检查来监测认知和生存质量。对主诉功能下降的患者，正式的神经心理测试有助于指导言语和认知治疗，并便于对不同时间的情况进行客观比较。

　　（3）并发症的预防。

　　感染：一些研究提示，淋巴瘤患者中 PCNSL 发生感染的可能性较高，这可能和 PCNSL 患者一般情况较差相关。而肺孢子肺炎（PCP）的预防对 PCNSL 患者尤为重要，因为在治疗期间 PCNSL 患者会同时接受糖皮质激素和化疗。一般而言，对于非 HIV 感染者发生的 PCP，无论严重程度如何，我们都推荐首选复方磺胺甲噁唑进行治疗。但是由于 PCNSL 诱导化疗首选大剂量甲氨蝶呤，而在接受大剂量甲氨蝶呤的患者中可能要避免使用复方磺胺甲噁唑，因为这两种药物均对叶酸代谢有影响。若患者无法使用复方磺胺甲噁唑，则建议给予氨苯砜或阿托伐醌。

　　静脉血栓栓塞（VTE）：PCNSL 患者 VTE 发生率较高。这种并发症的危险因素包括频繁住院、使用中心静脉导管和活动能力下降。应进行密切监测，并考虑采取预防措施。一项回顾性研究提示，PCNSL 中 VTE 发生率为 25%，在初始诊断和化疗期间最常见，从 PCNSL 诊断到发生 VTE 的中位时间为 1.6 个月。KRS≥2 的患者比 KRS < 2 的患者更有可能发生 VTE（60% 对 15%）。其他的研究也报道了类似的结果，术后弹力袜、踝泵运动、下肢静脉泵及及时监测血浆 D-二聚体有助于预防或及时发现下肢 VTE，而术后抗凝治疗仍存在争议，部分患者可能会出现致命性的颅内出血，所以多数医师对术后 PCNSL 患者应用抗凝治疗相当谨慎。

参考文献

[1] Shiels MS, Pfeiffer RM, Besson C, et al. Trends in primary central nervous system lymphoma incidence and survival in the U.S. Br J Haematol. 2016 Aug; 174(3):417-24.

[2] Gibson TM, Morton LM, Shiels MS, et al. Risk of non-Hodgkin lymphoma subtypes in HIV-infected people during the HAART era: a population-based study. AIDS. 2014 Sep 24; 28(15): 2313-8.

[3] Buell JF, Gross TG, Hanaway MJ, et al. Post-transplant lymphoproliferative disorder: significance of central nervous system involvement. Transplant Proc. 2005 Mar; 37(2):954-5.

[4].Evens AM, Choquet S, Kroll-Desrosiers AR, et al. Primary CNS posttransplant lymphoproliferative disease (PTLD): an international report of 84 cases in the modern era. Am J Transplant. 2013 Jun; 13(6):1512-22.

[5] Villano JL, Koshy M, Shaikh H, et al. Age, gender, and racial differences in incidence and survival in primary CNS lymphoma. Br J Cancer. 2011 Oct 25; 105(9):1414-8.

[6] Hsu WL, Preston DL, Soda M, et al. The incidence of leukemia, lymphoma and multiple myeloma among atomic bomb survivors: 1950-2001. Radiat Res. 2013 Mar; 179(3):361-82.

[7] Leuraud K, Richardson DB, Cardis E, et al. Ionising radiation and risk of death from leukaemia and lymphoma in radiation-monitored workers (INWORKS): an international cohort study. Lancet Haematol. 2015 Jul; 2(7):e276-81.

[8] Harbron RW, Pasqual E. Ionising radiation as a risk factor for lymphoma: a review. J Radiol Prot. 2020 Nov 20; 40(4).

[9] Hemminki K, Jiang Y, Steineck G. Skin cancer and non-Hodgkin's lymphoma as second malignancies. markers of impaired immune function? Eur J Cancer. 2003 Jan; 39(2):223-9.

[10] Zhu K, Levine RS, Gu Y, et al. Non-Hodgkin's lymphoma and family history of malignant tumors in a case-control study (United States). Cancer Causes Control. 1998 Jan; 9(1):77-82.

[11] Chatterjee N, Hartge P, Cerhan JR, et al. Risk of non-Hodgkin's lymphoma and family history of lymphatic, hematologic, and other cancers. Cancer Epidemiol Biomarkers Prev. 2004 Sep; 13(9):1415-21.

[12] Brandsma D, Bromberg JEC. Primary CNS lymphoma in HIV infection. Handb Clin Neurol. 2018; 152:177-186.

[13] van der Meulen M, Dirven L, Habets EJJ, et al. Cognitive functioning and health-related quality of life in patients with newly diagnosed primary CNS lymphoma: a systematic review. Lancet Oncol. 2018 Aug; 19(8):e407-e418.

[14] Wiemann G, Pertz M, Kowalski T, et al. Complete response to therapy: why do primary central nervous system lymphoma patients not return to work? J Neurooncol. 2020 Aug; 149(1): 171-179. Mathew BS, Grossman SA. Pneumocystis carinii pneumonia prophylaxis in HIV negative patients with primary CNS lymphoma. Cancer Treat Rev. 2003 Apr; 29(2):105-19.

[15] Abrey LE, Batchelor TT, Ferreri AJ, et al. Report of an international workshop to standardize baseline evaluation and response criteria for primary CNS lymphoma. J Clin Oncol 2005; 23: 5034. Nayak L, Hedvat C, Rosenblum MK, et al. Late relapse in primary central nervous system lymphoma: clonal persistence. Neuro Oncol 2011; 13:525.

[16] Langner-Lemercier S, Houillier C, Soussain C, et al. Primary CNS lymphoma at first relapse/progression: characteristics, management, and outcome of 256 patients from the French LOC network. Neuro Oncol 2016; 18:1297.

[17] Yuen HLA, Slocombe A, Heron V, et al. Venous thromboembolism in primary central nervous system lymphoma during frontline chemoimmunotherapy. Res Pract Thromb Haemost.

2020 Jul 23；4(6)：997-1003.

[18] Saito M，Wages NA，Schiff D. Incidence，risk factors and management of venous thromboem-bolism in patients with primary CNS lymphoma. J Neurooncol. 2021 Aug；154(1)：41-47.

第13章
原发性中枢神经系统淋巴瘤患者的护理和康复策略

刘　洁　尉辉杰　陈邱林　赵硕涵　张建军

原发性中枢神经系统淋巴瘤患者的护理策略

原发性中枢神经系统淋巴瘤的治疗与常规的淋巴瘤治疗有所不同，与其相关的症状及并发症也需要针对性护理。以下是对PCNSL患者护理的一些策略。

（1）患者安全：患者因 PCNSL 可能出现失眠、认知障碍、行动不便等症状，需要加强对患者的监测和照顾，确保其安全。以床旁护理为主，根据患者的症状及表现，适当保护患者的头颈部，预防误伤。

（2）患者舒适：PCNSL 患者治疗过程中会出现头痛、视力模糊、恶心呕吐等症状，需要给予针对性护理，如按摩、热敷等，保持患者舒适。

（3）饮食护理：由于 PCNSL 治疗中可能出现恶心、呕吐、嗳气、腹泻等症状，给予患者易于消化、富含蛋白质及营养的饮食，如流质、清淡易消化的食物，并根据患者的口味和口感进行差异化的食物搭配和调理。

（4）患者家庭护理：由于 PCNSL 患者的护理需要极其细心和专业化，所以在患者康复期间需要家人的陪伴和协助，家庭护理的重点是协助患者进行康复护理，如床位翻身、营养摄取、药物指导等。

（5）语言沟通：患者的语言沟通能力可能会受到影响，如意识模糊、口齿不清等，护理人员需适当减慢语速，增加语音、手势及其他辅助沟通技巧，以提高患者的理解和沟通效果。

（6）严密监测：PCNSL 患者治疗期间需要密切监测病情变化、呼吸、心跳、体温、血压、血糖等指标，以及药物的不良反应，预防并发症的出现。

综上所述，中枢神经系统淋巴瘤患者的护理需要以安全和舒适为前提，通过饮食、家庭协助、营养及语言沟通等多种策略，为患者提供全方位的护理，提高其康复的成功率。同时护理人员也需要不断学习和更新在 PCNSL 患者护理中的护理技能，不断提高自己的服务水平。

原发性中枢神经系统淋巴瘤患者的康复计划和策略

原发性中枢神经系统淋巴瘤的主要特点是临床表现不典型，诊断难度大，治疗方案多样化,康复期长且危险性高。因此,制订一份科学的康复计划及策略对于患者的恢复十分重要。

康复计划的制订应基于多学科综合诊治,包括神经学、神经影像学、放射治疗学、药物治疗学等多个领域的知识。对于 PCNSL 患者的康复计划通常包括以下几个方面。

(1)恢复期的身体保健:制订患者的颅内/颅外放射治疗计划时,应考虑患者身体状况,包括身体的营养状态、体力状况、肺功能、心脏健康等。

(2)康复期的神经支持和康复治疗:包括物理治疗、语言治疗、营养支持、心理治疗等多种方法。指导患者及家人进行神经支持和康复治疗,以促进患者的恢复。

(3)药物维持治疗:PCNSL 患者需根据临床症状和影像学表现制订药物维持治疗方案,通常包括维持剂量化疗、抗体治疗和减压治疗等。

(4)定期随访和远程监测:患者需定期到医院进行体检、神经影像学检查和治疗方案的评估,以便及时发现病情变化或复发,并调整治疗方案。

在康复过程中,也应该制订以下策略。

(1)建立良好的沟通和信息交流:患者及其家人应积极参与制订治疗方案和康复计划,与医生和护士建立良好的沟通和交流关系,以取得最佳的治疗效果。

(2)寻求心理支持:PCNSL 患者在康复过程中可能会经历精神上的困难,因此,应寻求心理健康支持,包括神经支持和心理治疗等。

(3)保持积极的生活态度:PCNSL 患者在康复过程中应对日常生活保持一个健康的态度,包括合理的饮食习惯、适度的身体活动、遵守医生的医嘱,以及乐观、积极的态度等。

总的来说,PCNSL 患者的康复计划和策略制订应根据治疗方案、病情及患者的个人需求。制订一个合适的康复计划和策略能够最大限度地促进患者的康复,减轻他们的痛苦。

参考文献

[1] van der Meulen M, Dirven L, Habets EJJ, et al. Cognitive functioning and health-related quality of life in patients with newly diagnosed primary CNS lymphoma: a systematic review. Lancet Oncol. 2018 Aug;19(8):e407-e418.

[2] Wiemann G, Pertz M, Kowalski T, et al. Complete response to therapy: why do primary central nervous system lymphoma patients not return to work? J Neurooncol. 2020 Aug;149(1): 171-179.

[3] Mathew BS, Grossman SA. Pneumocystis carinii pneumonia prophylaxis in HIV negative patients with primary CNS lymphoma. Cancer Treat Rev. 2003 Apr;29(2):105-19.

[4] Abrey LE, Batchelor TT, Ferreri AJ, et al. Report of an international workshop to standardize baseline evaluation and response criteria for primary CNS lymphoma. J Clin Oncol 2005; 23: 5034.

[5] Nayak L, Hedvat C, Rosenblum MK, et al. Late relapse in primary central nervous system lymphoma: clonal persistence. Neuro Oncol 2011; 13:525.

[6] Langner-Lemercier S, Houillier C, Soussain C, et al. Primary CNS lymphoma at first relapse/progression: characteristics, management, and outcome of 256 patients from the French LOC network. Neuro Oncol 2016; 18:1297.

[7] Yuen HLA, Slocombe A, Heron V, et al. Venous thromboembolism in primary central nervous system lymphoma during frontline chemo-immunotherapy. Res Pract Thromb Haemost.

2020 Jul 23;4(6):997-1003.

[8] Saito M, Wages NA, Schiff D. Incidence, risk factors and management of venous thromboembolism in patients with primary CNS lymphoma. J Neurooncol. 2021 Aug;154(1):41-47.

第 14 章
原发性中枢神经系统淋巴瘤临床试验概述与未来方向

尉辉杰　刘洁　马旭东　王世充

原发性中枢神经系统淋巴瘤的临床试验现状及未来方向

由于中枢神经系统的复杂性和特殊性，原发性中枢神经系统淋巴瘤的诊断和治疗具有一定的难度。目前治疗的主要方法是放疗和化疗，但是由于化疗和放疗对中枢神经系统的毒副作用，因此需要更好的治疗策略。

近年来，许多新药物的出现为 PCNSL 的治疗提供了新的机会。这些药物包括莫雷西替尼、PR104、EGFR 抑制剂等，它们在初步临床试验中表现出良好的疗效和安全性。莫雷西替尼是一种酪氨酸激酶抑制剂，已在临床试验中显示出单药治疗或联合其他化疗药物可有效治疗 PCNSL 的可能性。PR104 是一种偶联剂，可在低氧、缺氧环境下转化为活性代谢物，并产生 DNA 交联和抑制 DNA 合成，已经在 PCNSL 的早期临床试验中表现出良好的生物学和临床活性。EGFR 抑制剂可用于阻断 EGFR 信号通路，从而阻止肿瘤增长和扩散，但迄今为止没有明确证据表明这种治疗方法对 PCNSL 患者是有效的。

此外，对于 PCNSL 患者的治疗还可以选择免疫治疗，包括单克隆抗体和免疫检查点抑制剂。单克隆抗体包括利妥昔单抗和比较同型小分子靶向药物（如 BTK 抑制剂、PI3K 类抑制剂）。免疫检查点抑制剂（如 PD-1、PD-L1）也已经在临床试验中显示出一定的治疗效果。激活免疫系统对肿瘤细胞进行攻击可能是一种新的治疗策略，但近年来的研究结果并不令人满意。

总体而言，治疗 PCNSL 目前仍然面临挑战，需要更多的临床试验来确定最佳治疗方法。新药物、免疫治疗和其他治疗策略是具有希望的。合理选择化疗、放疗、新药物等治疗方案，可以提高患者的治疗效果和生存率。

原发性中枢神经系统淋巴瘤未来治疗方向

原发性中枢神经系统淋巴瘤是一种少见但高度恶性的脑肿瘤。虽然对于 PCNSL 的治疗方法，放疗与化疗已有一定效果，但由于其生长位置在脑内，易造成神经功能障碍，手术治疗又存在很大风险，所以治疗难度相对较大。目前,临床试验正在逐步开展。

化疗方案优化

针对 PCNSL 治疗方案的优化是当前临床试验的热点方向之一。现有的治疗方案包括 R-MPV 和 R-甲氨蝶呤,但这些方案对于一些耐药性较强的患者,疗效并不明显。因此,开展更为有效的化疗药物研究是该方向的重要任务。

在化疗药物方面,B 细胞抑制剂和卡培他滨被认为是具有较高潜力的药物。目前,有一些药物研究进入临床试验阶段,这包括新型化疗药物(如 IMMU-105、BV-1927),这些药物具有可逆的半衰期,能够在短时间内有效抑制凋亡单元,从而达到治疗的目的。

放疗方案优化

放疗作为 PCNSL 治疗的重要手段之一,随着放射技术不断更新和发展,其疗效也得到提高。但目前的问题在于,高剂量放疗对于患者的神经功能状况存在潜在威胁。因此,尽可能提高放疗剂量的安全性和有效性,是当前放疗方案优化的主要方向之一。

对于放疗剂量优化,一项最新的相关研究提出,高效剂量放疗可通过视频磁共振引导(MRIGRT)技术进行安全、高精度放疗,以提高 PCNSL 患者的长期治疗效果。同时,分数剂量放疗也可以在保证放疗效果的同时降低对患者神经功能的损伤。

免疫治疗新策略

除了经典的化疗、放疗外,随着人们对肿瘤免疫系统的了解,免疫治疗逐渐被引入 PCNSL 的临床试验中。即使在传统的化疗失败后,针对肿瘤的免疫治疗理念也能够带来新的希望。

免疫治疗策略包括对肿瘤特异性抗原进行针对性攻击和增强肿瘤特异性 T 细胞的功能等。通过目前的研究可以发现,CAR-T 细胞免疫治疗策略可有效地消除肿瘤载体,未来可能会成为治疗 PCNSL 的重要策略之一。

在总体上,由于 PCNSL 的疗效不确定性和风险较大,因此各项临床治疗试验的规范化程度需要得到进一步加强,尤其是对于涉及复杂治疗策略或需要长期随访的综合医院,要重视制订科学可行度的治疗评价标准,用严谨的实验方法探讨 PCNSL 的治疗效果和措施,确保治疗体系更科学、更完善。

参考文献

[1] Schaff LR, Ambady P, Doolittle ND, et al. Primary central nervous lymphoma: a narrative review of ongoing clinical trials and goals for future studies. Ann lymphoma. 2021 Mar; 5: 8.

[2] Zhai Y, Zhou X, Wang X. Novel insights into the biomarkers and therapies for primary central nervoussystem lymphoma. Ther Adv Med Oncol. 2022, 14: 1-22

[3] Ma L, Gong Q. Recent advances and challenges in primary central nervous system lymphoma: a narrative review. Transl Cancer Res. 2023, 12 (5): 1335-1352.

[4] Calimeri T, Steffanoni S, Foppoli M, et al. Implications of recent molecular achievements in early diagnosis and precision treatments for primary CNS lymphoma. Expert Opin Ther Targets. 2021 Sep; 25(9): 749-760.

[5] Grommes C, Nayak L, Tun HW, et al. Introduction of novel agents in the treatment of primary CNS lymphoma. Neuro Oncol. 2019, 21(3): 306-313.

索 引